Rauch/Mayr

Milde Ableitungsdiät
nach F. X. Mayr

Dr. med. Erich Rauch · Peter Mayr

Milde Ableitungsdiät

nach F. X. Mayr

- Was Ihnen die Bauchform über Ihre Gesundheit verrät
- Wie Sie Ihre Verdauung optimal regenerieren
- Entgiften und entschlacken: So nehmen Sie gesund ab

17. Auflage

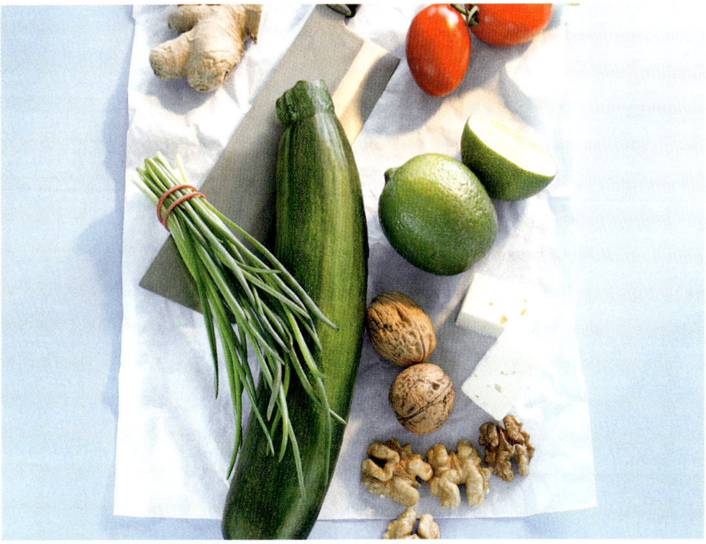

TRIAS

Inhalt

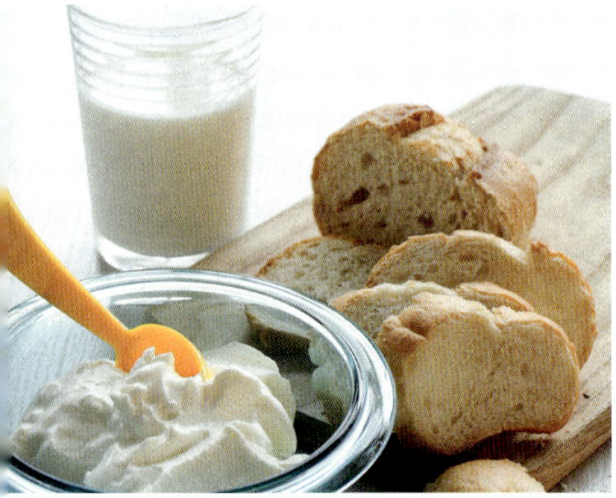

Liebe Leserinnen, liebe Leser! 7
Die Milde Ableitungsdiät 9
- Was zu beachten ist 10

Special: Die Bauch- und Haltungsformen nach F. X. Mayr 14
Special: Merksätze zur Esskultur nach F. X. Mayr 18

Die Milde Ableitungsdiät I

Special: Lebensmittelintoleranzen 22
Frühstück der Milden Ableitungsdiät I 24
Special: Kräutertee 26
Grundrezepte für Brühen, Breie und Schleime 28
Mittagessen der Milden Ableitungsdiät I 32
Hauptspeisen der Milden Ableitungsdiät I 46
Special: Gemüse und Kartoffeln 55
Fischgerichte der Milden Ableitungsdiät I 69
Fleischgerichte der Milden Ableitungsdiät I 80
Abendessen der Milden Ableitungsdiät I 86
Günstige Menü-Zusammenstellung der MAD I 87

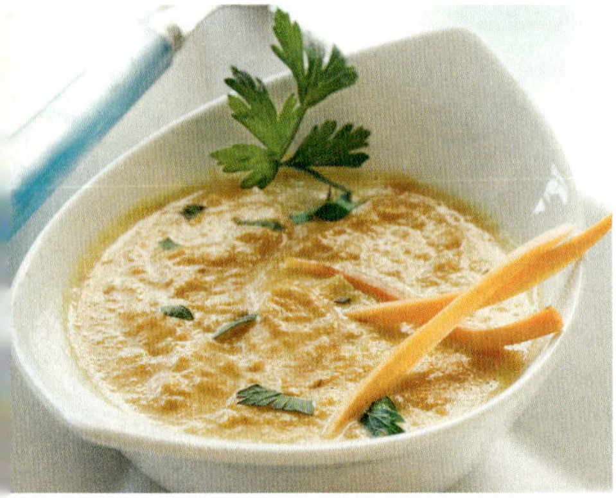

Die Milde Ableitungsdiät II

Frühstück der Milden Ableitungsdiät II 90
Mittagessen der Milden Ableitungsdiät II 92
Hauptspeisen der Milden Ableitungsdiät II 94
Fisch- und Fleischgerichte der Milden Ableitungsdiät II 105
Special: Qualitätsmerkmale von Fleisch und Fisch 114
Abendessen der Milden Ableitungsdiät II 118
Special: Gewürze und Kräuter 123
Günstige Menü-Zusammenstellung der MAD II 125

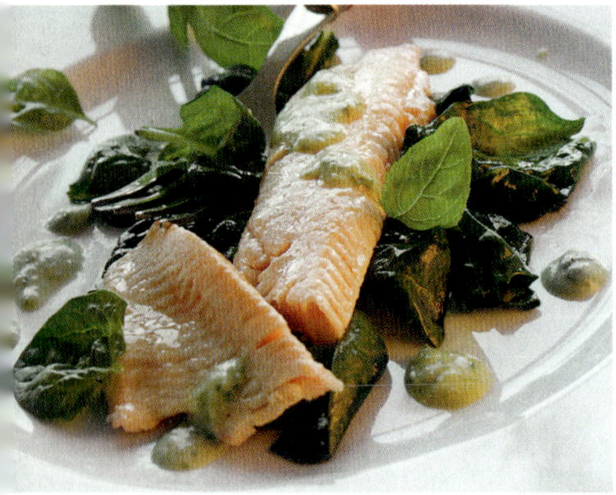

Die Milde Ableitungsdiät III

Frühstück der Milden Ableitungsdiät III 128
Mittagessen der Milden Ableitungsdiät III 137
Hauptspeisen der Milden Ableitungsdiät III 139
Special: Das Fett 164
Desserts 173
Abendessen der Milden Ableitungsdiät III 187
Special: Verwendung und Wirkung verschiedener biologischer Gewürzkräuter 191
Günstige Menü-Zusammenstellung der MAD III 193

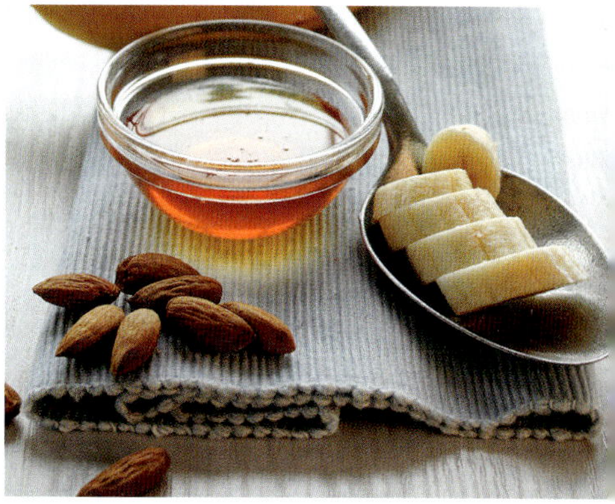

Die Kur-Ausleitung

Der Übergang zur Normalkost 196
Vorsicht mit Rohkost 197
Zersetzungsvorgänge im Darmtrakt 198
Verbote während der Kur-Ausleitung 199
Richtlinien für eine gesündere Ernährung 201
Biologische Wertigkeit der Nahrungsmittel 205
Special: Wertigkeitstabelle der Nahrungsmittel 211
Zusammensetzung der Nahrung aus der Sicht des Säuren-Basen-Haushaltes 212
Die wichtigsten Kuranzeigen der Milden Ableitungskur 217

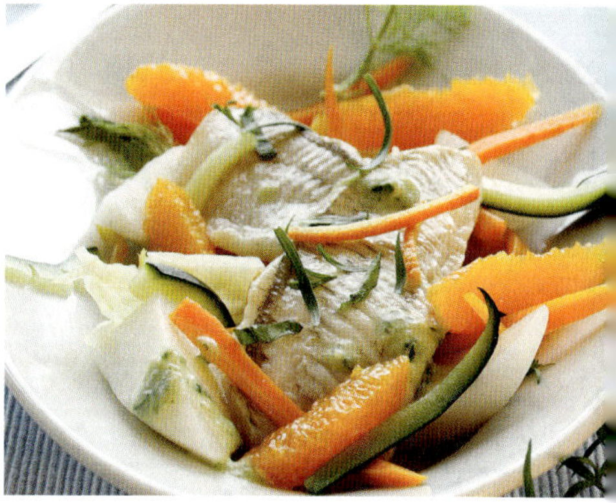

Ihr Genuss-Wochenende nach der MAD III

MAD und die Ernährung danach 222
Special: Die besten Tipps für Ihre optimale Ernährung 223
Menü I 224
Menü II 229
Menü III 231
Schlusswort 234
Über die Autoren 235
Verzeichnis der Kochrezepte 236

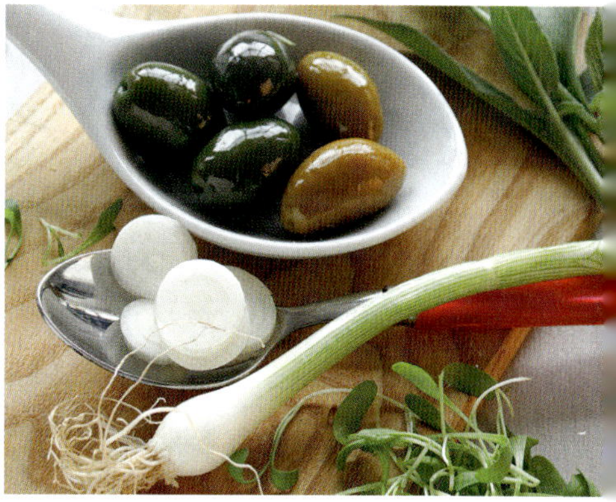

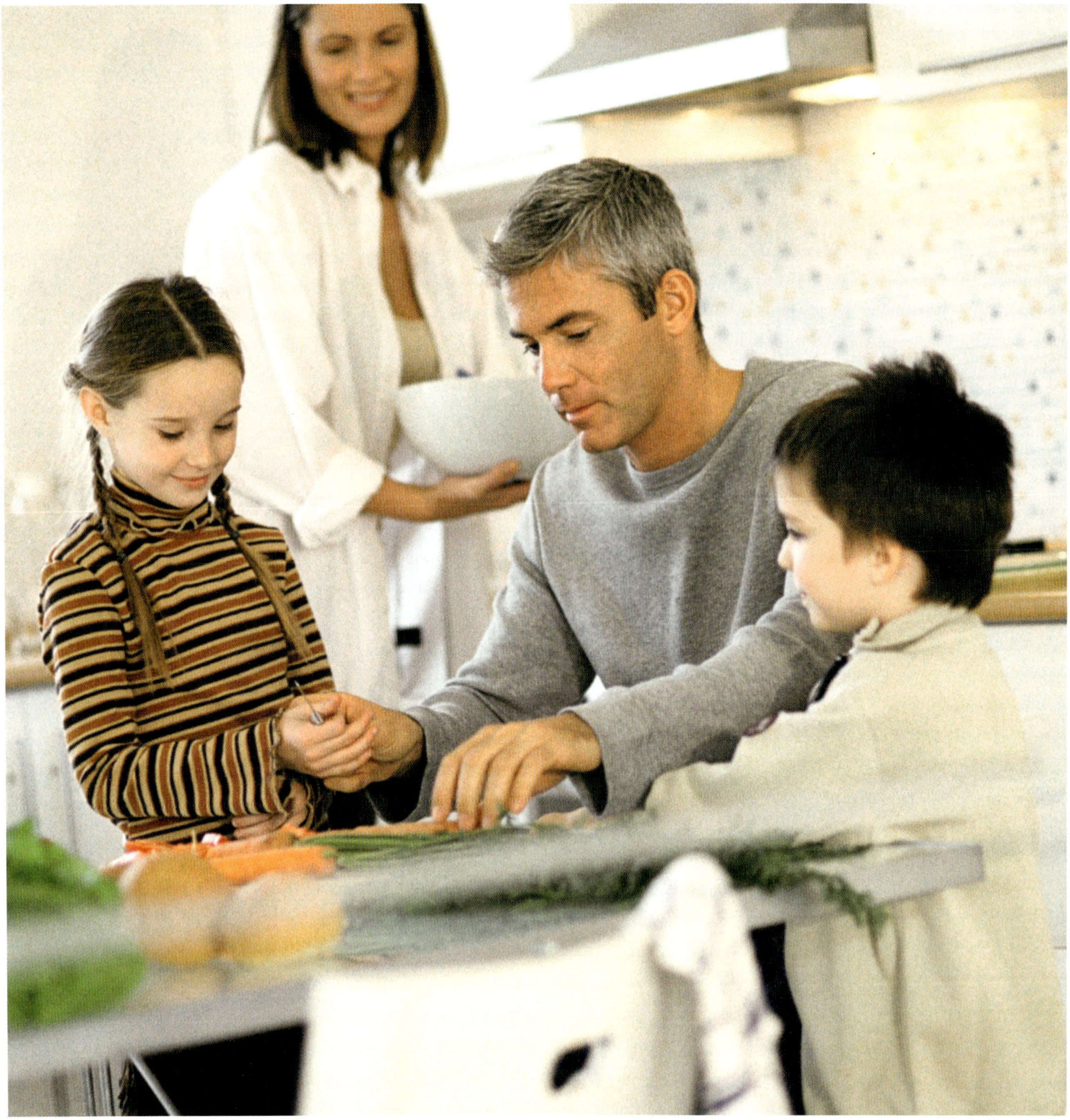

Liebe Leserinnen, liebe Leser!

Die Milde Ableitungsdiät stellt mit ihren drei verschiedenen Abstufungen die mildeste Variante einer Regenerationskur im Sinne Dr. F.X. Mayrs dar. Sie hat sich seit dem ersten Erscheinen dieses Buches (1978) längst in zahlreichen Kurhäusern, Sanatorien, Gesundheitszentren und ärztlichen Praxen bewährt und erfreut sich ständig wachsender Beliebtheit.

Anfänge

Die ersten Anfänge dieser Diät gehen auf das Jahr 1961 zurück. Da hatte einer der beiden Autoren (Rauch) schon seit zehn Jahren als persönlicher Schüler des genialen Forschers und Fastenarztes Dr. Franz Xaver Mayr (1875–1965) etliche hundert Patienten mit Mayr-Kuren behandelt. Die Kuren wurden ambulant bei voller Berufstätigkeit durchgeführt und zeigten sehr beeindruckende Heilergebnisse. Nur in vereinzelten Fällen zeigten sich bei sehr schlanken und beruflich stark beanspruchten Patienten unerwünscht hohe Gewichtsverluste. Um diese zu vermeiden, galt es solchen Personen von vornherein andere, mildere, aber dennoch verdauungsschonende Diätformen zu empfehlen und zusätzlich entgiftend-ableitende Anwendungen zu verordnen. Dabei stellte sich heraus, dass sich mit solchen diätetisch veränderten Kurformen ein breiteres Anwendungsgebiet einer Therapie „im Sinne F.X. Mayrs" eröffnete. Zwar musste an den Diätformen noch viel geforscht werden, aber die Ergebnisse erwiesen sich schon bald als viel versprechend.

Bedeutung

Im Verlauf der weiteren Jahre wurde die Mayr-Kur dank ihrer enormen Heilerfolge immer populärer. Dabei steigerte sich überdimensional bei immer mehr Patienten die Notwendigkeit, bei ihnen nur die milden Diätformen einzusetzen. Dazu mussten weitere besonders geeignete Lebensmittel getestet und erforscht sowie neue verdauungserleichternde Zubereitungsformen entwickelt werden. Hier war es Peter Mayr, der durch Forschung, Erprobung und küchentechnische Vereinfachung für die entscheidende Verbesserung und Weiterentwicklung sorgen konnte. Unter Berücksichtigung der F. X. Mayr-Lehre und des Säure-Basen-Haushaltes entstand eine völlig neue Richtung einer Mayr-Küchentechnik, die sich vor allem bei den so genannten Basensuppen und Basensaucen hervorragend bewährt hat. Auch die Öl-Eiweiß-Kombinationen als Brotaufstriche, die Weiterentwicklung der Kursemmel und Neuentwicklung der Dinkelflade sowie eine völlig neue Menüordnung mit diesen Grundlagen führten zu enormen Verdauungsentlastungen. Schließlich entstand daraus im Jahre 1978 die erste Auflage des Buches „Milde Ableitungsdiät". Es kristallisierten sich zwei wichtige Bedeutungen dieser Diät heraus:

- Die Milde Ableitungsdiät (MAD) stellt eine ideale Übergangsdiät von strengeren Diätstufen zur Normalkost dar. Die häufigen Schwierigkeiten bei Fasten-Diätkuren im Übergang von sehr strenger Diät zur Normalkost entfallen durch die Zwischenschaltung der MAD, die dann als milde Schonkost noch für eine zusätzliche Verbesserung sorgt.

- Das Langzeit-Ziel der Mayr-Kur besteht in einer gesünderen Ernährungsweise danach. Der Rückfall in die alten krank machenden Fehler soll künftig vermieden und der Weg in einen neuen gesundheitsfördernden Ernährungs- und Lebensstil gebahnt werden. Dafür liefert die MAD alle Grundlagen.

Seit dem ersten Erscheinen des Buches wurden bis heute im angeführten Mayr-Sanatorium mehr als 30 000 Kurgäste mit der MAD verköstigt. Dazu kam noch eine größere Anzahl von Patienten im In- und Ausland, die sich der Milden Ableitungskur unterzogen haben. Anhand eines so umfangreichen Erfahrungsgutes konnte inzwischen eine Serie von weiteren Verbesserungen, Vereinfachungen und neuen Erkenntnissen gewonnen werden, die nun neben dem Altbewährten in diesem Buch ihre Darstellung finden.

Fernöstliche Weisheit

Nach einer fernöstlichen Erzählung hat einst ein berühmter Weiser seinen Schülern in der Lebenskunst die Frage gestellt: „Wo beginnt die Verdauung?“ Der Erste sagte: „Im Darm, denn da wird die Nahrung in ihre Bestandteile zerlegt und das Gute davon dem Blut übergeben.“ Der Meister verneinte. Der Zweite verwies auf den Magen, er sei die erste Station der Verdauung. Der Meister verneinte. Der Dritte meinte: „Im Mund, da mit der Verkleinerung durch die Zähne und den Speichel die Verarbeitung der Kost in Gang gesetzt wird. Hier beginnt die Verdauung“. Der Meister verneinte wieder. Nun wusste keiner mehr eine Antwort.

Der Meister aber sagte: „Die Verdauung beginnt schon in der Küche. Mit der richtigen Nahrungsauswahl, dem Einweichen, Zerkleinern, Kochen, Braten, Würzen und der richtigen Zusammenstellung der Gerichte, und mit der Herstellung einer hohen Geschmacksqualität, die auch Lust am Essen bereitet, wird die Nahrung erst für die bestmögliche Verdauung vorbereitet. Nur so lässt sich die geheimnisvolle Umwandlung der Nahrung in Kraft und Energie fördern und die gesamte Gesundheit grundlegend anheben. Ein gutes Zusammenspiel von Nahrung und Verdauung von der Küche bis zur Ausscheidung der Schlacken ist ein Hauptgebot echter Gesundheitspflege!“

Tatsächlich nimmt die Küche und mit ihr die gesamte Ernährungsweise eine durch nichts ersetzbare Schlüsselstellung für unsere Gesundheit ein. In unzähligen Fällen und in allen Altersstufen hat schon eine gründliche Verdauungssanierung, eine Darmreinigung und eine bescheidene, leicht bekömmliche Ernährungsweise vielen Menschen entscheidend geholfen.

Wir hoffen – und sind davon überzeugt –, dass die MAD auch Ihnen einen guten Einstieg in eine gesündere Ernährungsweise eröffnen wird.

Für alle mit einer Laktose-, Fruktose-, Histamin- und Glutenunverträglichkeit haben wir die Rezepte aufbereitet. Piktogramme weisen Ihnen den Weg und bieten Ihnen zahlreiche Austauschzutaten an. So haben Sie ein praktikables Ernährungssystem mit vielen Erleichterungen.

Wir wünschen Ihnen ein besonders gutes Gelingen!

Medizinalrat Dr. Erich Rauch
em. Chefarzt

Peter Mayr
Dipl. Diät-Küchenmeister

Die Milde Ableitungsdiät

Wir werden nicht nur geboren durch unsere Mutter,
sondern auch durch unsere Mutter Erde,
die mit jedem Mundvoll Nahrung täglich Einzug
in uns hält.

Paracelsus

Als der große amerikanische Erfinder Edison einmal erkrankte, ließ er erst nach langem Drängen seiner Angehörigen einen Arzt rufen. Dieser untersuchte den Patienten und verschrieb Medikamente. Edison ließ sie sogleich aus der Apotheke holen und schüttete sie – zum Entsetzen der Familie – aus dem Fenster. „Was machst du da?“ rief man entrüstet. „Meine Lieben“, antwortete Edison, „die Ärzte wollen leben, und so habe ich einen Arzt kommen lassen; die Apotheker wollen leben, und so ließ ich die Medikamente kommen. Und ich will auch leben, und darum habe ich sie aus dem Fenster geschüttet! Aber seid ohne Furcht! Ich werde nun strenge Diät halten und bald gesunden!“ Edison hatte Recht, lebte noch Jahrzehnte in voller Schaffenskraft und verstarb mit 84.

Wie Edison gesunden auch heute unzählige Menschen durch Diät. So ist es kein Wunder, wenn der österreichische Forscher und Arzt Dr. F. X. Mayr am Ende seines schaffensreichen Lebens resümierte: „Die erste aller Arzneien ist Fasten und Diät.“ Man muss sie nur richtig anwenden! Dies gilt gerade heute. Jeder zweite Mensch in Mitteleuropa ist übergewichtig![1] 80 % aller Risikofaktoren, Störungen und Leiden, die Millionen Wohlstandsbürger in den westlichen Ländern plagen, sowie bis 80 % aller Todesursachen führt man auf ernährungsbedingte Krankheiten zurück.[2]

Die enorme Verbreitung von Gesundheitsschäden durch falsche Ernährung lässt sich auch erkennen, wenn man an einem beliebigen Badestrand kritisch die Bauchformen und Haltungen unserer Mitmenschen betrachtet! Prägt man sich zuvor noch die Figuren auf Seite 14–15 ein, dann wird man abnorme Bauchformen erkennen, die Ernährungs-Verdauungs-Schäden verraten. Aber auch vielen Schlanken und ganz Mageren ist ihre Zugehörigkeit zur großen Zahl der Ernährungs-Verdauungs-Geschädigten deutlich anzusehen. Bei allen solchermaßen Betroffenen haben sich die strengen Fasten-, Diät- und Darmreinigungskuren nach F. X. Mayr ebenso bewährt wie die später hinzugekommenen Varianten der Milden Ableitungskur. Letztere weisen vor allem für schlanke und für berufstätige Personen die Vorteile eines milden reaktionsärmeren Kurverlaufes auf und lassen sich leichter bei voller Berufsausübung durchführen. Auch zeigen sich dabei geringere Gewichtsverluste, jedoch ist mit einem etwas längeren Kurverlauf zu rechnen.

Die Milde Ableitungsdiät ist die Heilkost der Milden Ableitungskur und eine kurz- bis mittelfristige Diät, wie sie heute praktisch jeder gut durchführen kann

- zur Krankheitsvorbeugung,
- zur Anhebung der Grundgesundheit sowie
- zur Förderung der Heilung verschiedenster Störungen, Krankheiten und Gebrechen.

---

1 Nach dem „Jahresbericht 1976“ der deutschen Bundesregierung zur Ernährungssituation ist jeder zweite Bundesbürger übergewichtig, jeder Dritte wiegt ein Drittel zu viel. 25 % aller Kinder sind übergewichtig, jedes achte Kind ist fett, drei Millionen Kinder in der Bundesrepublik Deutschland werden wegen Fettleibigkeit behandelt. An dieser Situation hat sich auch bis ins neue Jahrtausend nichts verbessert. Im Gegenteil!

2 Schöhl, H.: Ernährungsprophylaxe der Bevölkerung, Erfahrungsheilkunde 6/77. Karl F. Haug Verlag, Heidelberg.

Was zu beachten ist

Aller Anfang ist schwer. Die folgenden Richtlinien, Verbote und Empfehlungen machen Ihnen die Durchführung der Milden Ableitungsdiät leichter.

Richtlinien der Milden Ableitungsdiät

Eure Nahrungsmittel sollten
Heilmittel und eure Heilmittel
sollten Nahrungsmittel sein.
Hippokrates

- Genießen Sie milde, verdauungsschonende Kost.
- Bereiten Sie verdauungserleichternd und möglichst Wert erhaltend zu.
- Verwenden Sie biologisch hochwertige Produkte.
- Legen Sie den Schwerpunkt auf Basen spendende Nahrungsmittel.
- Nutzen Sie mäßige Monotonie als Schonfaktor.
- Berücksichtigen Sie individuelle Empfindlichkeiten oder Unverträglichkeiten (Intoleranzen).
- Demnach sollten Sie
  - nur essen, was aus eigener Erfahrung gut vertragen und als leicht bekömmlich empfunden wird und
  - alles meiden, was sich als belastend, schwer verdaulich, blähend, Völle bereitend, Luftaufstoßen oder Säure bildend erwiesen hat

Verbote der Milden Ableitungsdiät

Was sich einer versagt – so viel
mehr schenken ihm die Götter.
Horaz

Meiden Sie:

- Ballaststoffreiche = verdauungsbelastende Kost, schwere, frische Brote, Vollkornbrote und -gerichte, schwere Gemüse, Hülsenfrüchte, Kraut, Kohl, Zwiebel, Knoblauch.
- Sämtliche Rohkost, Obst, Kompotte, Fruchtsäfte, Obstkonserven.
  Ausnahme: 1–2 Teelöffel Zitronen- oder Orangensaft in den abendlichen Kräutertee sowie etwas Banane ab MAD III.
- Fette Gerichte, alles Eingebrannte, Gebackene, Panierte, Schweinefleisch und -fett, Würste, gehärtete, raffinierte Öle und Fette, tierische Fette, Mayonnaisen.
  Ausnahme: Butter, beste, hochwertige Pflanzenöle (mit hoch ungesättigten Fettsäuren).
- Fabrikzucker, auch brauner Zucker, Dextropur, Süßigkeiten, Konfekt, Bonbons, Süßspeisen, Schokoladen, Marmeladen.
  Erlaubt: Nur falls gut vertragen in bescheidener Menge Honig, Melasse, Birnendicksaft.
- Bohnenkaffee, auch ohne Koffein, alle Industrie-Kunstgetränke, Alkohol, Colagetränke.
  Empfohlen: Wasser, stilles Mineralwasser, Kräutertee, Malzkaffee.
- Nikotin.

Empfehlungen der Milden Ableitungsdiät

Besonders empfohlen sind:

- Milch und Milchprodukte, Rahm, Quark (Topfen), leicht verdaulicher Joghurt, frische Käsesorten,
- zartes, gedünstetes Gemüse aller Art, Gemüsesuppen,
- Dampf- und Pellkartoffeln,
- Ei, zarte Fleisch- und Fischgerichte,
- leicht verdauliche Getreidearten, Haferflocken, Maisgrieß, Hirse, Reis, altbackenes Gebäck,
- hochwertige Pflanzenöle, Honig, heimische Gewürze, Meersalz,
- Mineralwasser, Kräutertee, Malzkaffee und anderes.

In den letzten Jahren mussten wir bei zunehmend mehr Patienten eine schlechte Verträglichkeit von Milch und ihren Produkte feststellen. Meist werden die fettreichen Milchprodukte wie Sahne und Butter aber gut vertragen. Sahne mit ¾ Wasser verdünnt lässt sich neben den laktosefreien Milchprodukten gut als Kuhmilch-Ersatz verwenden. Fast immer vertragen werden Schafs- und Ziegenmilch oder -joghurt und -käse. Leider ist auch die Unverträglichkeit von Weizen und seinen Produkten stark angestiegen. Nicht gut vertragene Nahrungsmittel müssen unbedingt gemieden werden, da sie die Heilreaktionen behindern.

Die Auswahl der für die MAD geeignetsten Diätrezepte erfolgte in erster Linie aufgrund ihrer objektiv feststellbaren Auswirkungen wie Verträglichkeit, messbare Verkleinerung und Weichwerden des Bauches, Verbesserung der Körperhaltung, Straffung der Haut und gehobenes psychophysisches Allgemeinbefinden.

Diese Heilkost dient in erster Linie der Verbesserung des Zustandes des Verdauungsapparates, da nur über gute Verdauung eine gute Ernährung und gute Gesundheit erzielbar ist.

Die Schlüsselposition der Verdauungsorgane für die gesamte Gesundheit ergibt sich aus ihrer Tätigkeit als **„Wurzelsystem der Pflanze Mensch“**.

Wie die Feinwurzeln der Pflanzen die Nährstoffe aus dem Erdreich aufnehmen und für die Ernährung aller Pflanzenteile sorgen, so saugen die Darmzotten die vom Verdauungsapparat umgewandelten Nährstoffe aus dem Speisebrei und beliefern damit Blut, Zellen und Gewebe des Organismus. Erkranken einmal die Wurzeln der Pflanze, dann welken Blätter und Blüten, die ganze Pflanze leidet darunter. Ähnlich wird der Mensch in Mitleidenschaft gezogen, wenn der Verdauungsapparat minderwertig arbeitet. Der Zustand des Wurzelsystems des Menschen ist für die Bevölkerung der modernen Industriegesellschaft so wichtig, weil zivilisationsbedingte Verdauungs-Ernährungsmängel fast allgemein verbreitet sind. Bei nahezu jedem Menschen lässt sich ein solcher Verdauungs-Ernährungsmangel oder -schaden nachweisen, weshalb Dr. Mayr auch vom „Allerwelts- und Grundübel“ des heutigen Wohlstandsmenschen gesprochen hat.

Die erfolgreiche Bekämpfung dieses Übels und die grundlegende Verbesserung des gesamten Gesundheitszustandes ist das Ziel der Milden Ableitungsdiät. Es heißt zu Recht: **„Wird der Bauch entschlackt und enger, lebt man leichter, lieber, länger!“**

Praktische Durchführung der Milden Ableitungskur

Vor die Therapie haben die
Götter die Diagnose gesetzt.
Volhard

Wer ist heutzutage noch wirklich gesund? Kaum jemand. So wie an Körperhaltung und Bauchform erkennt man dies an den Zahnschäden und -reparaturen nahezu aller Menschen der „zivilisierten Welt“. Wer sich gesundheitlich verbessern will, sollte daher zunächst Klarheit über seinen augenblicklichen Zustand erhalten. Dazu ist eine ärztliche Untersuchung erforderlich. Diese benötigt nicht nur der Kranke, sondern auch der Gesunde, der ja in Wirklichkeit meist eher ein „Halb-Gesunder“, ein „Noch-Nicht-Kranker“, oder sogar schon ein „Halb-Kranker“ ist. Dies kann vor allem ein Arzt, der die diagnostische Methode nach F. X. Mayr beherrscht, gut nachweisen.[3] Denn die Spezialdiagnostik nach F. X. Mayr vermag bei der überwiegenden Mehrzahl der sogenannten Gesunden zumindest eindeutige Krankheitsvorstadien aufzudecken. Solche Vorstadien oder Vorfeldstufen werden durch die meisten dabei verwendeten Untersuchungsmethoden wie Röntgen- oder Labordiagnostik zunächst noch nicht erfasst. Ihre frühest mögliche Erfassung ist aber sehr wichtig. Sie gibt dem Scheingesunden Impuls und Motivierung, sogleich etwas für seine Gesundheit zu tun.

Einige von F.X. Mayr entdeckte Vorfeldschäden kann der Leser wahrscheinlich an sich selbst und an seinen Angehörigen feststellen. Dies soll natürlich die ärztliche Untersuchung nicht ersetzen! Stellen Sie sich in völlig ungezwungener, lässiger Haltung, unbekleidet, seitlich vor einen großen Spiegel und vergleichen Sie die Konturen Ihres Bauches und Ihrer gesamten Figur kritisch mit den auf Seite 14–15 abgebildeten Bauch- und Haltungsformen! Ein gewolltes Vorwölben der Brust oder ein Einziehen des Bauches wäre nur Selbstbetrug. Stehen Sie ganz natürlich, gut entspannt, lässig da – und betrachten Sie sich einmal kritisch. Die Konturen lassen sich verdeutlichen, wenn Sie die Arme über dem Kopf verschränken. Es gibt nur eine gesunde Bauchform! Alle Formen, die nicht ganz der gesunden Norm entsprechen, verraten irgendwelche Gesundheitsmängel, Minderungen bis Schäden, vor allem der Verdauungsorgane! Eine solche Diagnose stellt in den meisten Fällen eine Gebotstafel für eine bald durchzuführende Entschlackungskur dar.

Die durch die Ableitungskur bewirkte Verbesserung der Haltung, Verkleinerung des Bauches, Straffung der Haut usw. kann sogar der Laie erkennen und als Zeichen der Gesundung, Verjüngung und Verschönerung registrieren (siehe Seite 14–15).

Nach der Anfangsuntersuchung erstellt der Arzt die Kur- und Diätvorschriften.[4] Eine Kurzfassung derselben, die aber der Arzt noch individuell verändert, findet sich auf Seite 17.

3 Rauch, E.: Lehrbuch der Diagnostik und Therapie nach F.X. Mayr. Karl F. Haug Verlag, Stuttgart (2005).

4 Eine Liste der in Diagnostik und Therapie nach F. X. Mayr ausgebildeten Ärzte ist zu erhalten vom Sekretariat der Internationalen Gesellschaft der Mayr-Ärzte, Gesundheitszentrum Lanserhof, Kochholzweg 153, A-6072 Lans und unter www.fxmayr.com

Je deutlicher die festgestellten Abweichungen, desto mehr sollten Sie bedenken:

- Wer glaubt, keine Zeit zu haben für seine Gesundheit, wird vielleicht schon bald viel Zeit haben müssen für seine Krankheit!
- Vorsorgen schützt vor Nachsorgen! Und:
- Heute vorbeugen ist besser als morgen bereuen!

Man weiß es selbst: Es sind ja nicht die Jahre, sondern der Gesundheitszustand, der unser Lebensgefühl, unsere Leistungskraft und unser wahres Alter bestimmt. Das Geburtsdatum besagt wenig. Je früher man etwas für seine Gesundheit unternimmt, je eher man Abweichungen von der Norm zur Rückbildung bringt, desto leichter gelingt dies, desto länger erhält man seine Leistungsfähigkeit und Jugendlichkeit.

Hippokrates, „der Vater der Medizin", lehrte vor zweieinhalb Jahrtausenden: Wer stark, gesund und jung bleiben will, sei mäßig, übe den Körper, atme reine Luft und heile sein Weh eher durch Fasten als durch Medikamente! Und viele große, alte Ärzte richteten den Zeigefinger auf den Bauch des Patienten und sagten: **Der Darm ist der Vater vieler Übel; Diät und Ausleitung (Entschlackung) ist die Mutter vielfältiger Gesundung!**

Innere Einstellung zur Kur

Die innere Einstellung zur Milden Ableitungskur ist so wichtig, weil die Kur eine aktive Behandlungsmethode darstellt. Das besagt nicht weniger, als dass der Erfolg in erster Linie aktiv, vom Patienten selbst, durch seine Einstellung und Mitarbeit bestimmt wird. Es ist hier der Patient, der den Schlüssel zum Erfolg in seiner Hand hält. Gewiss spielt der Arzt durch seine Untersuchung, Beratung und Kontrolle eine wichtige Rolle. Aber in der Durchführung kommt es allein auf den Patienten an. Dieser erhält alle Möglichkeiten, seine inneren Heilkräfte zu mobilisieren und somit das, was Paracelsus den „inneren Arzt" nannte, zum vollen Einsatz zu bringen. So können mächtige Kräfte, die bei bloßer passiver Therapie brach liegen bleiben, entscheidend in den Kampf zwischen Gesundheit und Krankheit eingreifen.

- Daher heißt es zu Recht, dass oft zehn Prozent mehr Mitarbeit hundert Prozent mehr Erfolg bedeuten.

Aktive Behandlungsmethoden sind daher meist unvergleichlich erfolgreicher als entsprechende passive. Das aktive Vorgehen erfordert aber mehr als guten Willen allein. Auch Kenntnis der Kurmethode und Kurreaktionen ist wichtig, weshalb allen Kurwilligen neben der individuellen Beratung durch den Arzt das Lesen der Bücher „Darmreinigung"[5] und „Blut- und Säftereinigung"[6] angeraten wird.

5 Rauch, E.: Die Darmreinigung nach Dr. F. X. Mayr. Karl F. Haug Verlag, Stuttgart (2002).

6 Rauch, E.: Blut- und Säfte-Reinigung. Milde Ableitungskur. Karl F. Haug Verlag, Stuttgart (2005).

Die Bauch- und Haltungsformen nach F. X. Mayr

Wenn Sie sich unbekleidet, lässig entspannt vor den Spiegel stellen, können Sie zunächst Ihre Bauchform erkennen; danach Ihre Haltungsart.[7]

Wer Bild 1 oder 2 nicht völlig entspricht, weist zumindest schon Vorfeldschäden auf!

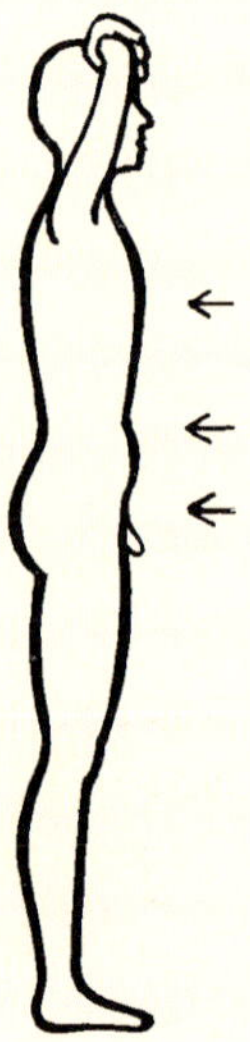

1.
Normalbauch und -haltung beim gesunden Mann – oberer Pfeil weist auf senkrecht stehenden Brustbeinkörper hin, mittlerer und unterer auf charakteristische zarte Einziehungen an Ober- und Unterbauch.

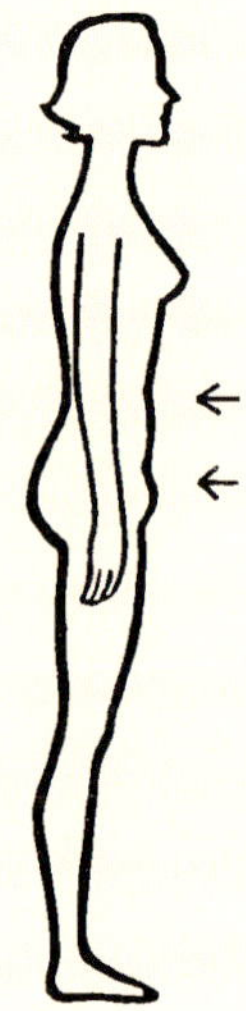

2.
Normalbauch und -haltung bei gesunder Frau – Pfeilerklärung wie bei Punkt 1.

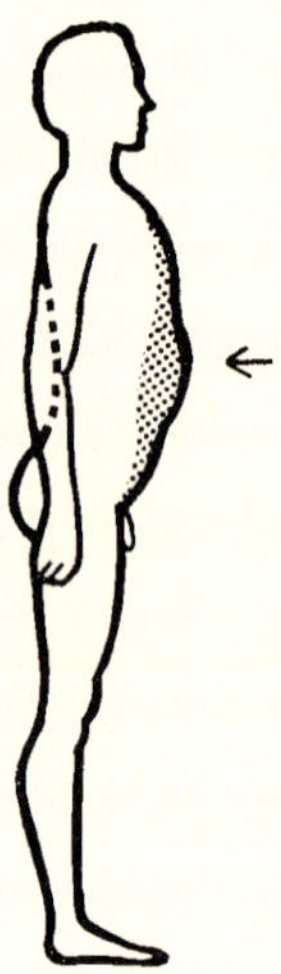

3.
Beginnender Gasbauch – Pfeil weist auf abnorme Oberbauchvorwölbung hin – Brustbeinkörper steht hier schon schräg (Habachthaltung).

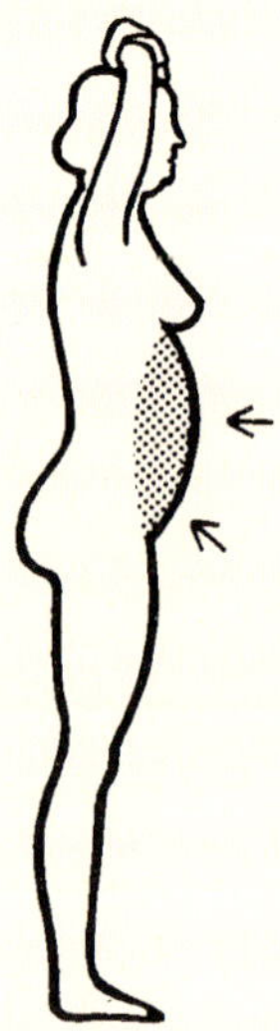

4.
Eiförmiger Gasbauch – Verschlechterung gegenüber 3 – Pfeile betonen die vermehrte Ober- und Unterbauchvorwölbung – beginnende Großtrommelträgerhaltung.

7 Die genaueren Ursachen und Bedeutungen der angeführten Bauch- und Haltungsformen findet der fachlich Interessierte in Rauch, E.: Lehrbuch der Diagnostik und Therapie nach F. X. Mayr. Karl F. Haug Verlag, Stuttgart (2005)

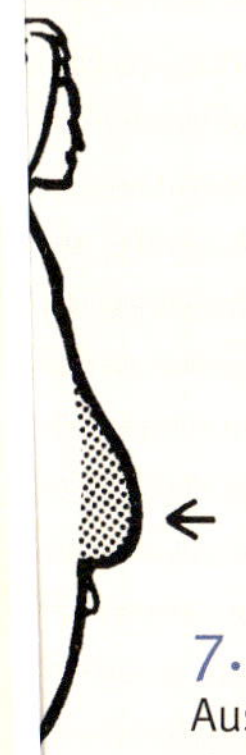

7.
Ausgeprägter schlaffer Kotbauch – massive Inhaltsvermehrung in erschlafften, erweiterten und gesenkten Därmen – Sämannshaltung.

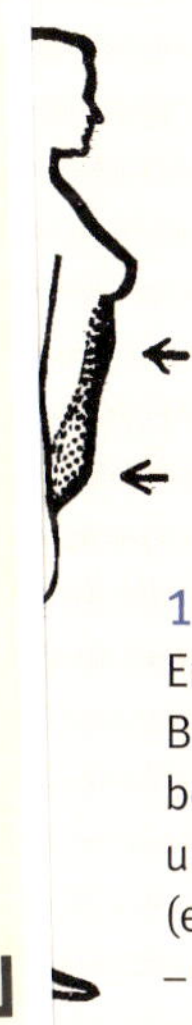

10.
Entzündlicher Gas-Kot-Bauch – oberer Pfeil betont leichten Gasbauch, unterer den Spitzbauch (entzündlichen Kotbauch) – Entenhaltung.

So bilden sich abnorme Bauchformen nach der Ableitungskur zurück

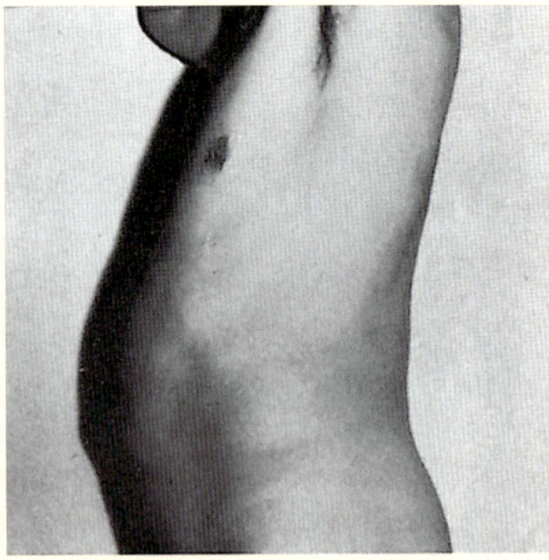

▲ Eiförmiger Gasbauch vor der Kur

▼ nach der Kur

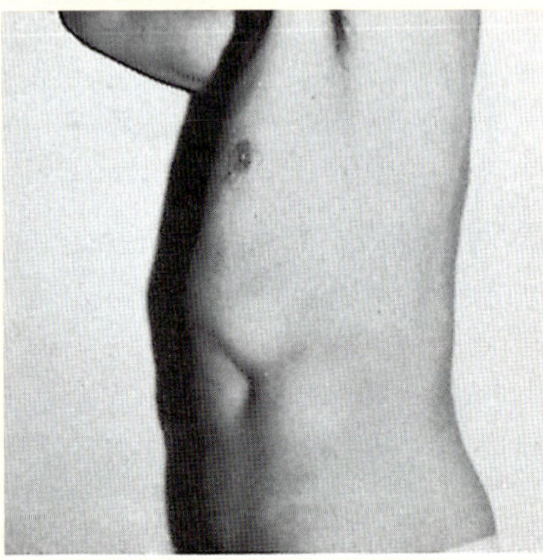

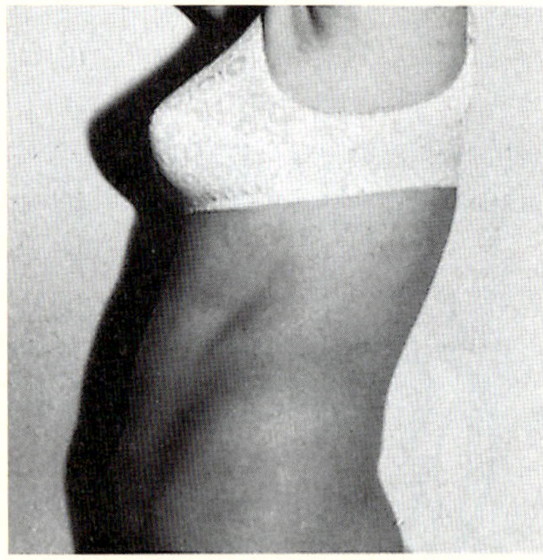

▲ Leichter Gas-Kot-Bauch vor der Kur

▼ nach der Kur

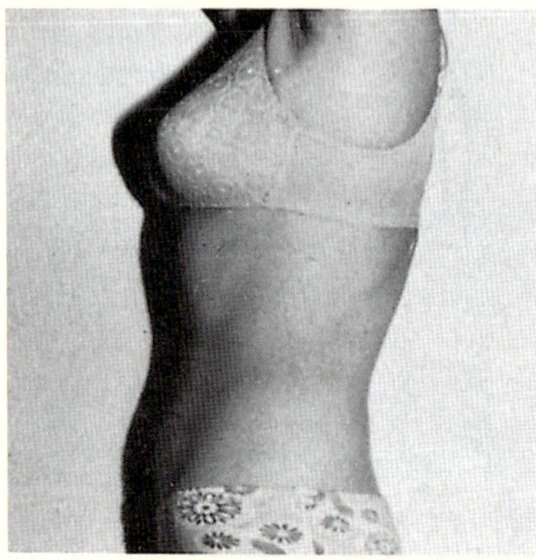

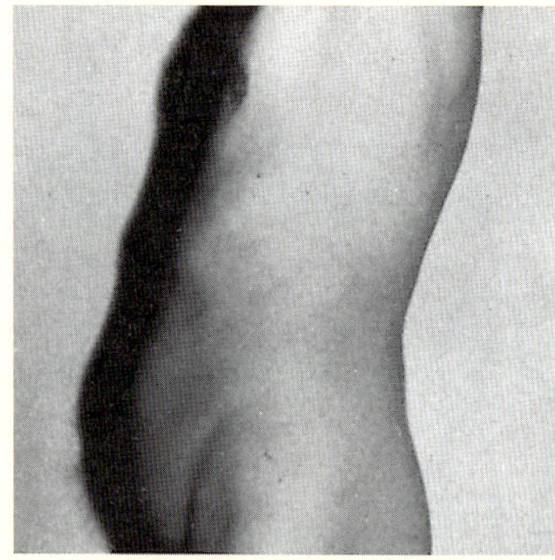

▲ Schlaffer Kotbauch vor der Kur

▼ nach der Kur

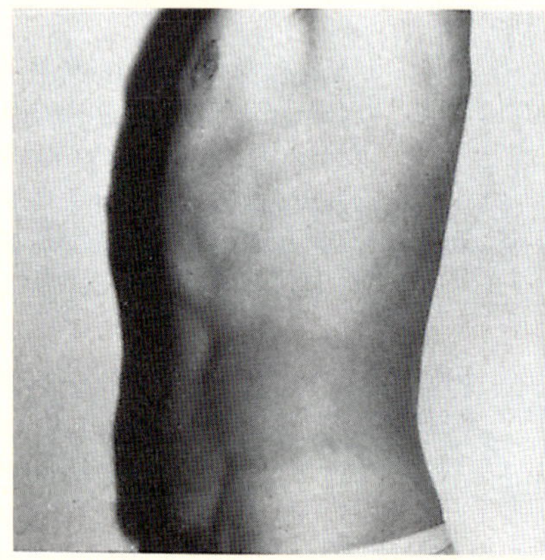

Esskultur nach F.X. Mayr

Diese ist eine besonders kultivierte und gründliche Art zu essen. Dabei werden wohltuende Atmosphäre, gepflegte Form und appetitliche Anrichtung der Speisen mit Konzentration auf sorgfältigstes Kauen und Einspeicheln jedes einzelnen Bissens kombiniert.

- Das Milch-Semmel-Essen gibt die dafür erforderliche Schulung: Die Kursemmel (siehe S. 24) wird in dünne Scheiben geschnitten, auf die man jeweils eine Messerspitze Magerquark (Topfen) oder Schafsquark auftragen kann. Davon wird ein kleiner (!) Bissen so lange gekaut, bis ein flüssiger Semmel-Magerquark-Speichelbrei entsteht, der schließlich einen leicht süßlichen Geschmack erhält. Die Semmelstärke wird durch Speichelfermente zu Zucker abgebaut. Noch nicht schlucken! Nun wird ein kleines Löffelchen Milch oder eine Alternative (siehe

S. 11) dazu „gesüppelt“ (wie Suppe eingenommen) und mit dem Semmel-Magerquark-Speichelbrei in der Mundhöhle vermischt, so dass die Speichelfermente auch die Milch vorverdauen können. Erst dann wird geschluckt. So wird bis zur leichten Sättigung gegessen. Dann sofort aufhören.

Die Art der Nahrungsaufnahme ist für den Kurerfolg entscheidend! Ohne die vorgeschriebene Esskultur kann kein hervorragender Heilerfolg erzielt werden!

- Die Monotonie: Die Auswahl des Frühstücks sollte in der MAD immer gleich sein, ebenso die Zulage zum Abendtee. Es sollte also so selten wie möglich gewechselt werden, da die Monotonie einen wichtigen Schon- und Heilfaktor darstellt.
- Wer bei seinen Mahlzeiten die Esskultur nach Mayr richtig praktiziert, der erzielt eine angenehme, lang anhaltende Sättigung, weil die ideal im Mund vorverdaute Nahrung besser verwertet wird. Zwischen Frühstück und Mittagessen soll tunlichst eine Pause von rund fünf Stunden bestehen. Bei richtigem Essen des Frühstücks stellt sich meist erst kurze Zeit vor dem Mittagessen ein gesundes Hungergefühl ein.
- Pflege des Hungers (Appetits): Ein keinesfalls quälendes, sondern gesundes Hungergefühl oder – was dasselbe ist – ein kräftiger Appetit einige Zeit vor der nächsten Mahlzeit ist die Voraussetzung für die Einnahme eines weiteren Essens. Fehlt diese, dann sollte man unbedingt mit dem Essen warten, auch auf die „Gefahr“ hin, einmal eine Mahlzeit zu überspringen.

- Ohne Hunger kein Essen!
- Ohne Hunger keine gute Verdauung!
- Ohne Hunger keine Gesundheit!

Daher pflege man das Auftreten seines Hungers!

Achtung

Zehn Punkte der Milden Ableitungskur

Wenn vom Arzt nicht anders verordnet:

1. Täglich morgens nüchtern $^1/_4$ Liter warmes Wasser oder Kräutertee mit einem Teelöffel Bittersalz/Passagesalz und einem Teelöffel Basenpulver (Apotheke) trinken.
2. Nach frühestens 30 Minuten: das Frühstück der MAD I-II-III.
3. Nach frühestens $4\,^1/_2$– 5 Stunden: das Mittagessen der MAD I-II-III. Dabei die Esskultur nach Mayr einhalten.
4. Abends 1–2 Tassen Kräutertee evtl. mit 1 Teelöffel Honig und etwas Zitronensaft, löffelweise einnehmen. Dazu nur 1–2 ideal gekaute Kursemmeln (siehe S. 24).
5. Tagsüber Trinkkur: Oftmals gutes Wasser, dünn gebrühten Kräutertee oder stilles Mineralwasser trinken (Ausschwemmung der Schadstoffe). Je nach Verordnung 2–4 Liter pro Tag!
6. Vor dem Mittagessen: Entspannungspause oder falls möglich niederlegen mit feuchter Wärmeauflage auf dem Bauch (30–60 Minuten).
7. Morgens und abends: den ganzen Körper trocken frottieren. Dann kurz warm und kalt duschen oder abwaschen. Danach mit einem groben, trockenen Tuch warm reiben oder trocken bürsten (Entgiftung, Zirkulationsanregung!).
8. Abends: Gehen Sie möglichst früh zu Bett, mit feuchter Wärmeauflage auf dem Bauch.
9. Je kultivierter und disziplinierter Sie essen, kauen und einspeicheln, desto rascher werden Sie gesünder! Die Gewissenhaftigkeit der Kurdurchführung bestimmt Ihren Heilerfolg!
10. Vermeiden Sie tunlichst: Bohnenkaffee, Fabrikzucker, Süßigkeiten, Alkohol, fettes oder schwer verdauliches Essen, Schweineprodukte, Rohkost, Obst, Kompotte, Fruchtsäfte, Vollkornspeisen, Nikotin und Medikamente (nur nach ärztlicher Verordnung).

Merksätze zur Esskultur nach F. X. Mayr

- Keine Zeit für Essen haben, heißt Gesundheit untergraben.
  Nehmen Sie sich mindestens $^1/_2$ Stunde Zeit.
- Richten Sie die Speisen appetitlich an.
  Essen Sie am freundlich gedeckten Tisch.
- Nehmen Sie in Dankbarkeit Ihr „täglich Brot" zu sich.
  Millionen Menschen leiden bitteren Hunger.
- Nehmen Sie nur kleine Bissen in den Mund.
- Kauen Sie sorgfältig und speicheln Sie jeden Bissen ein.
  Gut gekaut ist halb verdaut.
- Genießen Sie jeden Bissen ausschmeckend.
- Essen Sie in Stille, Behaglichkeit und Muße.
- Konzentrieren Sie sich nur auf das Essen.
  Betrachten Sie die Aufnahme und Umwandlung von Speise in Körpersubstanz schlicht als Wunder.
- Verschieben Sie große Gespräche, Zeitunglesen, Fernsehen auf später.
- Sorgen Sie für ein kaufähiges Gebiss. Ein passendes künstliches Gebiss ist schlechten eigenen Zähnen überlegen.
- Zur vollen Nahrungsverwertung gehört reichlich Bewegung an der frischen Luft.
  Je weniger Bewegung – desto weniger Essen – desto leichtere Kost!
- Wer nach dem Essen müde wird, Völle, Magendruck oder ähnliches verspürt, hat zu viel gegessen.
- Bedrängen Sie keinen Menschen zum Mehressen.
- Ärgern Sie weder sich noch andere vor, während oder nach dem Essen.
- Fasten Sie, wenn Sie keinen Hunger haben.
- Fasten Sie, wenn Sie keine Zeit zu ruhigem Essen haben, wenn Sie überfordert, übermüdet oder krank sind.

Essen soll
- in erster Linie die Gesundheit erhalten
- in zweiter Linie – durch Einschränkung und Umstellung – die Gesundheit wiederherstellen
- in dritter Linie der elementaren Freude und dem kultivierten Genuss dienen.

Doch ohne rechtes Maß gereicht es niemandem zum Segen!

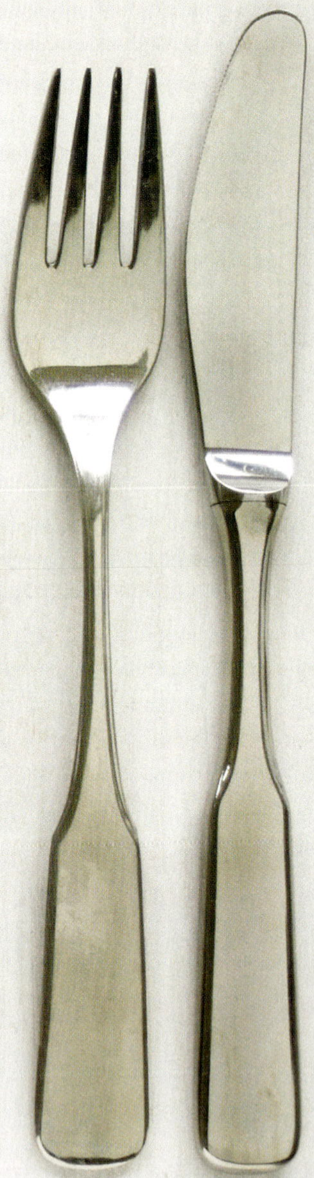

Gliederung der Milden Ableitungsdiät

Wenn der Vater einer Krankheit oft unbekannt ist, die Mutter ist immer die Ernährung.
Volksspruch

Es sind drei Stufen zu unterscheiden:
1. **Milde Ableitungsdiät I (MAD I)** enthält die am leichtesten verdauliche Kost. Alle Mittagsgerichte sind nach den Regeln der Trennkost aufgebaut.
2. **Milde Ableitungsdiät II (MAD II)** ist die mittlere, leicht bekömmliche Koststufe. Alle Mittagsgerichte sind nach den Regeln der Trennkost aufgebaut.
3. **Milde Ableitungsdiät III (MAD III)** ist bereits der Übergang zur Normalkost. Hier wird die Trennkost mit Mischkost kombiniert.

Wenn vom Arzt nicht anders verordnet, beginnt man mit der MAD I und geht nach einigen Wochen auf die nächste und übernächste Stufe über. Das Trennen von Eiweiß und Kohlehydraten beim Hauptgericht (Trennkost) hat den Vorteil, dass die Mahlzeit noch leichter bekömmlich wird. Wem die anfängliche Mühe in die Einarbeitung noch Sorge bereitet, der denke an das Wort von Hindhede: **„Nicht durch die Apotheke, sondern durch die Küche führt der Weg zur Gesundheit!"**

Allen Lesern, die zunächst nicht mit dem Studium der Kochrezepte beginnen wollen und sich mehr für die allgemeinen Grundlagen interessieren, sind folgende Kapitel zu empfehlen:
- Gemüse und Kartoffeln (S. 55–56)
- Qualitätsmerkmale von Fleisch und Fisch (S. 114)
- Kräutertee (S. 26)
- Fett (S. 164–165)
- Gewürze und Kräuter (S. 123–124)
- Kur-Ausleitung (S. 194)
- Richtlinien für gesündere Ernährung (S. 201)
- Biologische Wertigkeit der Nahrungsmittel (S. 205)
- Säure-Basen-Haushalt (S. 212)

Abkürzungen

EW	= Eiweiß	EL	= Esslöffel
F	= Fett	TL	= Teelöffel
KH	= Kohlenhydrate	Msp.	= Messerspitze

Zur Berechnung aller Nährwerte wurde die große Nährwerttabelle von Prof. Dr. med. H.-D. Cremer und Prodi 4,5 basis verwendet.

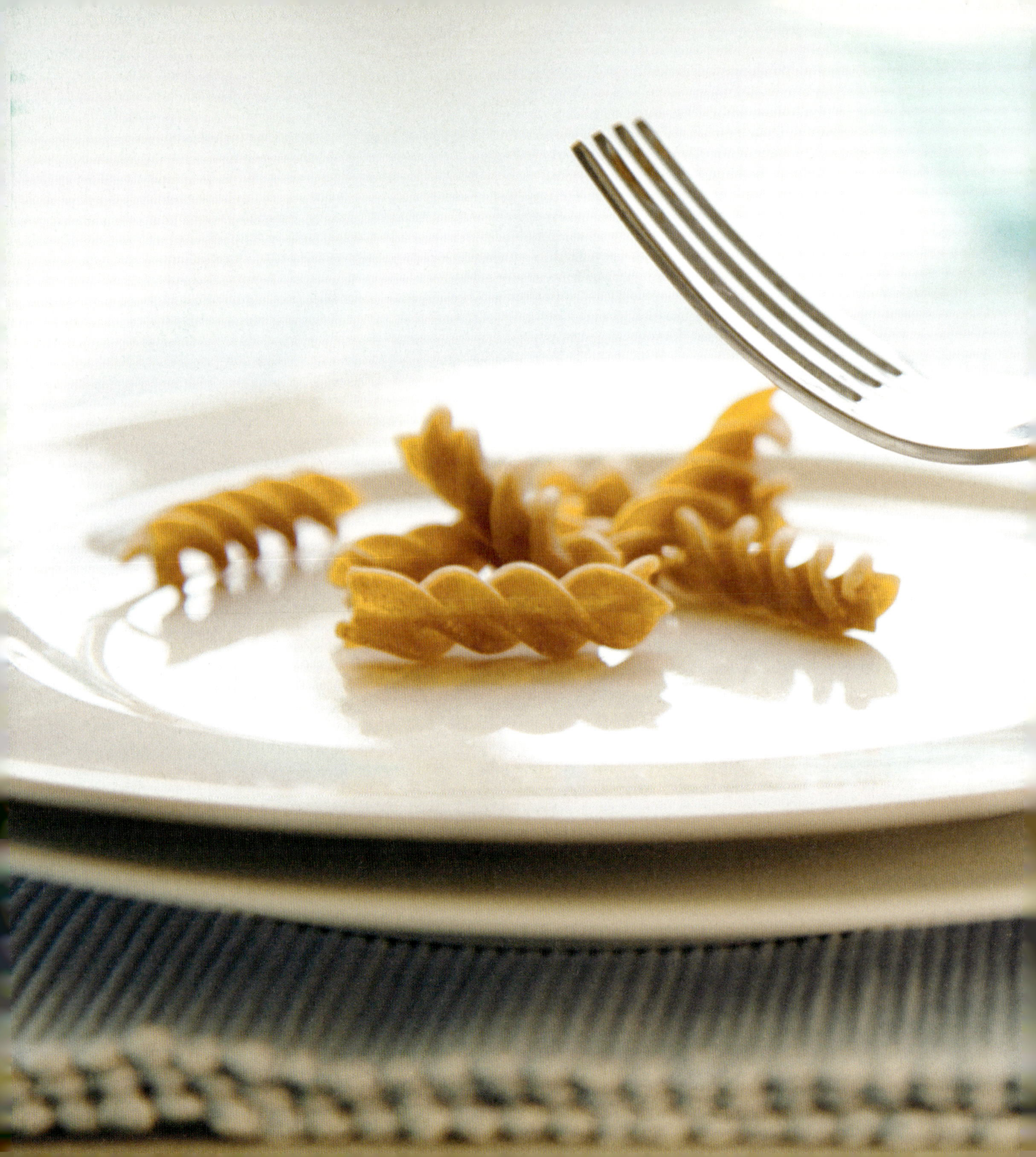

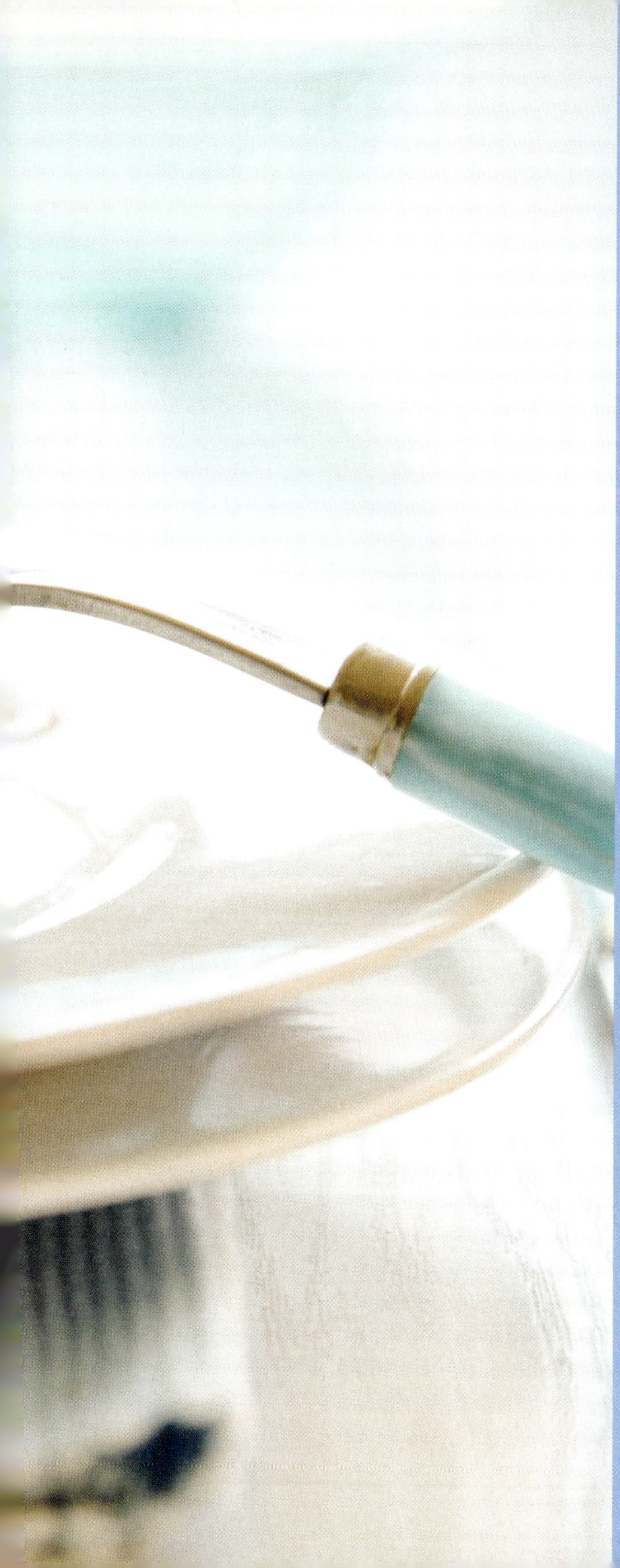

Die Milde Ableitungsdiät I

Genießen Sie in der ersten Stufe der MAD besonders leichte Kost auf Trennkostbasis, die Ihre Verdauung wenig belastet, und wählen Sie aus vielen köstlichen Gerichten

Lebensmittelintoleranzen

Nahrungsmittelunverträglichkeiten sind im Vormarsch und kosten den Betroffenen viel Basisenergie. Immer häufiger leiden die Menschen darunter. Daher sind alle Rezepte der Milden Ableitungsdiät laktose-, fruktose-, histamin- und glutenfrei zusammengestellt.

Laktoseintoleranz

Laktose heißt übersetzt Milchzucker. Bei der Laktoseintoleranz liegt ein Enzymmangel vor, das heißt, das Enzym Laktase, das die Laktose abbaut, ist nicht in ausreichendem Maß im Darm vorhanden. Das Enzym sitzt in der Dünndarmschleimhaut und spaltet den Milchzucker (= Laktose) in 2 Bestandteile, den Traubenzucker und den Schleimzucker.
Es gibt mittlerweile laktosereduzierte Milchprodukte auf dem Markt, unter anderem Milch, aber auch Käse, Joghurt, Sahne, Quark (Topfen) und mehr. Es ist zu beachten, dass Laktose vielen Produkten zugesetzt wird, wie Broten, Getreideriegeln, Fertiggerichten, Würzmischungen, Wurstwaren, mariniertem Fleisch, Teigen, Bonbons und Speiseeis, Schokolade, Instantprodukten, Tütensuppen.

Fruktoseintoleranz

Fruktose kommt frei und in verschiedenen Verbindungen vor:

- Haushaltszucker (Gemisch aus Fruktose und Glukose)
- Honig (Gemisch aus Fruktose und Glukose)
- Invertzucker (Gemisch aus Fruktose und Glukose)
- Sorbit wird als Zuckeraustauschstoff verwendet. Es findet sich in Diabetikerprodukten, in Kaugummi und anderen Süßigkeiten. Sorbit wird im Körper in Fruktose umgewandelt.
- Inulin ist ein Kohlenhydrat, das Fruktose enthält.

Alle Nahrungsmittel, die diese Verbindungen enthalten, müssen bei einer fruktosefreien Diät konsequent gemieden werden. Dazu gehören z. B. Früchte und Fruchtsäfte, Marmelade, Honig, Trockenfrüchte, Obst und Gemüsesäfte, Brot und Backwaren mit Zucker, einige Gemüse, Frühstückscerealien, Nüsse, Wurstwaren mit Zucker, Limonade, Essig, Alkohol, Diabetikerprodukte, Konserven und Fertigprodukte mit Zucker, Gewürze bzw. Gewürzmischungen mit Zuckerstoffen, Aromen. Steht der Zusatz „zuckerfrei" auf einer Packung, so kann diese trotzdem Sorbit enthalten. Deshalb ist Vorsicht geboten. Das gilt auch für viele Arzneimittel, deren Ummantelung aus Zuckerstoffen besteht.
Folgende Lebensmittel sollten Sie bei einer Fruktoseunverträglichkeit meiden:

- Obst und Obstsäfte
- Gemüsesorten mit einem Fruktosegehalt über 1 g/100 g (Möhren, Artischoken, Brokkoli, Auberginen, Kürbis, Paprika, Tomaten), wobei es hier immer eine Frage der Menge bleibt.
- Sichtbarer Haushaltszucker (in Tee, Kaffee oder Süßspeisen)
- Diätprodukte mit Zusatz von Fruktose
- Honig

Zusätzlich muss der Verzehr von sorbithaltigen Lebensmitteln streng vermieden werden, da Sorbit die Aufnahme von Fruktose verschlechtert und so die Beschwerden verstärkt.

Histaminintoleranz

Die Symptome der Histaminintoleranz sind denen einer allergischen Erkrankung sehr ähnlich und können leicht verwechselt werden, denn bei beiden Krankheitsbildern spielt Histamin die entscheidende Rolle.
Histamin ist eine biologisch hochpotente Substanz, die im Organismus eine Fülle von erwünschten, aber auch unerwünschten Reaktionen auslöst. So ist es z. B. an der Magensäure-Produktion beteiligt, erweitert die Gefäße, hat Einfluss auf den Wach-Schlaf-Rhythmus und wird mit verbesserter Lernfunktion in Zusammenhang gebracht. Beim Auftreten allergischer Reaktionen spielt Histamin als wichtigster Entzündungsstoff jedoch auch eine zentrale Rolle.

Histamin wird vom Menschen selbst produziert, in Blut- und Gewebszellen gelagert und steht zur sofortigen Freisetzung jederzeit zur Verfügung. Es kann allerdings auch von außen in den Körper gelangen: einerseits durch Einatmen (z. B. Pollen) oder durch die Aufnahme von Speisen und Getränken. Histamin ist in fast jedem Lebensmittel enthalten, v. a. in jenen, an deren Erzeugung und Reifungsprozess Mikroorganismen beteiligt sind. Der Histamingehalt kann je nach Sorte, Reifegrad, Haltbarmachung und Lagerdauer stark schwanken. Frische Lebensmittel (mit Ausnahme von Früchten) enthalten in der Regel weniger Histamin.

Histaminhaltig sind:
- Alkoholische Getränke (insbesondere Rotwein)
- Käse (insbesondere Hartkäse)
- Schokolade (auch kakaohaltige Nahrungsmittel)
- Salami und Rohwürste, Geräuchertes
- Nüsse
- Tomaten
- Sauerkraut
- Spinat
- Erdbeeren, Zitrusfrüchte
- Fisch

Zöliakie

Die Zöliakie (Glutenunverträglichkeit) ist eine chronische Erkrankung der Dünndarmschleimhaut auf Grund einer Überempfindlichkeit gegen Gluten oder das in vielen Getreidesorten vorkommende Klebereiweiß. Die Unverträglichkeit bleibt oft lebenslang bestehen, sie ist zum Teil genetisch determiniert und kann derzeit nicht ursächlich behandelt werden.
Momentan ist die einzige gesicherte Möglichkeit, die Krankheit zu behandeln, eine lebenslange glutenfreie Diät, wodurch der Darm wieder heilt und auch die Risiken der Langzeitfolgen sinken. Strikt zu vermeiden sind alle Getreidesorten mit hohem Glutengehalt (Weizen, Gerste, Roggen, wie auch deren botanisch verwandte Ursorten Dinkel, Grünkern, Kamut, Einkorn, Emmer sowie die Roggen-Weizen-Kreuzung Triticale). Bislang ist auch der Verzicht auf die Grasgattung Hafer empfohlen.
Als Alternative zu den glutenhaltigen Getreidesorten ausdrücklich erlaubt sind Hirse, Mais, Reis, Amaranth, Buchweizen, Quinoa, Sojabohnen, Teff, Kastanie, Kochbanane. Ohnehin erlaubt sind Gemüse einschließlich Kartoffeln, Salate, Früchte, Fleisch und Fisch, Eier, Milch und Milchprodukte. Inzwischen finden sich glutenfreie Frisch- und Fertigprodukte auch in Supermärkten von Handelsketten.

So essen Sie das Richtige!

Folgende Piktogramme zeigen Ihnen übersichtlich und schnell, was Sie bei Laktose-, Fruktose-, Histamin- und Glutenunverträglichkeit vertragen und welche Zutaten Sie gegebenenfalls austauschen sollten:

L = Laktoseintoleranz
F = Fruktoseintoleranz
G = Zöliakie/Glutenunverträglichkeit
H = Histaminintoleranz

Frühstück der Milden Ableitungsdiät I

Für das Frühstück bieten wir Ihnen folgende Auswahl:

Milch (+ Malzkaffee) + Kursemmel + Quark (Topfen)

Und nun zu den Zutaten im Einzelnen:

Milch: Falls verträglich, ist rohe, kurz auf die erwünschte Temperatur erwärmte Biomilch am günstigsten. Es ist die aus eigener Erfahrung bekömmlichste Milchart zu wählen, wobei Biovorzugsmilch, frische Schafsmilch, Ziegenmilch, Sojamilch, Hafer-, Kokos- oder Reismilch oder gute Sauermilcharten (Sanoghurt, Biogarde, Bioghurt) empfohlen werden. Bei schlechter Milchverträglichkeit wird Schafsjoghurt, Ziegenjoghurt oder „Sahnemilch" (siehe S. 11) empfohlen. Sämtliche Milchprodukte gibt es auch laktosefrei im Handel.

Malzkaffee: Dieser flockt die Süßmilch aus, wodurch sie besonders leicht verdaulich wird. Alle Fertig-Malzkaffee-Arten sind erlaubt. Wer Milch sehr gut verträgt, kann sie allein zu sich nehmen, ansonsten ist Beigabe von Malzkaffee oder Tee günstiger.

Kräutertee + Kursemmel (oder Flade) + Quark

Kräutertee: Wählen Sie frei. Mild entkrampfend wirken Anserine und Fenchel, nervenberuhigend Melisse und Johanniskraut, besonders wohlschmeckend ist auch Lindenblüte (siehe S. 26).

Kursemmel: Diese ist ein altbackenes Weißgebäckbrötchen oder hefefreie Flade aus ausgemahlenem Dinkelmehl (kein Vollkorn). Die Kursemmel stellt zwar ein wertarmes Nahrungsmittel dar, besitzt aber für die Kur als leicht verdaulicher Ess- und Kauschuler enorme Bedeutung. Nach der Kur soll sie durch biologisch wertvolleres Brot (Vollwertbrot) ersetzt werden. Die Kursemmel muss altbacken sein, 3–4 Tage alt, schnittfest, kaum mehr eindrückbar, so dass sie zum gründlichsten Kauen und Einspeicheln zwingt! Zu frische, weiche Semmeln sind ungeeignet! Die täglich auf Vorrat frisch zu kaufenden Semmeln sollen gelagert und getrocknet werden. Vor dem Essen sind sie in 9–10 kleine Scheibchen zu schneiden. Die Kursemmel wird während der ganzen MAD als Kauschuler verwendet. Sind die Semmeln zu weich, kann man sie früher zerschneiden, wodurch sie rascher lufttrocknen (Notlösung). Als Alternative zur Kursemmel können Sie auch Dinkel-Knäckebrot, Reisfladen, Reis-Mais-Brot oder fertige Dinkelfladen verwenden.

Quark (Topfen): Am besten ist zunächst der gut trockene bröselige Bauernquark gemischt mit Magerquark. Auch magerer Chavroux, Philadelphia, Gervais, Gemüseaufstrich oder Hüttenkäse kann geeignet sein. Bei schlechter Milchverträglichkeit wird Tofuaufstrich, Schafsquark oder Ziegenquark empfohlen.

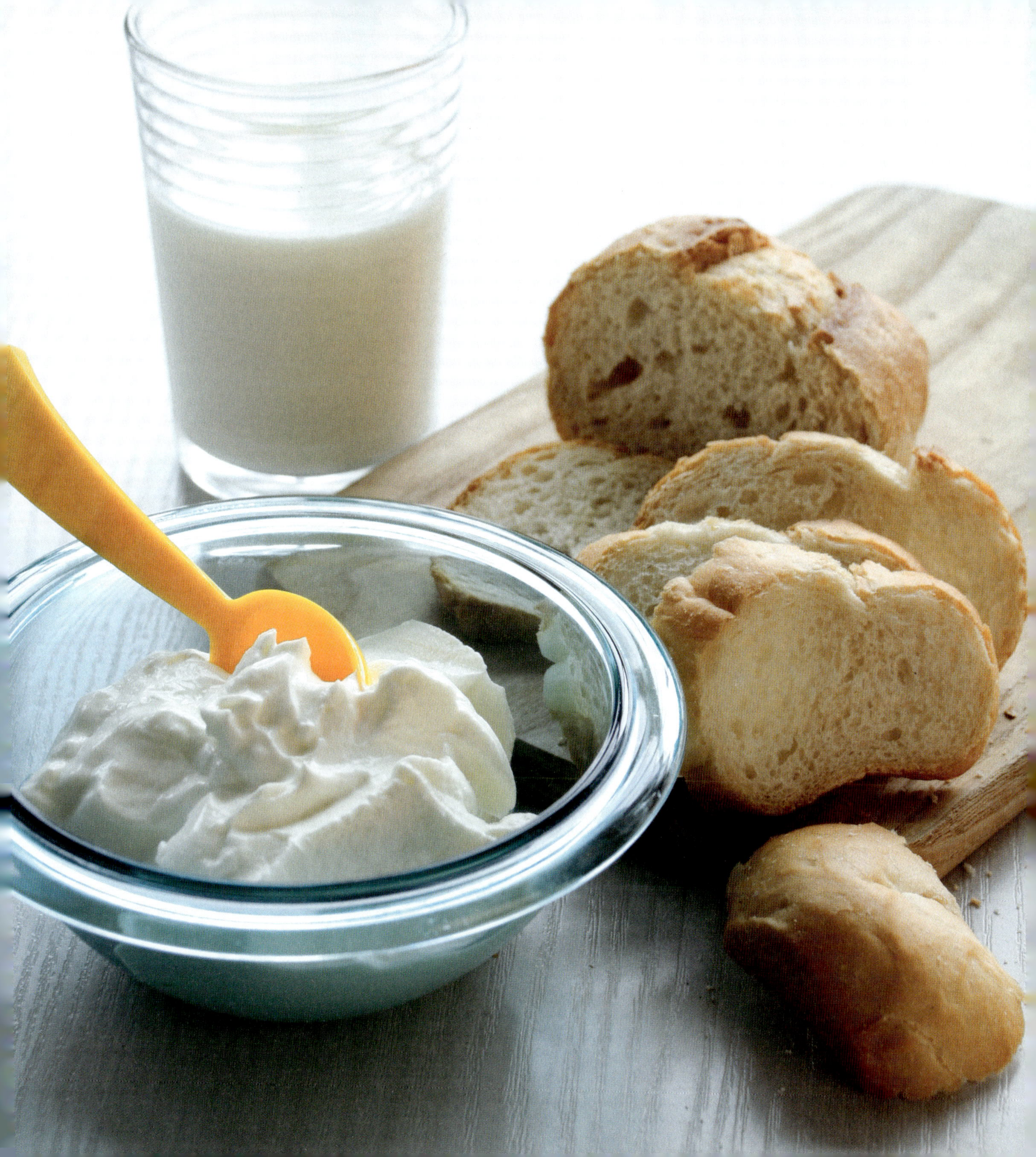

Kräutertee

Alle Wiesen und Matten, Berge
und Hügel, die sind Herrgotts
Apotheke.

Paracelsus

Während der MAD soll oft und reichlich getrunken werden: Gutes Quellwasser, stilles (kohlensäurearmes) Mineralwasser und viel Biokräutertee. Es empfiehlt sich, Biokräutertees aus Reformhäusern oder speziellen Kräuterapotheken zu beziehen.

Herstellung

Eine Prise (die von drei Fingern erfasste Menge) wird mit siedendem Wasser überbrüht; 1–2 Minuten ziehen lassen und abseihen. Abends ist – falls erwünscht und verträglich – die Zugabe von einem Teelöffel Honig erlaubt. Vorher soll der Tee auf Trinktemperatur abgekühlt sein, da über 50 Grad die Fermente des Honigs zerstört werden. Als Teesorten eignen sich:

- Zitronenmelisse: nervenberuhigend, entkrampfend, entblähend, schlaffördernd.
- Gänsefingerkraut (Anserine): entblähend, gut entkrampfend für Magen-Darm-Trakt, Nieren und Frauenorgane.
- Fenchel: entblähend, reinigend, desinfizierend für Magen-Darm-Trakt.
- Rossmalve (Käsepappel): entzündungshemmend, entkrampfend und kräftigend für Schleimhäute des Magen-Darm-Traktes (besonders bei Gastritis).
- Lindenblüte: anregend für Haut-, Bronchial- und Nierentätigkeit.
- Johanniskraut: nervenberuhigend, antidepressiv, reizlindernd.

Diese Teesorten werden auch vielfach wegen ihres guten Geschmacks gelobt.

- Weißdorn: Herz-Kreislauf anregend, stärkend.
- Schafgarbe: Gefäße tonisierend, besonders für Venen des Pfortadersystems, des kleinen Beckens, Hämorrhoiden und Beinvenen.
- Goldrute: anregend und desinfizierend für Nieren und Harnwege.
- Bitterklee: anregend und tonisierend.
- Zinnkraut: Haar, Haut, Schleimhaut, Gewebe kräftigend, Nieren anregend.
- Rosmarin: Kreislauf anregend, Wärmehaushalt anfachend, Magen tonisierend (besonders bei Senkmagen).

Achtung

Verwenden Sie keine säuernden Teesorten wie Hibiskus-, Hagebutten-, Früchtetee, Kamille besser nur bei akuten Magen-Darm-Störungen. Bei Vorliegen bestimmter Störungen und Organschwächen ist schon während und auch nach der MAD die gezielte Anwendung von Heilpflanzen zu empfehlen. So finden sich in vielen ergänzenden Büchern Zusammenstellungen von besonders bewährten Magen-, Gallen-, Leber-, Darm-, Nierenheiltees sowie von Herz-Kreislauf-, Bronchial-, Nerven-, Rheuma- und anderen Kräuterkuren. Heilpflanzen beinhalten nicht nur Vitamine, Mineralsalze, Spurenelemente, Duft- und Aromastoffe, sie beschleunigen auch die Heilvorgänge.

Dinkelfladen

Zubereitungszeit: ca. 30 Minuten • 6 Stück

» Backofen auf 220 Grad vorheizen. Das Mehl mit Mineralwasser, Salz und Fenchelgewürz zu einem dickflüssigen Teig verrühren. Kurz stehen lassen. Ein Backblech mit Backpapier auslegen, dann mit einem nassen Esslöffel die Teigportion auf das Papier geben und zu dünnen Fladen ausstreichen. Im Backofen 20 Minuten backen. Sofort vom Papier lösen und auskühlen lassen. Die Fladen können gleich gegessen oder einzeln verpackt eingefroren werden. Das Auftauen bei Zimmertemperatur dauert etwa 10 Minuten.

Zutaten

Verwenden Sie Bioprodukte:

250 g Dinkelmehl
1/4 l Mineralwasser mit Kohlensäure
Meersalz
Fenchelgewürz

Pro Portion:
kcal 109 • EW 4,5 • F 0,5 • KH 28,0

Lebensmittelverträglichkeit

- L Laktosefrei
- F Fruktosefrei
- G Buchweizen-, Quinoa-, Amaranth-, Mais- oder Reismehl statt Dinkelmehl
- H Histaminfrei

Dinkelbrötchen

Zubereitungszeit: ca. 50 Minuten • 15 Stück

» Dinkelmehl, warmes Wasser, zerbröckelte Hefe und Salz zu einem gut formbaren Teig kneten, mit einem Tuch zudecken und etwa 20 Minuten gehen lassen. Danach eine lange Teigrolle formen und ca. 40 g schwere Teigstücke abstechen. Kleine Brötchen formen, diese auf ein bemehltes Backblech legen, mit einem Tuch zudecken und noch mal etwa 15–20 Minuten gehen lassen. Mit Kümmel oder Anissamen bestreuen und im vorgeheizten Ofen bei 220 Grad 15 Minuten backen. Mit einer stabilen Spachtel vom Blech lösen und am Gitter erkalten lassen. 2–3 Tage liegen lassen, in Scheiben schneiden und als Kursemmel servieren.

Zutaten

Verwenden Sie Bioprodukte:

500 g Dinkel-Auszugsmehl
300–350 ml Wasser
1 Würfel Hefe oder
1 Päckchen Trockenhefe
Meersalz
Anis
Kümmel

Pro Portion:
kcal 113 • EW 4,2 • F 0,6 • KH 22,4

Lebensmittelverträglichkeit

- L Laktosefrei
- F Fruktosefrei
- G Buchweizen-, Quinoa-, Amaranth-, Mais- oder Reismehl statt Dinkelmehl
- H Histaminfrei

Grundrezepte für Brühen, Schleime und Breie

Brühen: Gemüsebrühen gehören zu den besonders wichtigen und beliebten Bestandteilen der MAD. Für die Herstellung wird nur einwandfreies Biogemüse verwendet, wobei kräftig schmeckende Sorten zu bevorzugen sind: Karotten, Rüben, Sellerieknolle, Stangensellerie, Fenchel, Petersilienwurzeln, Pastinaken. Auch Schalen von Biogemüse können verwendet werden. Die Qualität und Mischung der Gemüse entscheiden über den guten Geschmack. Auf $^{1}/_{3}$ Gemüse kommen $^{2}/_{3}$ Wasser. Schneiden Sie das Gemüse so klein als möglich und setzen Sie es in einem großen Topf mit kaltem Wasser auf. Dann werden etwas frischer Liebstöckel, 1–2 Lorbeerblätter, 5–6 Pfefferkörner und 3–4 Wacholderbeeren beigefügt, das Ganze ca. 30–40 Minuten mehr ziehen als kochen lassen. Am Anfang empfehlen wir die Brühe ohne Salz zu trinken; dann die benötigte Menge durch ein feines Haarsieb seihen und in kleinen Schlucken einnehmen.

Den Rest auskühlen lassen und im Kühlschrank aufbewahren. Immer nur so viel abseihen und erwärmen, wie benötigt wird. Durch das Stehenlassen der Brühe mit dem Gemüseinhalt wird der Geschmack immer besser.

Das beim Abseihen der Brühe zurückgebliebene Gemüse kann noch ein- oder zweimal mit kaltem Wasser angesetzt werden. Damit lassen sich sämtliche Basensuppen oder Basensaucen aufgießen.

Berufstätige, die weniger Zeit haben, können die klein geschnittene Gemüsemischung sauber verpackt einfrieren und immer frisch zusetzen. Die Brühe einzufrieren ist hingegen nicht empfehlenswert.

Bei guter Verträglichkeit kann man später nach MAD III diese einfache Gemüsemischung durch Zugabe weiterer Sorten aufwerten, wie etwa durch einen kleinen Teil anderer Gemüsearten, Spargelschalen, Lauch, Frühlingszwiebeln, Knoblauchstreifen oder Stiele abgezupfter Frischkräuter. Mit etwas Sojasauce dunkler gemacht und mit Bio-Streuwürze kräftiger gewürzt, gibt dies eine Grundlage für alle klaren Suppen ohne Fleisch. Auch die Zufügung einiger Tropfen hochwertigen Pflanzenöls ist möglich.

Schleime und Breie: Jeder, der das Verlangen nach anhaltender Wärme hat, sollte sich für einen gekochten Getreidebrei aus biologisch angebautem Getreide entscheiden. Er spendet innere Wärme und Kraft. Verwenden Sie dazu nur leicht verdauliche, „weiße“ Getreidesorten. Vollkornprodukte sind schwer verdaulich und deshalb kontraproduktiv. Für besonders Empfindliche eignet sich ein leichter Getreideschleim z. B. aus Haferflocken.

Grundsätzlich wird ein guter Brei oder Schleim unter ständigem Rühren mit Wasser oder mit halb Milch und halb Wasser etwa 5 Minuten gekocht und mit einer Prise Salz gewürzt. Zusätzlich verfeinert man den gekochten Brei nach der MAD II mit Honig, zerdrückter Banane, geschabtem Apfel, frischem Ingwer, Datteln, Mandeln oder Nüssen und bestem Pflanzenöl. Nehmen Sie den Brei als hochkalorische, vollwertige Mahlzeit im Sinne der Esskultur nach Mayr mit einem kleinen Löffel ein.

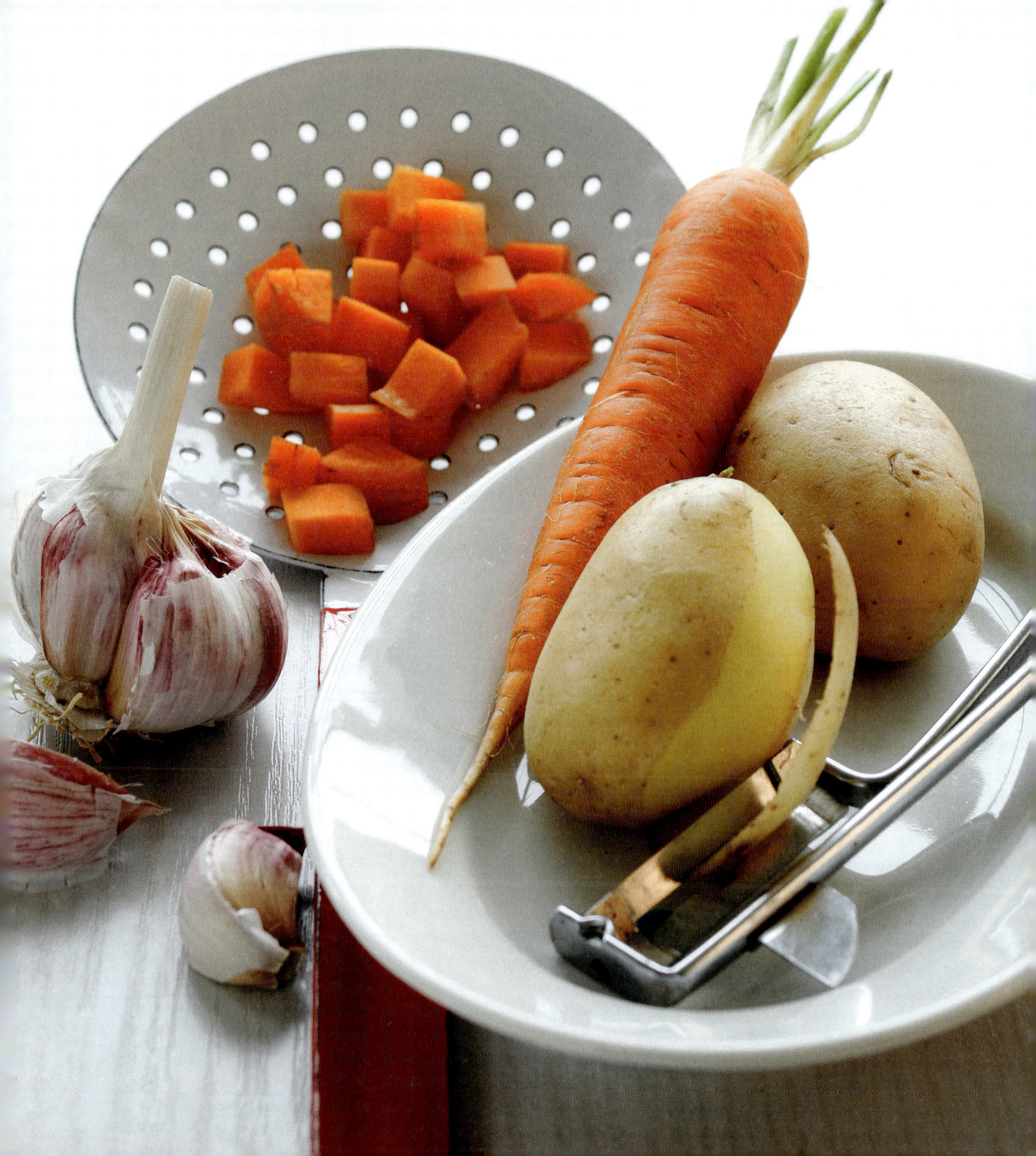

Gemüse- und Basenbrühen

Zutaten

Verwenden Sie Bioprodukte:
- 3 l Wasser
- 500–700 g Gemüse nach Jahreszeit (z. B. Karotten, Sellerieknolle, Stangensellerie mit Grün, Rüben, Pastinaken, Fenchelknolle)
- Liebstöckel
- 4 Lorbeerblätter
- 3–4 Gewürznelken (oder Rosmarin, Thymian, Minze, Oregano)
- 1 TL Wacholderbeeren
- geriebene Muskatnuss
- Meersalz

Pro Portion:
kcal 6 • KH 1,0 • EW 0,3 • F 0,1

Kochzeit: ca. 30 Minuten • 4 Portionen

» Wurzelgemüse unter fließendem Wasser gut reinigen, abschaben und sehr klein schneiden. In einen größeren Kochtopf geben. Mit kaltem Wasser aufgießen, Gewürze sowie Kräuter zugeben und ca. 30 Minuten mehr ziehen als kochen lassen. Die jeweils benötigte Brühe durch ein feines Haarsieb abseihen. Die restliche Brühe mit dem Gemüse im Topf abkühlen lassen, kühl stellen und die jeweils benötigte Menge abseihen und heiß machen (Haltbarkeit 3–4 Tage). Das übrig bleibende Gemüse kann ein zweites Mal mit kaltem Wasser aufgefüllt und zugestellt werden. Zum Trinken sollten Sie aber immer nur den ersten Sud frisch zubereitet nehmen. Zum Aufgießen von Basensuppen oder Saucen ist der zweite oder dritte Sud sehr gut geeignet.

Lebensmittelverträglichkeit
- L Laktosefrei
- F Karotten weglassen
- G Glutenfrei
- H Histaminfrei

Hafer-, Dinkel- oder Reisschleim

Zutaten

Verwenden Sie Bioprodukte:
- 1/4 l Gemüsebrühe oder Wasser
- 3 EL kaltgewalzte Hafer- oder Dinkelflocken
- 1/4 l Milch
- Meersalz

Pro Portion:
kcal 190 • KH 24,9 • EW 7,9 • F 6,5

Kochzeit: ca. 5 Minuten • 2 Portionen

» Gemüsebrühe oder Wasser aufkochen lassen. Hafer- oder Dinkelflocken zugeben, 5 Minuten kochen. Milch zugeben, salzen, unter Rühren weitere 3 Minuten kochen lassen, durch ein nicht zu feines Sieb passieren.

Lebensmittelverträglichkeit
- L Laktosefeie Milch
- F Fruktosefrei
- G Reisflocken oder -schleim statt Hafer- oder Dinkelflocken
- H Histaminfrei

Gofio-Brei

Kochzeit: ca. 5 Minuten • 2 Portionen

» Ganze Bio-Maiskörner auf ein Backblech legen und im vorgeheizten Ofen bei 200 Grad etwa 30–40 Minuten rösten, auskühlen lassen und in der Getreidemühle zu feinem Mehl mahlen. Gofiomehl hat einen nussartigen Geschmack.

» Gofio-Mehl mit kaltem Wasser (und Milch) anrühren und zum Kochen bringen. Gut 5 Minuten unter ständigem Rühren kochen lassen. Vor dem Anrichten Honig zugeben und mit etwas Salz würzen. Eventuell eine halbe zerdrückte Banane untermischen.

Zutaten

Verwenden Sie Bioprodukte:

3 EL Gofio-Mais-Mehl
$\frac{1}{2}$ l Wasser (evtl. zur Hälfte Milch)
1 TL Bienenhonig
Meersalz

Pro Portion:
kcal 147 • KH 31,2 • EW 2,9 • F 1,0

Lebensmittelverträglichkeit

- L Laktosefreie Milch statt Kuhmilch
- F Dinkelsirup statt Honig oder Honig weglassen, Banane weglassen
- G Glutenfrei
- H Histaminfrei

Tipp

Gofio ist ein besonders gut bekömmliches Gericht aus Mais. Es war die Nationalspeise der Ureinwohner der kanarischen Inseln, ist aber auch bei uns im Bioladen erhältlich.

MEHR WISSEN

Gofio für unterwegs

70 g Gofio-Mehl mit ca. 100 ml Wasser verkneten. Leicht salzen und mit 1 TL Honig und 1 EL geriebenen Mandeln anreichern. Eine längliche Wurst formen und diese in Folie wickeln. Auch zum Kauen bei Wanderungen gut geeignet! Das Mehl kann auch einige Zeit in verschließbaren Glas-, Ton- oder Plastikbehältern aufbewahrt werden.

Mittagessen der Milden Ableitungsdiät I

Die Basensuppen

Eine gute Küche ist die beste Medizin.

de Pomiane

Die Mahlzeit der MAD wird mit Basensuppen (Gemüsepüreesuppen S. 33) eingeleitet. Diese werden aus verschiedenen, vorwiegend der Jahreszeit entsprechenden Biogemüsesorten – ohne Fett und ohne Mehl – hergestellt. Sie beinhalten zahlreiche Vitalstoffe, vor allem Mineral- und Spurenelemente, und führen dem Organismus basische Substanzen zu. So unterstützen sie die Heilvorgänge. Da die Nahrung des heutigen Menschen überwiegend aus säurebildenden und basenraubenden Nahrungsmitteln besteht, sind Basensuppen auch nach der MAD III für die Dauerkost (zusätzlich mit etwas Butter und Zwiebeln – siehe Grundzubereitung Stufe 4 und 5 S. 170–171) bestens zu empfehlen.

Das Kochen bzw. Garen von Basensuppen soll immer ein langsames Ziehenlassen bei teilweise zugedecktem Topf sein. Bei zu starker Hitze würde zu viel Flüssigkeit verdunsten und die Suppen würden in der Konsistenz zu dick werden. In diesem Fall kann mit Gemüsebrühe verdünnt werden. Am besten schmecken die Basensuppen, wenn sie im Mixglas püriert und sofort serviert werden. Zwar können Sie die Suppen auch mit dem Pürierstab mixen, feiner werden sie aber im Mixglas.

Die unterschiedlichen Grundzubereitungen der Basensuppen von Stufe 1–3 sind im Rezeptteil der jeweiligen Diätstufe von MAD I-III zugeordnet. Die Stufen 4 und 5 sind bereits für die Normalkost geeignet. Bitte achten Sie darauf, dass die Bio-Streuwürze stets laktosefrei, glutamatfrei und hefefrei ist.

Alle Suppen, Schleime oder schlecht einzuspeichelnde Speisen sollen mit der zum Kauen zwingenden Dinkel-Kursemmel oder hefefreien Dinkelflade eingenommen werden!

Achtung

Basensuppen sind köstlich und vielseitig, außerdem haben sie noch viele weitere Vorteile:

- Sie lassen sich gut ins Büro mitnehmen und können dort warm gemacht oder in der Thermoskanne warm gehalten werden.
- Sie sind im Kühlschrank 2–3 Tage haltbar.
- Sie werden mit Frischkräutern wie Ingwer, Galgant oder Kardamom, Kräuterpesto, Brotcroutons, gedämpften Gemüsewürfeln und 1–2 EL bestem Lein-, Hanf-, Raps- oder Olivenöl verfeinert und somit besonders schmackhaft.

Grundzubereitung der Basensuppe Stufe 1

Kochzeit: ca. 15 Minuten • 4 Portionen

» Kartoffeln in kleine Stücke schneiden, in einen Kochtopf geben und mit Gemüsebrühe auffüllen. Salzen und weich kochen lassen. Im Mixglas mit Liebstöckel, Majoran und Kümmel pürieren. Einen Teil der Suppe mit Sauerrahm verrühren und mitmixen. Mit etwas Muskatnuss abschmecken.

Lebensmittelverträglichkeit

- L Laktosefreie Bio-Streuwürze, Pflanzencreme statt Sauerrahm
- F Fruktosefrei
- G Glutenfrei
- H Histaminfrei

Zutaten

Verwenden Sie Bioprodukte:

- 250 g geschälte Kartoffeln (mehlige Sorte)
- 1 l Gemüsebrühe oder 1 l Wasser mit 1–2 TL Bio-Streuwürze
- Meersalz
- geriebene Muskatnuss
- 1 EL Liebstöckelkraut
- 2 EL fein gehackte Majoranblätter
- 1 Msp. gemahlener Kümmel
- 1 EL Sauerrahm oder Joghurt

Pro Portion:
kcal 53 • KH 9,6 • EW 1,5 • F 0,8

Grundzubereitung der Basensuppe Stufe 2

Kochzeit: ca. 15 Minuten • 4 Portionen

» Kartoffeln und Sellerie in kleine Stücke schneiden, in einen Kochtopf geben und mit Gemüsebrühe auffüllen. Salzen und weich kochen lassen. Im Mixglas mit Kräutern und verrührtem Joghurt pürieren. Die frischen Kräuter werden immer zum Schluss mitgemixt. Bei guter Verträglichkeit gibt man später 1–2 EL Sahne, 2 EL bestes Leinöl oder Olivenöl ins Mixglas. So schmeckt die Suppe noch besser.

Lebensmittelverträglichkeit

- L Laktosefreie Bio-Streuwürze, Pflanzencreme statt Magerjoghurt
- F Fruktosefrei
- G Glutenfrei
- H Histaminfrei

Zutaten

Verwenden Sie Bioprodukte:

- 150 g geschälte Kartoffeln (mehlige Sorte)
- 100 g Sellerieknolle
- 1 l Gemüsebrühe oder 1 l Wasser mit 1–2 TL Bio-Streuwürze
- Meersalz
- geriebene Muskatnuss
- 1 EL gehackte Gartenkräuter
- 1 EL Magerjoghurt

Pro Portion:
kcal 34 • KH 6,4 • EW 1,5 • F 0,1

Grundzubereitung der Basensuppe Stufe 3

Zutaten

Verwenden Sie Bioprodukte:
- 100 geschälte Kartoffeln (mehlige Sorte)
- 100 g Fenchelknolle, Rüben oder Pastinaken
- 50 g Bleichsellerie, Sellerie oder Petersilienwurzel
- 1 EL Butter
- 1 l Gemüsebrühe
- 2 EL Sahne
- Meersalz
- geriebene Muskatnuss
- 1 EL Fenchelgrün, Kerbel oder Majoranblätter

Pro Portion:
kcal 59 • KH 4,9 • EW 1,3 • F 3,7

Kochzeit: ca. 15 Minuten • 4 Portionen

» Kartoffeln und geputztes, geschältes Gemüse in kleine Stücke schneiden, in einen Kochtopf geben und mit Gemüsebrühe (oder Wasser mit Bio-Streuwürze) auffüllen. Salzen und weich kochen lassen. Im Mixglas mit den Küchenkräutern und Sahne pürieren. Noch mal nachwürzen und beim Anrichten mit Frischkräutern garnieren. Wollen Sie die Suppe etwas dicker halten, dann lassen Sie beim Pürieren etwas Flüssigkeit zurück.

Lebensmittelverträglichkeit

- L Pflanzencreme statt Sahne, laktosefreie Bio-Streuwürze
- F Fruktosefrei
- G Glutenfrei
- H Histaminfrei

Tipp

Da die Basensuppen nach dem Abkühlen von selbst dick werden, sind sie für sämtliche Saucen als Basis bestens geeignet. Binden Sie gedämpftes Gemüse mit etwas Sauce ab.

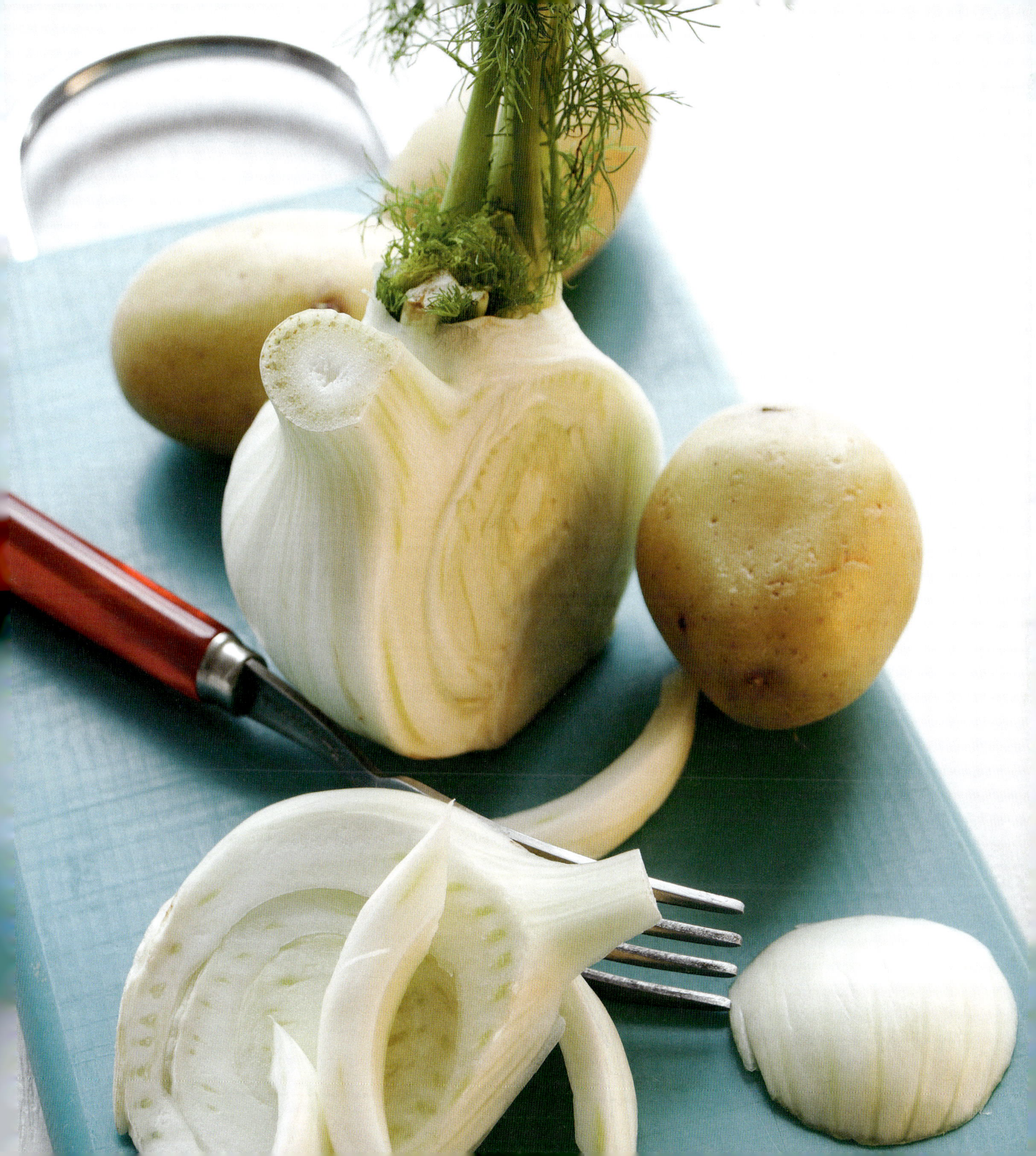

Kartoffel-Basensuppe

Zutaten

Verwenden Sie Bioprodukte:

- 250 g geschälte Kartoffeln (mehlige Sorte)
- 1 l Gemüsebrühe oder Wasser mit 1–2 TL Bio-Streuwürze
- je ½ TL getrockneter Majoran, Thymian, Kümmel
- 1 Lorbeerblatt
- Meersalz
- 1 EL Sauerrahm
- 1 TL gehackte Gartenkräuter
- geriebene Muskatnuss

Pro Portion:
kcal 53 • KH 8,0 • EW 1,5 • F 0,8

Kochzeit: ca. 15 Minuten • 4 Portionen

» Kartoffeln klein würfeln, in den Kochtopf geben. Gemüsebrühe oder Wasser zugeben, salzen, mit Majoran, Thymian, Kümmel und Lorbeerblatt würzen. So lange garen, bis die Kartoffeln weich sind. Lorbeerblatt wieder herausnehmen. Sauerrahm mit etwas Suppe glatt rühren. Alles im Mixglas pürieren und mit Salz und Muskatnuss nachwürzen. Frische Gartenkräuter zugeben. Nicht mehr kochen!

Lebensmittelverträglichkeit

- L Pflanzencreme statt Sauerrahm, laktosefreie Bio-Streuwürze
- F Fruktosefrei
- G Glutenfrei
- H Histaminfrei

Karotten-Basensuppe

Zutaten

Verwenden Sie Bioprodukte:

- 100 g geschälte Kartoffeln (mehlige Sorte)
- 150 g Karotten
- 1 l Gemüsebrühe oder Wasser mit 1–2 TL Bio-Streuwürze
- 1 EL Sauerrahm
- geriebene Muskatnuss
- 1 TL gehackte Brennnessel, Bachkresse oder Petersilie

Pro Portion:
kcal 37 • KH 5,8 • EW 1,3 • F 0,9

Kochzeit: ca. 15 Minuten • 4 Portionen

» Klein gewürfelte Kartoffeln und Karotten mit gesalzener Gemüsebrühe weich kochen. Etwas Suppe mit Sauerrahm glatt rühren und alles im Mixglas mit Kräutern und Muskatnuss pürieren. Anrichten und mit Frischkräutern garnieren. Wenn Sie die Suppe dicker halten wollen, dann verwenden Sie etwas weniger Gemüsebrühe oder behalten von der Karottensuppe beim Mixen einen Teil der Flüssigkeit zurück.

Lebensmittelverträglichkeit

- L Pflanzencreme statt Sauerrahm, laktosefreie Bio-Streuwürze
- F Sellerie statt Karotten
- G Glutenfrei
- H Histaminfrei

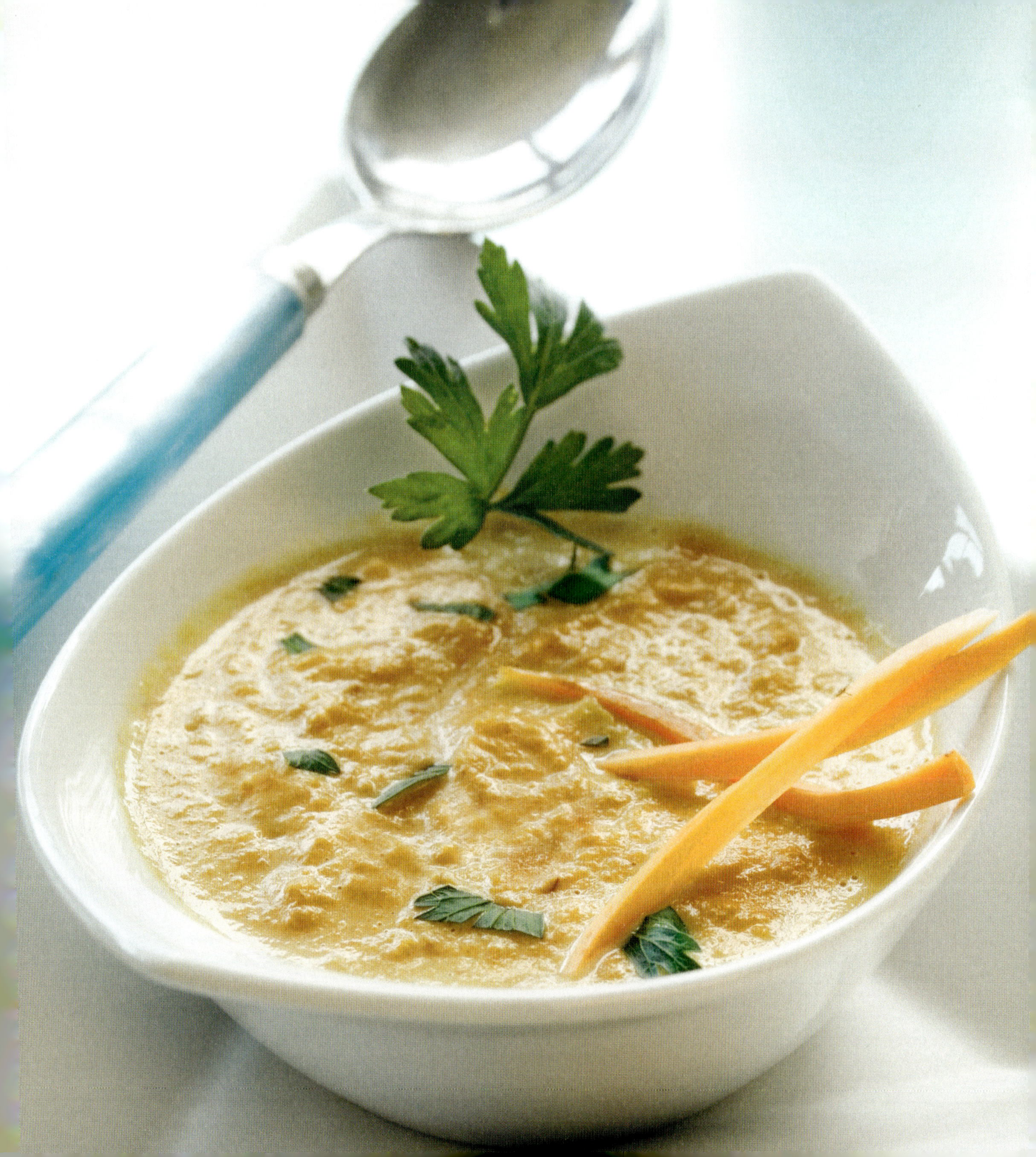

Kartoffel-Gemüse-Basensuppe

Zutaten

Verwenden Sie Bioprodukte:

150 g geschälte Kartoffeln (mehlige Sorte)
100 g Wurzelgemüse wie Karotten, Sellerie oder Petersilienwurzel
1 l Gemüsebrühe oder Wasser mit 1–2 TL Bio-Streuwürze
Meersalz
geriebene Muskatnuss
1 EL Sauerrahm
1 TL gehackte Gartenkräuter wie Kerbel, Zitronenmelisse oder Kresse

Pro Portion:
kcal 42 • KH 7,0 • EW 1,1 • F 0,8

Kochzeit: ca. 15 Minuten • 4 Portionen

» Wurzelgemüse waschen und in kleine Stücke schneiden. Kartoffeln würfeln, zum Gemüse zugeben und alles mit Gemüsebrühe auffüllen. Salzen und weich kochen lassen. Im Mixglas (oder mit dem Mixstab) mit angerührtem Sauerrahm und Kräutern pürieren und mit Salz und Muskatnuss gut abschmecken. Anrichten und mit Frischkräutern garnieren.

» Durch das Zerkleinern der gegarten Masse in einem Mixglas entsteht eine sämige Püree-Grundsuppe, die – falls zu dick – nach Belieben mit Gemüsebrühe gestreckt werden kann. Wird die Suppe im Mixglas püriert, so kann man die Kräuter und den mit etwas Suppe verrührten Sauerrahm gleich dazugeben!

» Bei guter Verträglichkeit kann man noch zusätzlich 5–10 g Butterflocken oder 1 EL kaltgepresstes Öl in die Suppe geben. Alle Gemüsepüreesuppen können so mit Kalorien angereichert werden, oder – ohne Butter und Sauerrahm – sehr kalorienarm gehalten werden.

Lebensmittelverträglichkeit

- L Pflanzencreme statt Sauerrahm, laktosefreie Bio-Streuwürze
- F Rüben statt Karotten
- G Glutenfrei
- H Histaminfrei

Sellerie-Basensuppe

Kochzeit: ca. 15 Minuten • 4 Portionen

» Sellerieknolle waschen und in kleinere Würfel schneiden. Mit Gemüsebrühe oder Wasser auffüllen, salzen und 15 Minuten köcheln lassen. Selleriegrün zugeben und alles gar kochen. Sauerrahm mit etwas Suppe glatt rühren und mit Kräutern im Mixglas pürieren. Nicht mehr kochen lassen, da der Sauerrahm sonst ausflockt. Anrichten und mit Selleriegrün garnieren.

Lebensmittelverträglichkeit

- L Pflanzencreme statt Sauerrahm, laktosefreie Bio-Streuwürze
- F Fruktosefrei
- G Glutenfrei
- H Histaminfrei

Tipp

Sie können bei dieser Suppe auch zur Hälfte Stangen- oder Bleichsellerie nehmen. Wollen Sie die Suppe dicker halten, dann verwenden Sie beim Aufgießen etwas weniger Gemüsebrühe oder behalten vor dem Pürieren einen Teil der Flüssigkeit zurück. Genauso können Sie auch eine Kürbissuppe, Zucchinisuppe oder Pastinakensuppe zubereiten. Sahne oder Pflanzencreme kann nicht ausflocken.

Zutaten

Verwenden Sie Bioprodukte:

250 g	Sellerieknolle
1 l	Gemüsebrühe oder Wasser mit 1–2 TL Bio-Streuwürze
1 EL	Sauerrahm
1 TL	gehackte Gartenkräuter wie Petersilie oder Kerbelkraut
	Meersalz
	Selleriegrün

Pro Portion:
kcal 20 • KH 1,7 • EW 1,2 • F 0,9

Fenchel-Basensuppe

Zutaten

Verwenden Sie Bioprodukte:

- 50 g geschälte Kartoffeln (mehlige Sorte)
- 200 g Fenchelknolle
- 1 l Gemüsebrühe oder Wasser mit 1–2 TL Bio-Streuwürze
- 1 EL Sauerrahm
- Meersalz
- Koriander
- geriebene Muskatnuss
- 1 EL gehacktes Fenchelgrün

Pro Portion:
kcal 30 • KH 3,5 • EW 1,7 • F 0,9

Kochzeit: ca. 10 Minuten • 4 Portionen

» Fenchel halbieren, Fenchelgrün abschneiden, fein hacken und zur Seite stellen (Strunk keilförmig herausschneiden). Fenchel waschen und wie die Kartoffeln in grobe Würfel schneiden. Mit Gemüsebrühe oder Wasser aufgießen, salzen und weich garen. Sauerrahm mit etwas Suppe glatt rühren und alles im Mixglas mit ⅔ vom Fenchelgrün und Koriander pürieren. Gut abschmecken, anrichten und mit restlichem Fenchelgrün garnieren.

Lebensmittelverträglichkeit

- L Pflanzencreme statt Sauerrahm, laktosefreie Bio-Streuwürze
- F Fruktosefrei
- G Glutenfrei
- H Histaminfrei

Kartoffel-Basensuppe mit Spinat

Zutaten

Verwenden Sie Bioprodukte:

- 150 g geschälte Kartoffeln (mehlige Sorte)
- 100 g Sellerieknolle
- 25 g Blattspinat (evtl. tiefgefroren)
- 1 l Gemüsebrühe oder Wasser mit 1–2 TL Bio-Streuwürze
- 1 EL Sauerrahm
- Meersalz
- geriebene Muskatnuss
- 1 Bund gehackter Liebstöckel

Pro Portion:
kcal 39 • KH 6,3 • EW 1,4 • F 0,9

Kochzeit: ca. 10 Minuten • 4 Portionen

» Sellerie und Kartoffeln waschen, schälen und in gröbere Würfel schneiden. Mit Gemüsebrühe oder Wasser aufgießen, salzen und weich garen. Liebstöckel und gedämpften Blattspinat zugeben.

» Sauerrahm mit etwas Suppe glatt rühren und alles im Mixglas pürieren. Mit Muskat nachwürzen, anrichten und mit Sauerrahm garnieren.

Lebensmittelverträglichkeit

- L Pflanzencreme statt Sauerrahm, laktosefreie Bio-Streuwürze
- F Frutktosefrei
- G Glutenfrei
- H Blattspinat weglassen

Basensuppe mit Milch

Kochzeit: ca. 5 Minuten • 4 Portionen

» Milch mit Gemüsebrühe kurz aufkochen lassen. Maisstärke mit 4 EL kalter Gemüsebrühe glatt rühren und der kochenden Suppe beifügen. Dabei mit einem Schneebesen gut vermengen. Noch einmal kurz aufkochen lassen und vom Herd nehmen. Gewürzballen einhängen und ca. 10 Minuten ziehen lassen. Herausnehmen und Suppe mit Salz, Kräutern und etwas Kümmel abschmecken. Eventuell mit dem Mixstab kurz aufmixen. Anrichten und mit frischen Kräutern garnieren.

Lebensmittelverträglichkeit

- L Laktosefreie Milch und Bio-Streuwürze
- F Fruktosefrei
- G Glutenfrei
- H Histaminfrei

Tipp

Bei zunehmender Laktoseunverträglichkeit wird es immer wichtiger, geeignete Alternativen zu finden. Es gibt im Handel bereits laktosefreie Milch, Sahne, Butter, Joghurt und Sauerrahm. Auch ungezuckerte Reismilch eignet sich für dieses Rezept ebenso wie Hafer- oder Sojamilch.

Zutaten

Verwenden Sie Bioprodukte:

- 1/2 l Gemüsebrühe oder Wasser mit 1 TL Bio-Streuwürze
- 1/4 l Milch
- 2 EL Maisstärke
- 4 EL Gemüsebrühe
- 1 EL ganzer Kümmel (in Leinentuch zum Einhängen)
- 1 TL gemahlener Kümmel
- 1 TL gehackte Gartenkräuter wie Petersilie, milde Gartenkresse, Sauerampfer, Kerbel
- Meersalz

Pro Portion:
kcal 58 • KH 7,4 • EW 2,1 • F 2,2

Spargel-Basensuppe

Zutaten

Verwenden Sie Bioprodukte:

100 g Spargel
1 l Spargelsud von den gekochten Spargelschalen
150 g geschälte Kartoffeln (mehlige Sorte)
Meersalz
geriebene Muskatnuss
1 EL gehacktes Kerbelkraut
2 EL süßer Rahm
2 EL Weißwein

Pro Portion:
kcal 37 • KH 6,0 • EW 1,3 • F 0,6

Kochzeit: ca. 10 Minuten • 4 Portionen

» Spargel vom Kopf zum Stielende hin schälen, Spargelköpfe abschneiden und als Einlage zur Seite geben. Mit den Spargelschalen einen Sud zubereiten. Spargelstangen und Kartoffeln grob schneiden, mit dem Spargelfond aufgießen, salzen und weich kochen. Die Suppe im Mixglas pürieren, Rahm, Weißwein und Kerbelkraut zugeben, mit dem Mixer noch einmal kurz durchschlagen und die Suppe mit Muskat nachwürzen. Anrichten und die gedämpften Spargelköpfe als Einlage dazugeben. Mit Kerbelkraut garnieren.

Lebensmittelverträglichkeit

- L Pflanzencreme statt süßer Rahm
- F Weißwein weglassen
- G Weißbrot (Tipp) weglassen
- H Junger Weißwein

Tipp
Sie können diese Suppe auch ohne Kartoffeln zubereiten, wenn Sie die Spargelmenge um 150 g erhöhen. Zum Binden der Suppe können Sie auch fein geriebenes Weißbrot verwenden. Grüner Spargel als Einlage sieht auch gut aus.

Basensuppe mit Frischkräutern

Kochzeit: ca. 10 Minuten • 4 Portionen

» Blumenkohl in Rosen teilen, waschen, abtropfen lassen und mit den Kartoffelwürfeln in einen Kochtopf geben. Mit Gemüsebrühe oder Wasser aufgießen, salzen und weich garen lassen. Im Mixglas pürieren. Sauerrahm mit etwas Suppe glatt rühren, mit frischen Kräutern, Meersalz, Muskatnuss und Zitronensaft abschmecken und kurz mitmixen. Anrichten und mit Frischkräutern garnieren.

Zutaten

Verwenden Sie Bioprodukte:

- 1 l Gemüsebrühe oder Wasser mit 1–2 TL Bio-Streuwürze
- 50 g Blumenkohl
- 200 g geschälte Kartoffeln (mehlige Sorte)
- 1 EL Sauerrahm
- geriebene Muskatnuss
- Meersalz
- einige Tropfen Zitronensaft
- 1 EL Gartenkräuter wie Majoranblätter, Thymianblätter, Kerbelkraut

Pro Portion:
kcal 47 • KH 7,0 • EW 1,6 • F 0,8

Lebensmittelverträglichkeit

- L Pflanzencreme statt Sauerrahm, laktosefreie Bio-Streuwürze
- F Fruktosefrei
- G Glutenfrei
- H Zitronensaft weglassen

Tipp

Sie können je nach Verwendung verschiedener Frischkräuter aus diesem Rezept eine Thymiansuppe, Majoransuppe, Oreganosuppe, Kerbelsuppe, Liebstöckelsuppe oder Basilikumsuppe machen. In diesem Fall nehmen Sie 1–2 EL der gewählten Frischkräuter, hacken die abgezupften Blätter grob und mixen die Kräuter zuletzt mit.

Basensuppe mit Petersilienwurzel

Zutaten

Verwenden Sie Bioprodukte:

- 1 l Gemüsebrühe oder Wasser mit 1–2 TL Bio-Streuwürze
- 200 g Petersilienwurzeln oder Pastinaken
- 50 g geschälte Kartoffeln (mehlige Sorte)
- 1 EL Sauerrahm
- geriebene Muskatnuss
- 1 EL gehacktes Kerbelkraut
- Meersalz

Pro Portion:
kcal 36 • KH 4,8 • EW 2,0 • F 1,0

Kochzeit: ca. 10 Minuten • 4 Portionen

» Kartoffeln und Petersilienwurzel in Würfel schneiden, in den Kochtopf geben, mit Gemüsebrühe oder Wasser auffüllen, salzen und weich kochen. Etwas Suppe mit Sauerrahm glatt rühren und mit frischem Kerbelkraut und Muskatnuss im Mixglas pürieren. Noch mal abschmecken. Anrichten und mit Kerbelkraut garnieren.

Lebensmittelverträglichkeit

- L Pflanzencreme statt Sauerrahm, laktosefreie Bio-Streuwürze
- F Fruktosefrei
- G Glutenfrei
- H Histaminfrei

Tipp

Im Gegensatz zu süßem Rahm darf die Suppe bei Verwendung von Sauerrahm nicht mehr kochen, da der Sauerrahm sonst ausflockt. Geben Sie den Sauerrahm auch nicht ins Mixglas, bevor Sie ihn nicht mit etwas Suppe glatt gerührt haben.

Basensuppe mit Thymian

Kochzeit: ca. 10 Minuten • 4 Portionen

» Kartoffeln, Karotten und Sellerieknolle in kleinere Würfel schneiden. Mit Gemüsebrühe oder Wasser auffüllen, salzen und weich garen. Sauerrahm mit etwas Suppe glatt rühren und dazugeben. Im Mixglas mit Thymian pürieren. Anrichten und mit Thymianblättern garnieren.

» Viele weitere Varianten von Basensuppen können durch individuelle Gemüsemischungen zubereitet werden. Das Grundrezept, 250–300 g kochfertiges Gemüse und Kartoffeln auf ca. 1 Liter Gemüsebrühe oder Wasser, soll aber als Faustrezept beibehalten werden. Bei wasserreichem Gemüse wie etwa Zucchini oder Kürbis muss der Anteil vom Gemüse erhöht werden, um eine sämige Konsistenz zu erhalten. Nehmen Sie immer mindestens ⅔ von dem namengebenden Gemüse und ⅓ Kartoffeln wegen der guten Bindung. Bei manchen Gemüsen können Sie die Kartoffeln auch weglassen (z. B. bei Kürbis, Zucchini oder Tomaten).

» Diese leicht bekömmlichen Basensuppen sind auch außerhalb der MAD in der Normalkost sehr empfehlenswert. Dabei können dann auch andere als die hier empfohlenen Gemüsearten verwendet werden. Gewürfeltes und gedämpftes Gemüse kann als zusätzliche Einlage in die Basensuppe gegeben werden. Auch etwas Frischgemüse wie Spinatblätter, Tomaten, Zucchini oder Rucola können zuletzt mit der gekochten Suppe mitgemixt werden. Verwenden Sie aber immer reichlich Frischkräuter.

Lebensmittelverträglichkeit

- L Pflanzencreme statt Sauerrahm, laktosefreie Bio-Streuwürze
- F Mehr Sellerie statt Karotten, Tomaten weglassen
- G Glutenfrei
- H Spinatblätter und Tomaten weglassen

Zutaten

Verwenden Sie Bioprodukte:

200 g	geschälte Kartoffeln (mehlige Sorte)
50 g	Sellerieknolle
50 g	Karotten
1 l	Gemüsebrühe oder Wasser mit 1–2 TL Bio-Streuwürze
1 EL	Sauerrahm
	Meersalz
1 EL	Thymianblätter

Pro Portion:
kcal 50 • KH 8,5 • EW 1,6 • F 0,9

Hauptspeisen der Milden Ableitungsdiät I

Zu den Hauptspeisen gehören:

- zarte, leicht verdauliche und schonend zubereitete Gemüse,
- leicht verdauliche, bekömmlich zubereitete Getreidegerichte,
- etwa jeden dritten Tag etwas Fleisch oder Fisch.

Alle Speisen sind einfach und schnell zuzubereiten. Im Sinne der Verdauungserleichterung sind die Hauptgerichte bei der MAD I nach den Regeln der Trennkost aufgebaut. Getreidegerichte erhalten Gemüsebeilagen, zu Fleisch- und Fischgerichten gibt man immer Kräuter-Basensaucen und gedämpftes Gemüse (erst später Kartoffeln) als Beilage, um die säurespendende Wirkung von Fleisch oder Fisch auszugleichen. Es hängt vom Gesundheitszustand und von der Konstitution jedes Einzelnen ab, ob und wie oft er Fleisch und/oder Fisch während der MAD zu sich nehmen soll. Für viele Personen, besonders bei bisherigem Zuviel an tierischem Eiweiß, wird der Arzt auf vorübergehende Abstinenz bestehen. Rheuma, Gicht, Bluthochdruck und viele andere Erkrankungen lassen sich bei tierischer Eiweiß-Abstinenz viel besser beeinflussen.[8]

Bei schlechten Nahrungsverwertern, Untergewichtigen und vielen Magenkranken ist hingegen ein häufigerer, aber nicht alltäglicher Konsum auch in der MAD zu empfehlen.

Die Hauptspeisen der MAD I eignen sich gerade für Berufstätige sehr gut. Machen Sie sich anhand der Rezepte eine Einkaufsliste für Ihr Wochenprogramm, dann haben Sie alle Zutaten zu Hause und können besser jonglieren. Die Vorbereitungsarbeiten für die meisten Gerichte können schon einige Stunden zuvor oder am Vortag getroffen werden. Schälen Sie die Kartoffeln für die Basensuppe oder Basensauce bereits ein oder zwei Tage vorher und bewahren Sie diese in Wasser gelegt im Kühlschrank auf. Schälen Sie das Gemüse und halten Sie es vorgeschnitten in einem luftdichten Behälter oder in nasse Tücher gewickelt kühl. Pellkartoffeln können schon am Vortag gereinigt und in Folie gewickelt werden. Wenn Sie den Backofen zeitlich passend programmieren, schaltet er sich nach einer Stunde Garzeit automatisch aus. Die Folienkartoffeln bleiben so im Ofen noch 2–3 Stunden warm. Kochen Sie – um Zeit zu sparen – Hirse vor oder verwenden Polenta, die sehr schnell servierfertig ist. Kochen Sie – wenn möglich – für 2 Personen, das macht mehr Spaß und bringt mehr Erfolgserlebnisse. Kaufen Sie Lebensmittel von bester Qualität und bereiten Sie Ihr Essen liebevoll zu. Richten Sie besonders appetitlich an und essen Sie stets in Ruhe an einem nett gedeckten Tisch.

---

8 Mayr/Stossier: Gesund leben durch die Eiweiß-Abbau-Diät. Karl F. Haug Verlag, Heidelberg (2000).

Polenta mit Sauerrahm und Gemüse

Kochzeit: ca. 15 Minuten • 2 Portionen

» Polentagrieß in einem Topf (ohne Fett) anrösten. Mit Gemüsebrühe aufgießen, salzen, aufkochen lassen. Kochplatte auf Stufe 1 zurückschalten und zugedeckt etwa 15 Minuten ausdünsten lassen. Basensauce untermischen. Mit Hilfe eines großen Löffels oder Eisportionierers anrichten. Den Sauerrahm, verrührt mit Sojasauce, extra dazugeben. Mit Mandelsplittern garnieren.

» Dazu servieren Sie in Scheiben geschnittene, gedämpfte Karotten, Rüben oder Zucchini mit Basensauce gemischt und mit Frischkräutern verfeinert. Sehr gut schmeckt die Polenta auch, wenn Sie sie in Kuh-, Schafs- oder Ziegenmilch kochen.

Lebensmittelverträglichkeit

- L Pflanzencreme statt Sauerrahm, laktosefreie Milch
- F Mehr Zucchini statt Karotten, Mandelsplitter weglassen
- G Glutenfrei
- H Sojasauce und Mandelsplitter weglassen

Tipp

Anstatt Sauerrahm können Sie auch etwas Kräuter-Basensauce (ca. ⅛ l) zur fertigen Polenta servieren. Ab MAD III nehmen Sie frisch geschroteten Bio-Polenta, der vom Geschmack her noch besser ist. Wenn Sie die heiße Polenta in eine kalt ausgespülte Form pressen und über Nacht kühl stellen, dann erhalten Sie Polentascheiben, die man anbraten kann.

Zutaten

Verwenden Sie Bioprodukte:

120 g	Maisgrieß (Polenta)
200–250 ml	Gemüsebrühe, Wasser oder Milch
	Meersalz
2 EL	Sauerrahm
2 EL	Sojasauce
5 g	Mandelsplitter
200 g	Zucchini oder Karotten
60 ml	Kräuter-Basensauce (Rezept S. 59)

Pro Portion:
kcal 273 • KH 48,0 • EW 9,2 • F 4,4

Pellkartoffeln mit Salz und Butter

Zutaten

Verwenden Sie Bioprodukte:
400 g ungeschälte Kartoffeln (festkochende Sorte)
50 g Butter
Meersalz

Pro Portion:
kcal 330 • KH 29,7 • EW 4,2 • F 20,8

Kochzeit: ca. 50 Minuten • 2 Portionen

» Die gut gewaschenen und gebürsteten Kartoffeln im Kocheinsatz über Wasserdampf oder im Dampfgerät weich dämpfen. Heiß pellen, in dickere Scheiben schneiden und mit Salz und Butter genießen. Junge Kartoffeln mit dünner Haut werden mit der Schale gegessen.

Lebensmittelverträglichkeit

- L Laktosefreie Butter, Pflanzencreme statt Sauerrahm/Quark (Tipp)
- F Fruktosefrei
- G Glutenfrei
- H Histaminfrei

Tipp

Dieses Gericht war in früheren Zeiten eine Hauptmahlzeit der armen Leute. Statt Butter kann man auch bestes kaltgepresstes Pflanzenöl nehmen. Es kann mit zerdrückten, warmen Kartoffeln hervorragend gemischt werden. Sie können aber auch Kalorien sparen, wenn Sie statt Butter oder Öl ein Gemüsegulasch (Ratatouille) zu den Kartoffeln servieren. Sie können die Kartoffeln auch in Folie wickeln und auf einem Gitter im Ofen backen. Danach einschneiden und mit Sauerrahm oder verschiedenen Quarkaufstrichen (siehe S. 118 ff., 128 ff.) füllen.

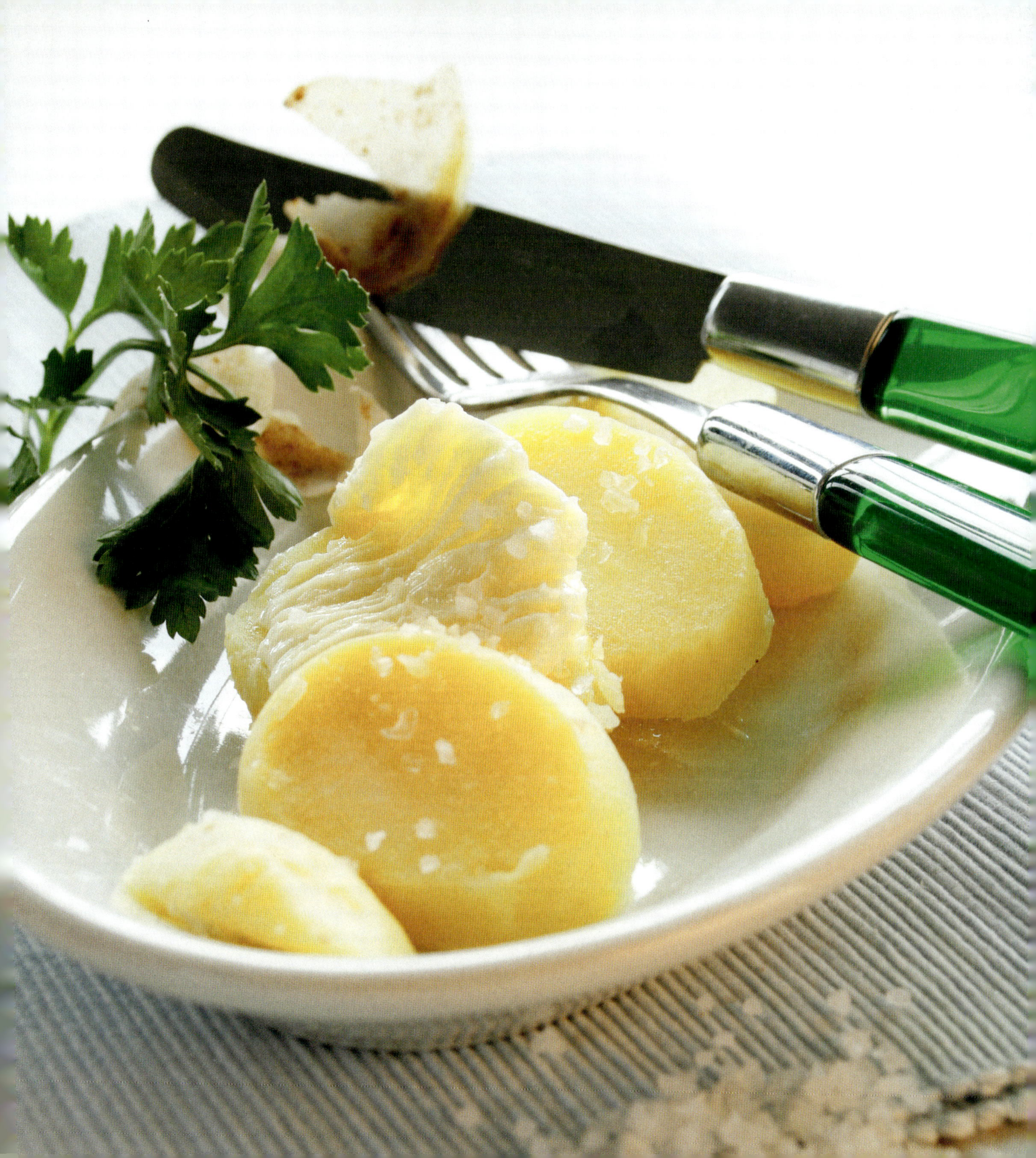

Tofuschnitzel mit Karotten

Verwenden Sie Bioprodukte:

Zutaten Tofuschnitzel

200 g Tofu natur
1 EL Sauerrahm
1 EL Sojasauce
1 TL gehackte Küchenkräuter
Meersalz

Zutaten Karottengemüse

200 g Karotten
1 EL Butter
1/8 l kohlensäurereiches Mineralwasser
1 TL frisches, fein geschnittenes Kerbelkraut oder Petersilie

Pro Portion:
kcal 174 • KH 6,6 • EW 10,2 • F 11,7

Kochzeit: ca. 10 Minuten • 2 Portionen

» Tofu mit einer Gabel fein zerdrücken und mit Sauerrahm, Salz, Sojasauce und Küchenkräutern mischen und gut abschmecken. Zwei Schnitzel formen und in einer beschichteten Pfanne ohne Fett beidseitig kurz anbraten oder bei trockener Hitze im Backofen erwärmen. Notfalls mit etwas geriebenem Brot binden.

» Karotten putzen, schälen und in feine Scheiben schneiden. Karottenscheiben in einer Pfanne mit Butter kurz anschwitzen. Mit Mineralwasser nach und nach auffüllen, salzen und weich dünsten. Zuletzt Kerbelkraut untermischen. Natürlich können Sie die Karotten auch im Kocheinsatz weich dämpfen.

Lebensmittelverträglichkeit

- L Pflanzencreme statt Sauerrahm, laktosefreie Butter
- F Rüben statt Karotten, Brokkoli (Tipp) weglassen
- G Geriebenes Brot weglassen
- H Sojasauce und Blattspinat (Tipp) weglassen

Tipp

Sie können zur Tofumasse auch etwas klein geschnittenes und weich gedämpftes Gemüse untermischen. Geeignet sind Karotten, gelbe Rübchen, Brokkoli, Mangold oder Blattspinat. Im Übrigen kann man die Tofuschnitzel auch kalt essen. Eine weitere Möglichkeit zur besseren Bindung wäre, zur Hälfte gekochte oder weich gedämpfte Hirse, zerdrückte Kartoffeln oder Couscous unter die Masse zu mischen.

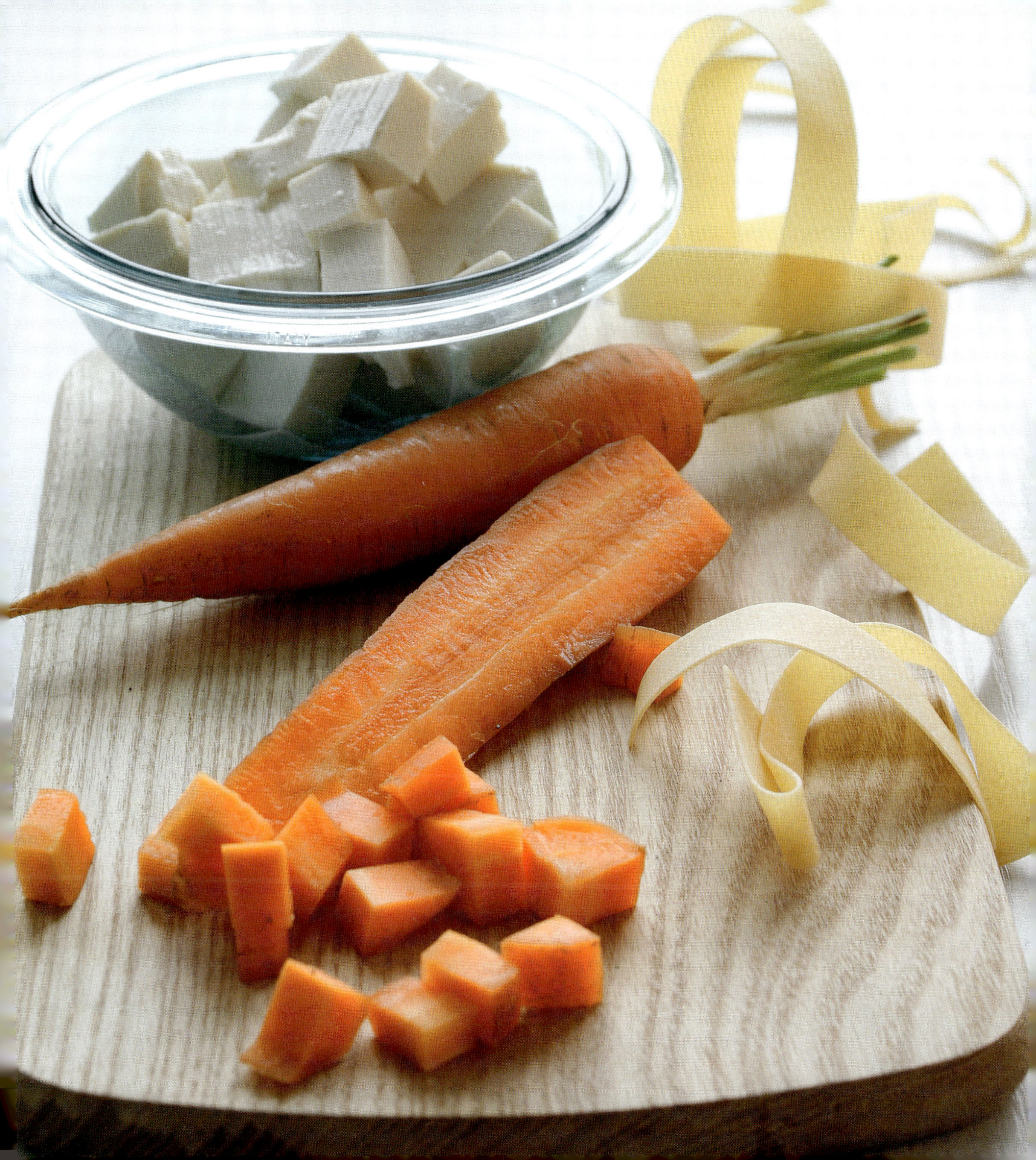

Kartoffeln mit Fenchel und Karotten

Zutaten

Verwenden Sie Bioprodukte:

200 g Fenchel
Fenchelgrün
150 g Karotten
Meersalz
2 EL Sahne
2 größere Kartoffeln (festkochende Sorte)
2 EL Sauerrahm
2 EL Sojasauce
1 EL gehobelte Mandeln

Pro Portion:
kcal 230 • KH 30,3 • EW 9,4 • F 7,2

Kochzeit: ca. 50 Minuten • 2 Portionen

» Kartoffeln im Kocheinsatz weich dämpfen und pellen. Fenchel halbieren, eventuell äußere Fenchelschalen entfernen, dabei das Fenchelgrün abzupfen. Fenchel in grobe Streifen schneiden. Karotten putzen und ebenfalls in Scheiben schneiden. Beide Gemüse im Kocheinsatz weich dämpfen.
Etwa ⅓ vom Gemüse unter Zugabe von etwas Gemüsebrühe und Sahne im Mixglas zu einer dickeren Sauce pürieren und diese mit dem restlichen Gemüse und Fenchelgrün mischen. Sauerrahm mit Salz, Sojasauce und Mandeln mischen und in die aufgebrochenen Kartoffeln füllen oder separat dazu servieren.

Lebensmittelverträglichkeit

- L Pflanzencreme statt Sahne und Sauerrahm
- F Mandeln und Mandelmus (Tipp) weglassen, Rüben statt Karotten
- G Glutenfrei
- H Sojasauce, Mandeln und Mandelmus (Tipp) weglassen

Tipp

Das Gericht kann mit etwas Butter, kaltgepresstem Pflanzenöl oder Mandelmus aufgewertet werden.

Kartoffelauflauf

Kochzeit: ca. 50 Minuten • 2 Portionen

» Kartoffeln im Kocheinsatz über Dampf weich garen, pellen und in Scheiben schneiden. In eine große Schüssel geben. Gemüse ebenfalls weich dämpfen und zugeben. Mit Salz, Muskat, Gartenkräutern, Sojasauce, Mandeln und Sauerrahm eine Sauce zubereiten und vermischen. Gut abschmecken. Kartoffelmasse in eine ausgebutterte Auflaufform (oder aufs Backblech) streichen und im Backofen bei 200 Grad überbacken. Portionsweise herausstechen und mit Oreganoblättern garnieren.

Lebensmittelverträglichkeit

- L Pflanzencreme statt Sauerrahm
- F Rüben statt Karotten, Mandeln und Brokkoli (Tipp) weglassen
- G Glutenfrei
- H Mandeln, Sojasauce, Blattspinat und Mangold (Tipp) weglassen, Frischkäse statt Hartkäse (Tipp)

Tipp

In der MAD II kann der Auflauf zusätzlich mit etwas fein geriebenem Hartkäse vermischt und mit Mozzarellascheiben überbacken werden. Zum Untermischen eignet sich jedes Gemüse in gedämpfter Form wie etwa Blattspinat, Mangold, Stangensellerie, Brokkoli, Fenchel oder Champignons. Statt Ei und Béchamelsauce (Fett-Mehlbindung) nehmen Sie Schmant bzw. Sauerrahm.

Verwenden Sie Bioprodukte:

Zutaten Auflauf

350 g	ungeschälte Kartoffeln (mehlige Sorte)
2 EL	dicker Sauerrahm
150 g	Karotten und Petersilienwurzeln
1 TL	gehacktes Kerbelkraut
1 TL	Oregano

Zutaten Sauce

2 EL	Sauerrahm
2 EL	Sojasauce
1 EL	gehobelte Mandeln
1 EL	gehackte Gartenkräuter
	Meersalz
	geriebene Muskatnuss

Pro Portion:
kcal 234 • KH 32,9 • EW 8,4 • F 6,0

Hirse mit Gemüse

Zutaten

Verwenden Sie Bioprodukte:

80 g Goldkernhirse oder Perlweizen
1/2 l Gemüsebrühe oder Wasser mit
1 EL Bio-Streuwürze
Meersalz
2 EL Sauerrahm
2 EL Sojasauce
200 g Karotten oder anderes Gemüse
2 EL Butter
1/4 l Mineralwasser
60 ml Basensauce (Rezept S. 60/64)

Pro Portion:
kcal 288 • KH 33,0 • EW 6,4 • F 13,6

Kochzeit: ca. 30 Minuten • 2 Portionen

» Grundsätzlich können Sie die Hirse bis zu 30 Minuten in ausreichend Salzwasser oder Gemüsebrühe weich kochen und abseihen, was den Vorteil hat, dass jedes Hirsekorn aufgebrochen und weich ist.

» Oder: Hirse in einem Kochtopf ohne Fett kurz anrösten, salzen und mit Gemüsebrühe aufgießen. 15 Minuten kochen lassen, dann Kochplatte ausschalten und zugedeckt etwa 20 Minuten weich dünsten lassen. Danach gut auflockern, Sauerrahm unterziehen oder 60 ml Kräuter-Basensauce untermischen. Mit einem Eisportionierer anrichten und mit verrührtem Sauerrahm mit Sojasauce servieren. Dazu geben Sie im Kocheinsatz weich gedämpfte Karotten oder anderes Gemüse. Das Gemüse wird mit Basensauce cremig gemacht.

Lebensmittelverträglichkeit

- L Pflanzencreme statt Sauerrahm, laktosefreie Butter und Bio-Streuwürze
- F Rüben oder Sellerie statt Karotten, Tomaten (Tipp) weglassen
- G Glutenfrei
- H Sojasauce, Tomaten und Hartkäse (Tipp) weglassen

Tipp

Statt Hirse können Sie auch Bulgur oder Couscous nehmen, das in 3–5 Minuten fertig ist. Zusätzlich können Sie in MAD II geschälte, entkernte Tomatenwürfel, Frischkräuter und geriebenen Hartkäse oder Parmesan, Schafs- oder Ziegenkäse unter das Getreidegericht mischen.

Gemüse und Kartoffeln

Diese frischen, natürlichen Nahrungsmittel bilden die Basis der MAD. Mehr über Sorten und Zubereitung erfahren Sie hier.

Zubereitung von Gemüse

- Das biologisch angebaute, frische Gemüse mit reichlich kaltem Wasser rasch und vorsichtig waschen. Rasch, um Auslaugungen der wasserlöslichen Vitalstoffe zu verhindern; vorsichtig, da geknicktes Stangen- oder Blattgemüse viel Saft verliert.
- Danach das Gemüse putzen, falls erforderlich abschaben oder schälen, dann zerkleinern.
  Achtung: Wegen der zunehmenden Umweltbelastung und der Verwendung von Spritzgiften ist es leider notwendig geworden, konventionell angebautes Wurzelgemüse vor Verwendung gründlich zu schälen! Das Kochwasser von gespritztem Gemüse darf keinesfalls weiterverwendet werden! Geschnittenes Gemüse mit feuchtem Tuch abdecken und kühl stellen. Nicht zu lange an der Luft liegen lassen (viele Vitamine sind sauerstoffempfindlich), sondern sogleich entweder:
  - nach der Kur frisch servieren oder
  - mit Dressing anmachen oder während der Kur
  - zugedeckt dünsten oder im Kocheinsatz weich dämpfen für Beilage oder
  - pürieren, beispielsweise für Basensuppe oder -sauce.

- Das wertschonendste Verfahren zur Erhitzung ist Dünsten oder Dämpfen (ohne Druck), das heißt zugedecktes Garen im eigenen Saft bzw. mit wenig Flüssigkeit. Bei Beendigung des Kochprozesses sollte die Flüssigkeit gerade verdampft sein.[9] Das Dämpfen im Kocheinsatz ist dem Kochen stets vorzuziehen.[10] Das Garen im Drucktopf bringt die höchsten Wertigkeitsverluste!
- Kochen (Sieden) in möglichst wenig Wasser, das vorher mit Meersalz gewürzt und zu leichtem Kochen gebracht wird, ehe man z. B. Brokkoli oder Blumenkohl einlegt, das beim Garen im Dampf oft grau wird.[11] Bei biologisch angebautem Gemüse das Kochwasser zum Aufgießen weiter verwenden.
- Koch- oder Garzeit möglichst kurz halten, besonders die Ankochzeit. Daher mit leicht kochendem Wasser beginnen. Nicht zu weich, aber auch nicht zu bissfest kochen (al dente).
- Kurz und hoch erhitzen ist weniger schädlich als lang und niedrig (geringste Zerstörung der Vitalstoffe). Dampftöpfe, die unter Druck stehen, sind leider nicht zu empfehlen, da man mit hohen Wertigkeitsverlusten rechnen muss.
- Kochtopf geschlossen halten, wenig umrühren. Unnötige Sauerstoffeinwirkung vermeiden. Nur zugedeckt garen. Ausnahmen sind Gemüsebrühe und Spinat, die wegen möglicher Farbveränderung nicht ganz zugedeckt werden sollen.
- Gemüse nie längere Zeit im Wasserbad warm halten! Warm halten laugt aus und macht wertloser als dämpfen, auskühlen und wieder aufwärmen!
- Portionsweise kann das gedämpfte Gemüse mit einer gemixten Gemüsesauce oder Kräutersauce (siehe Grundzubereitung S. 60) abgebunden d. h. gemischt werden, ohne dass weiteres Fett benötigt wird. Häufig wird einfach ein Teil vom gegarten Gemüse mit etwas Gemüsebrühe püriert (siehe Grundzubereitung S. 30) und damit das restliche Gemüse gebunden bzw. saftiger oder cremiger gemacht.

Gemüsesorten

Für die MAD besonders geeignete Biogemüse sind:

- Selleriewurzel, Stangensellerie, Petersilienwurzel,
- Karotten, Rüben, Tomaten, Kürbisgemüse,
- Spargel, Schwarzwurzel,
- Fenchel, Aubergine, Zucchini,
- Kochsalat (Lattich), Spinat, Mangold, Chicorée.

9 Zum Dämpfen eignet sich jeder Kochtopf mit verstellbarem Kocheinsatz und dazu passendem Deckel.

10 Dünsten oder Dämpfen mit kaltgepresstem Öl wird wegen der stets unvorteilhaften Erhitzung mit Wertverlust grundsätzlich nicht empfohlen.

11 Durch Kochen im Wasser oder Garen unter Druck gehen bis zu 60 % des Vitamin-C-Gehaltes und erhebliche Anteile vieler anderer Vitalstoffe in das Kochwasser über. Daher Kochwasser von biologisch angebautem Gemüse als Aufguss weiter verwenden für Basensuppen oder Saucen.

Zubereitung der Kartoffeln

Am besten ist das Dämpfen – im Kocheinsatz über Wasserdampf – von biologisch angebauten Kartoffeln zuerst geschält, dann in der Schale zubereitet. Pellkartoffeln oder die in der Schale im Backofen gebratenen Kartoffeln (Folienkartoffeln) sind vorzuziehen. Ansonsten sind die leichter bekömmlichen, geschälten, gedämpften Kartoffeln für viele Gerichte geeignet. Ungünstig sind Salzkartoffeln, mit Fett und Mehl verbundene Kartoffelgerichte, in Fett zubereitete, frittierte oder stark gebratene Kartoffeln, gebackener Kartoffelteig und übliche Kartoffelpuffer. Über Winter eingelagerte Kartoffeln, die im Frühjahr auszutreiben beginnen, sind sorgfältig auszuschneiden![12]

Tipp

Mittlerweile gibt es für den Haushalt neben den Kocheinsätzen auch Dampfgarer mit Wassereinsatz, die nicht unter Druck stehen. Auch sämtliches Gemüse kann damit ohne Fett gedämpft werden und behält so alle Inhaltsstoffe.

Kartoffelsorten

- Speckige (stärkearme) Kartoffeln sind für Kartoffelsalat und als Beilage besonders geeignet. Sie zeigen eine glatte Schalenhaut.
- Mehlige (stärkereiche) Kartoffeln sind für Basensuppen, Basensaucen, Pellkartoffeln und Püree geeignet. Sie zeigen eine raue Schalenhaut.
- Bei jeder weiteren Verwendungsform von Kartoffeln (Ofenkartoffeln, Stürzkartoffeln, Kroketten, Kartoffelaufläufe) empfehlen wir das Dämpfen mit der Schale im Einhängekorb über Wasserdampf. Die Kartoffelschale ist der Schutzmantel zur Erhaltung der Nährstoffe!

12 In der MAD können junge Frühkartoffeln als Pellkartoffeln auch mit Schale gegessen werden.

Zucchini mit Kartoffeln

Kochzeit: ca. 15 Minuten • 2 Portionen

» Kartoffeln mit Schale im Kocheinsatz weich dämpfen, danach pellen. Zucchini in Scheiben schneiden. In einer großen Pfanne mit Butter anschwitzen, salzen und mit 2 EL Gemüsebrühe zugedeckt ca. 3 Minuten weich dünsten. Tomaten einritzen, eventuell häuten, in Würfel schneiden und zum Zucchinigemüse mischen. Zitronenmelisse und Mandelsplitter unterheben. Eventuell mit 60 ml Kräuter-Basensauce (Rezept S. 60/61) binden. Mit zwei gedämpften Kartoffeln servieren.

Lebensmittelverträglichkeit

- L Laktosefreie Butter
- F Mehr Zucchini statt Tomaten, Mandeln und Aubergine (Tipp) weglassen
- G Glutenfrei
- H Zucchini statt Tomaten, Sojasauce, Mandeln und Aubergine (Tipp) weglassen

Tipp

Sie können das Zucchinigemüse auch im Kocheinsatz weich dämpfen und mit Basensauce mischen. Oder Sie servieren dazu 2 EL Sauerrahm. Statt Zucchini können Sie auch geschälte, gewürfelte Auberginen nehmen oder beide Gemüse mischen.

Zutaten

Verwenden Sie Bioprodukte:

300 g	Zucchini
2	Tomaten
4 EL	Gemüsebrühe oder Wasser
1 EL	Butter
1 EL	Sojasauce
1 EL	gehobelte Mandeln
4	mittelgroße, ungeschälte Kartoffeln
	Meersalz
1 TL	gehackte Zitronenmelisseblätter

Pro Portion:
kcal 253 • KH 37,0 • EW 8,9 • F 6,9

Nudelauflauf mit Tofusauce

Verwenden Sie Bioprodukte:

Zutaten Auflauf

100 g Dinkel-Bandnudeln
2 EL Sauerrahm
1 EL gehackter Oregano oder Basilikum
Meersalz
100 g Karotten
100 g Petersilienwurzeln
1 Ei

Zutaten Tofu-Sauce

100 g Tofu natur
2 EL Sojasauce
1 TL Gartenkräuter
3 EL Sauerrahm

Pro Portion:
kcal 381 • KH 43,8 • EW 18,4 • F 14,3

Kochzeit: ca. 20 Minuten • 2 Portionen

» Karotten und Petersilienwurzeln schälen (Schalen für Gemüsebrühe verwenden), in dünne Scheiben schneiden und im Kocheinsatz über Dampf etwa 5 Minuten garen. Nudeln in ausreichend Salzwasser al dente kochen und kalt abbrausen. Sauerrahm und Sojasauce ins Mixglas geben, dann den zerdrückten Tofu mit Gartenkräutern dazugeben und alles gut mixen. Gekochte Nudeln mit Gemüse, Ei, Frischkräutern und Sauerrahm mischen. In eine gebutterte Auflaufform geben und im vorgeheizten Ofen bei 200 Grad etwa 10–15 Minuten überbacken. Portionsweise aus der Form stechen und mit Tofusauce servieren.

Lebensmittelverträglichkeit

- L Pflanzencreme statt Sauerrahm, laktosefreier Mozzarella (Tipp)
- F Rüben oder Sellerie statt Karotten, Tomaten (Tipp) weglassen
- G Glutenfreie Bandnudeln
- H Sojasauce, Tomaten und Hartkäse (Tipp) weglassen

Tipp

Sie können auch etwas dicke Basensauce unter den Auflauf mischen oder zusätzlich kleine Tomatenwürfel, geschwenkte Champignons oder fein geriebenen Hartkäse. Mit 2–3 Scheiben Mozzarella-Käse belegen und kurz gratinieren.

Bulgur mit Gemüse

Kochzeit: ca. 15 Minuten • 2 Portionen

» Tofu mit einer Gabel zerdrücken und im Mixglas mit Sauerrahm, Sojasauce und Kräutern fein pürieren. Karotten und Petersilienwurzel in feine, Zucchini in dickere Scheiben schneiden. Bulgur in einem Topf mit Gemüsebrühe aufkochen lassen (Kochplatte auf Stufe 1 schalten), Gemüse zugeben, salzen und zugedeckt ca. 5 Minuten dünsten lassen, bis die Flüssigkeit völlig verdunstet ist. Mit einer Gabel auflockern und anrichten. Etwas Tofusauce untermischen und nachwürzen. Restliche Tofusauce (oder aufgewertete Basensauce, Rezept S. 58/80) dazu servieren.

Lebensmittelverträglichkeit

- L Pflanzencreme statt Sauerrahm, laktosefreier Schafskäse (Tipp)
- F Fruktosefrei
- G Buchweizen, Amaranth oder Quinoa statt Bulgur
- H Sojasauce und Hartkäse (Tipp) weglassen

Tipp

Lassen Sie die Masse erkalten, so können Sie daraus Frikadellen formen und diese in einer beschichteten Pfanne ohne Fett beidseitig knusprig anbraten. Mischen Sie grob geriebenen Hartkäse oder Schafskäse unter die Masse, dann können Sie daraus einen Auflauf backen. Dazu passt eine Kräuter-Basensauce.

MEHR WISSEN

Bulgur (oder Couscous) ist vorgekochter Hartweizen und kann anstelle von Hirse, Mais oder anderen Getreidesorten ins Menü eingebaut werden.
Er ist in 5 Minuten gar.

Verwenden Sie Bioprodukte:

Zutaten Bulgur mit Gemüse

1	Tasse Bulgur
2 ½	Tassen Gemüsebrühe oder Wasser (ca. 350 ml)
	Meersalz
200 g	Karotten, Petersilienwurzeln oder Zucchini

Zutaten Sauce

100 g	Tofu natur
2 EL	Sojasauce
1 EL	Gartenkräuter
	Meersalz
3 EL	Sauerrahm

Pro Portion:
kcal 370 • KH 59,0 • EW 14,1 • F 8,1

Polentaknödel mit Gartengemüse

Verwenden Sie Bioprodukte:

Zutaten Polentaknödel

1	Tasse Polentagrieß (120 g)
200–250 ml	Wasser
1	Ei
	Meersalz
	geriebene Muskatnuss
1 EL	Butter

Zutaten Kerbelsauce

150 g	geschälte Kartoffeln (mehlige Sorte)
1 EL	Butter
1 EL	Sauerrahm
1 Bund	gehacktes Kerbelkraut
	Meersalz
	geriebene Muskatnuss
450 ml	Gemüsebrühe oder Wasser

Zutaten Gartengemüse

150 g	Karotten
150 g	Sellerieknolle oder Rüben
50 g	Zucchini, Mangold oder Blattspinat
	Meersalz
	geriebene Muskatnuss

Pro Portion:
kcal 447 • KH 64,6 • EW 13,5 • F 14,4

Kochzeit: ca. 30 Minuten • 2 Portionen

» Butter im Kochgeschirr schmelzen und Polentagrieß darin kurz anschwitzen. Salzen, mit Wasser auffüllen und einmal aufkochen lassen. 15 Minuten zugedeckt, bei ausgeschalteter Kochplatte ausdünsten lassen. Vom Herd nehmen und mit einer Gabel auflockern. Für die Knödel etwas abkühlen lassen, Ei, Salz und Muskatnuss untermischen. Mit nassen Händen daraus vier Knödel formen und diese 5–10 Minuten in köchelndes Salzwasser legen. Herausheben und anrichten.

» Kartoffeln klein schneiden und in Butter kurz anschwitzen. Mit Gemüsebrühe (Rezept S. 30) aufgießen und zugedeckt ca. 10 Minuten gar köcheln lassen. Gewürze, frisches Kerbelkraut und Sauerrahm zugeben und im Mixglas fein pürieren. Die Sauce muss eine schöne grüne Farbe vom Kerbel bekommen. Nicht zudecken. Eventuell mit mehr oder weniger Gemüsebrühe korrigieren, falls die Sauce zu dick sein sollte.

» Karotten und Sellerie schälen. Karotten der Länge nach halbieren und in Scheiben schneiden. Sellerie und Zucchini ebenso passend schneiden. Karotten und Sellerie gemeinsam im Kocheinsatz ca. 5 Minuten knackig gar dämpfen, Zucchini etwas später zugeben und mitdämpfen. Gemüse in einer Pfanne mit etwas Kerbelsauce durchschwenken, mit Salz und Muskatnuss würzen.

Lebensmittelverträglichkeit

- L Pflanzencreme statt Sauerrahm, laktosefreie Butter
- F Mehr Rüben oder Sellerie statt Karotten
- G Glutenfrei
- H Mangold und Blattspinat weglassen

Kartoffellaibchen mit Minzesauce

Kochzeit: ca. 80 Minuten • 2 Portionen

» Kartoffeln mit der Schale im Kocheinsatz ca. 60 Minuten weich dämpfen. Abkühlen, pellen, grob aufreiben und mit zerlassener Butter, Salz, Frischkräutern und Muskatnuss würzen. Aus der Masse sechs kleine Laibchen (Frikadellen) formen, mit wenig Mehl bestäuben und in einer beschichteten Pfanne beidseitig knusprig braun braten. Oder die Laibchen auf ein leicht bemehltes Backblech setzen und im vorgeheizten Ofen bei 200 Grad etwa 10 Minuten goldbraun backen.

» Kartoffeln klein schneiden, in Butter anschwitzen, mit Gemüsebrühe auffüllen und in 10 Minuten gar kochen. Sauerrahm mit etwas Saucenflüssigkeit glatt rühren und alles im Mixglas mit Salz, Muskat und frischer Minze zu einer sämigen Sauce pürieren. Ein paar Minzeblätter zum Garnieren zurückbehalten.

» Zucchini putzen, waschen und in dünne Scheiben schneiden. In einer Pfanne mit Olivenöl anschwitzen und immer wieder durchschwenken. Nach ca. 5 Minuten Tomatenwürfel zugeben und mit Salz, Muskat und Oregano gut abschmecken.

Lebensmittelverträglichkeit

- L Laktosefreie Butter, Pflanzencreme statt Sauerrahm, laktosefreier Mozzarella (Tipp)
- F Mehr Zucchini statt Tomaten, Karotten und Tomatenscheibe (Tipp) weglassen
- G Buchweizen-, Quinoa-, Amaranth-, Mais- oder Reismehl statt Vollmehl
- H Mehr Zucchini statt Tomaten, Spinat und Tomatenscheibe (Tipp) weglassen

Tipp

Sie können die Masse der Kartoffellaibchen auch mit in Butter geschwenkten Champignons oder weich gedämpftem Gemüse (Spinat, Brokkoli, Karotten) mischen. Mit einer Tomatenscheibe, Basilikum und Mozzarella belegt können sie auch kurz überbacken werden.

Verwenden Sie Bioprodukte:

Zutaten Kartoffellaibchen

350 g	ungeschälte Kartoffeln (mehlige Sorte)
1 EL	Butter
	Meersalz
	geriebene Muskatnuss
	Vollmehl zum Bestäuben
1 TL	gehackte Minzblätter oder Zitronenmelisse

Zutaten Minzesauce

100 g	geschälte Kartoffeln (mehlige Sorte)
1 EL	Butter
1 EL	Sauerrahm
	Meersalz
1 Bund	Minzblätter
250–300 ml	Gemüsebrühe
	geriebene Muskatnuss

Zutaten Zucchinigemüse

200 g	gelbe und grüne Zucchini
100 g	Tomaten
1 EL	Olivenöl
	Meersalz
	geriebene Muskatnuss
1 TL	gehackter Oregano

Pro Portion:
kcal 301 • KH 37,2 • EW 7,2 • F 13,1

Tofu-Bällchen im Gemüsebett

Verwenden Sie Bioprodukte:

Zutaten Tofu-Bällchen

150 g Tofu natur
1 Dinkelsemmel
1 Eigelb
Meersalz
geriebene Muskatnuss
gemahlener Pfeffer
30 g geriebener Hartkäse
20 g Vollwertbrösel
1 EL gehackte Petersilie
15–20 g Zucchini- oder Karottenwürfelchen

Zutaten Gemüsebett

60 g Sellerieknolle
100 g Karotten
60 g Petersilienwurzel
60 g Zucchini
50 g Spinatblätter
Meersalz
geriebene Muskatnuss

Zutaten Sellerie-Basensauce

100 g Sellerieknolle (auch etwas Selleriegrün)
1 EL Butter
250–300 ml Gemüsebrühe (Rezept S. 30) oder Wasser mit 1 TL Bio-Streuwürze
2 EL Sauerrahm
1 EL gehacktes Kerbelkraut

Pro Portion:
kcal 353 • KH 33,8 • EW 20,1 • F 14,8

Kochzeit: ca. 15 Minuten • 2 Portionen

» Tofu mit einer Gabel fein zerdrücken. Semmel in Gemüsebrühe einweichen, ausdrücken und mit dem Pürierstab mixen. Tofu mit allen Zutaten gut vermischen und die Masse 30 Minuten kühl stellen. Dann ein Probebällchen kochen. Mit nassen Händen kleine Bällchen à ca. 50 g formen und diese ca. 10 Minuten in köchelndem Salzwasser ziehen lassen.

» Das Gemüse mit einer Bürste unter fließendem Wasser gut reinigen (dann können die Schalen für die Gemüsebrühe weiterverwendet werden) und schälen. Zucchini wie Karotten eventuell der Länge nach halbieren und in dicke Scheiben schneiden. Sellerie und Petersilienwurzel ebenfalls schneiden. Das Gemüse im Kocheinsatz ca. 5 Minuten weich dämpfen (Zucchini später dazugeben) und mit Salz und Muskatnuss würzen. Mit 60 ml angerührter Selleriesauce vermischen, nachwürzen und anrichten. Spinatblätter waschen, abtropfen lassen, kurz dämpfen und über das Gemüse verteilen. Tofu-Bällchen herausnehmen, abtropfen lassen und auf dem Gemüse anrichten.

» Sellerie (mit Grün) klein schneiden, in Butter kurz anschwitzen, mit Gemüsebrühe auffüllen, salzen und gar kochen. Sauerrahm mit etwas Saucenflüssigkeit glatt rühren und alles mit Kerbel und Muskat im Mixglas fein pürieren.

Lebensmittelverträglichkeit

- L Laktosefreie Butter und Bio-Streuwürze, Pflanzencreme statt Sauerrahm
- F Mehr Zucchini statt Karotten
- G Buchweizensemmel statt Dinkelsemmel, Buchweizenbrösel statt Vollwertbrösel
- H Frischkäse statt Hartkäse, Spinat weglassen

Fenchel mit Polenta

Kochzeit: ca. 20 Minuten • 2 Portionen

Verwenden Sie Bioprodukte:

Zutaten Fenchel

500 g	Fenchelknolle
10 g	gehacktes Fenchelgrün
70 g	Rinderschinken
1/4 l	Gemüsebrühe
100 g	geschälte Kartoffeln (festkochende Sorte)
1 EL	Butter
1 EL	Crème fraîche
	Meersalz

Zutaten Polenta

100 g	Polenta (Maisgrieß)
300 ml	Gemüsebrühe oder Wasser
1 EL	Butter
	Meersalz

Pro Portion:
kcal 403 • KH 48,6 • EW 14,7 • F 16,3

» Falls notwendig, äußere Fenchelschalen entfernen (für Gemüsebrühe), Stiele abschneiden, Fenchelgrün abzupfen, Fenchelknollen halbieren, den Strunk herausschneiden und Knollen (auch die Stiele) in dickere Streifen schneiden. Kartoffeln in Scheiben, Schinken in kleine Würfel schneiden. Fenchel und Kartoffeln in Butter anschwitzen, mit Gemüsebrühe auffüllen und ca. 8 Minuten zugedeckt weich dünsten. Ca. 100 g Kartoffel-Fenchelfleisch herausnehmen, mit etwas Flüssigkeit und Crème fraîche im Mixglas zu einer dicken Sauce pürieren und wieder untermischen. Mit Salz und Muskat abschmecken. Rinderschinken und Fenchelgrün untermischen und mit Salz würzen. Der Fencheltopf soll wie ein Eintopfgericht aussehen.

» Polentagrieß in Butter kurz anschwitzen, salzen und mit Gemüsebrühe auffüllen. Einmal aufkochen lassen, Kochplatte aus oder auf Stufe 1 schalten und zugedeckt ca. 15 Minuten ausdünsten lassen. Mit einer Gabel auflockern und die Polenta mit Hilfe eines kleinen (in Wasser getauchten) Löffels auf dem Fencheleintopf anrichten.

Lebensmittelverträglichkeit

- L Laktosefreie Butter, Schafskäse und Mozzarella (Tipp), Pflanzencreme statt Crème fraîche
- F Fruktosefrei
- G Glutenfrei
- H Rinderschinken und Hartkäse weglassen

Tipp

Der Fencheltopf kann auch zu einem Auflauf umfunktioniert werden, wenn Sie das Gemüse und die Kartoffeln im Kocheinsatz weich dämpfen, erkalten lassen, mit 2–3 EL Sauerrahm und 2 EL geriebenem Schafskäse vermischen, gut würzen, in eine ausgebutterte Auflaufform geben und mit Mozzarellascheiben überbacken. Achten Sie darauf, dass die Masse vor dem Überbacken sehr dicklich ist (mit Sauerrahmmenge bzw. Schmant steuern), sonst rinnt Ihnen der Auflauf davon.

Kartoffelgratin mit Mozzarella

Verwenden Sie Bioprodukte:

Zutaten Kartoffelgratin

- 350 g ungeschälte Kartoffeln (mehlige Sorte)
- 80 g dicker Sauerrahm
- 50 g klein gewürfelter Rinderschinken
- je 1 TL gehackte Petersilie und Minzeblätter
- Meersalz
- geriebene Muskatnuss
- 40 g geriebener Hartkäse (45 % F)
- 40 g gewürfelter Mozzarella (30 % F)

Zutaten Zitronenmelisse-Basensauce

- 100 g geschälte Kartoffeln (mehlige Sorte)
- 1 EL Butter
- 2 EL Rahm
- Meersalz
- 2 EL gehackte Zitronenmelisse
- 250–300 ml Gemüsebrühe (Rezept S. 30)

Pro Portion:
kcal 393 • KH 35,2 • EW 22,3 • F 17,4

Kochzeit: ca. 65 Minuten • 2 Portionen

» Kartoffeln waschen und ca. 50 Minuten im Kocheinsatz über Dampf garen. Noch heiß pellen, halbieren und in dicke Scheiben schneiden. Mit allen Zutaten und der Hälfte des Mozzarella gut vermischen und abschmecken. In einer ausgebutterten Auflaufform anrichten (oder auf ein Backblech streichen). Mit restlichem Mozzarella belegen und im vorgeheizten Ofen bei 200 Grad ca. 15 Minuten überbacken. Der Käse soll eine hellbraune Farbe bekommen. Mit einem großen Löffel portionsweise anrichten.

» Kartoffeln klein schneiden, in Butter kurz anschwitzen, mit Gemüsebrühe auffüllen und weich kochen. Mit Sahne, Salz und Zitronenmelisse im Mixglas fein pürieren. Ein paar Melisseblätter zum Garnieren zurückbehalten. Sauce – falls notwendig – mit Gemüsebrühe verdünnen und zum Auflauf servieren.

Lebensmittelverträglichkeit

- L Pflanzencreme statt Saurrahm und Rahm, laktosefreie Butter und Mozzarella
- F Fruktosefrei
- G Glutenfrei
- H Rinderschinken weglassen, Frischkäse statt Hartkäse

Zucchini-Gemüse mit Ofenkartoffeln

Kochzeit: ca. 70 Minuten • 2 Portionen

» Die Kartoffelscheiben im Kocheinsatz ca. 50 Minuten weich dämpfen und in einer gefetteten Form (oder im Backblech) ziegelförmig aufschichten. Mit Salz und Kümmel bestreuen und im vorgeheizten Ofen bei 200 Grad ca. 10–15 Minuten überbacken, bis die Kartoffeln hellbraun sind.

» Vier Zucchini waschen, Strunk entfernen, der Länge nach halbieren und mit einem Teelöffel etwas aushöhlen. Ausgehöhltes Zucchinifleisch mit restlichem Zucchini in kleine Würfel schneiden. Butter in den Kochtopf geben und Zucchiniwürfel darin bei milder Hitze weich dünsten. Mit Salz und Muskat würzen, den Käse und die Tomatenwürfel darunter mischen. Zur Seite stellen. Ausgehöhlte Zucchinihälften kurz vor dem Servieren im Kocheinsatz kernig weich dämpfen und mit den heiß gemachten Zucchiniwürfeln füllen. Mit je einem Teelöffel Sauerrahm überziehen und im vorgeheizten Ofen kurz überbacken (gratinieren) oder einfach so anrichten.

» Kartoffeln klein schneiden, in Butter kurz anschwitzen. Mit Gemüsebrühe auffüllen, zugedeckt gar köcheln lassen und vom Herd nehmen. Im Mixglas (oder mit einem Stabmixer im gleichen Topf) unter Zugabe von Rahm, Kresse, Salz und Muskat fein pürieren. Falls die Sauce zu dick sein sollte, mit etwas Gemüsebrühe strecken und nachwürzen.

Lebensmittelverträglichkeit

- (L) Laktosefreie Butter und Bio-Streuwürze, Butterkäse/ Schafskäse weglassen, Pflanzencreme statt Sauerrahm und Rahm
- (F) Tomaten weglassen
- (G) Glutenfrei
- (H) Tomaten weglassen

Verwenden Sie Bioprodukte:

Zutaten Ofenkartoffeln

150 g geschälte Kartoffeln (festkochende Sorte)
zerlassene Butter zum Bestreichen
Meersalz
Kümmel (ganz oder gemahlen)

Zutaten Zucchini-Gemüse

300 g grüne und gelbe Zucchini
1 EL Butter
60 g Butterkäse oder gewürfelter Schafskäse
Meersalz
geriebene Muskatnuss
150 g Tomatenwürfel
2 TL Sauerrahm

Zutaten Kresse-Basensauce

100 g geschälte Kartoffeln (mehlige Sorte)
1 EL Butter
2 EL Rahm
Meersalz
geriebene Muskatnuss
1 Bund Gartenkresse oder Bachkresse
300 ml Gemüsebrühe (Rezept S. 30) oder Wasser mit 1 TL Bio-Streuwürze

Pro Portion:
kcal 358 • KH 24,4 • EW 12,0 • F 22,8

Tofu-Gemüsekrapfen

Verwenden Sie Bioprodukte:

Zutaten Hirseknödel

100 g Goldkernhirse
1 EL Butter
300–350 ml Wasser
1 Eigelb
1 eingeweichtes, klein geschnittenes Dinkelbrötchen
Meersalz
1 TL gehackte Petersilie

Zutaten Gemüsekrapfen

100 g Tofu natur
50 g Karotten
50 g Sellerie
50 g Zucchini
1 Dinkelbrötchen
Meersalz
geriebene Muskatnuss

Zutaten Basilikum-Basensauce

100 g geschälte Kartoffeln (mehlige Sorte)
1 EL Butter
250–300 ml Gemüsebrühe (Rezept S. 30)
2 EL Rahm
1 EL Sauerrahm
5 g gehackte Basilikumblätter

Pro Portion:
kcal 548 • KH 74,7 • EW 17,3 • F 19,5

Kochzeit: ca. 50 Minuten • 2 Portionen

» Hirse entweder in ausreichend Wasser ca. 25 Minuten weich kochen oder in Butter kurz anschwenken, mit Wasser auffüllen und aufkochen. Hitze zurückschalten und mit Deckel ca. 20 Minuten weich dünsten lassen. Mit einer Gabel auflockern, in eine Schüssel geben und kurz abkühlen. Mit Eigelb, Salz und Petersilie würzen, Brötchen (fein faschiert) zugeben und die Masse 30 Minuten in den Kühlschrank stellen. Mit nassen Händen kleine Knödel rollen und diese ca. 10 Minuten im Salzwasser ziehen lassen.

» Tofu und eingeweichtes Brötchen mit einer Gabel fein zerdrücken. Gemüse in kleine Würfel schneiden und im Kocheinsatz weich dämpfen (Zucchini etwas später dazugeben). Tofu mit Gewürzen und Zutaten vermischen und eventuell 30 Minuten kühl stellen. Vier daumenstarke Laibchen formen und diese in einer beschichteten Pfanne beidseitig goldbraun braten oder auf ein bemehltes Backblech legen und im vorgeheizten Ofen bei 200 Grad ca. 10 Minuten überbacken.

» Klein geschnittene Kartoffeln in Butter anschwitzen, mit Gemüsebrühe auffüllen, salzen und weich garen. Im Mixglas mit Rahm, Muskat und Basilikum zu einer sämigen Sauce mixen. Mit Basilikum garnieren.

Lebensmittelverträglichkeit

- L Laktosefreie Butter und Mozzarella (Tipp), Pflanzencreme statt Sauerrahm und Rahm
- F Mehr Sellerie statt Karotten, Tomatenscheiben (Tipp) weglassen
- G Buchweizenbrötchen statt Dinkelbrötchen
- H Blattspinat und Tomatenscheiben (Tipp) weglassen

Tipp

Sie können die weiche Hirse auch unter die Tofumasse mischen und gedämpftes Gemüse mit Blattspinat dazu servieren. Mit einer Tomatenscheibe, Basilikumblättern und etwas Mozzarella belegt, können Sie die Laibchen – nach dem Braten in der Pfanne – auch gratinieren.

Auberginen-Gemüsetopf

Kochzeit: ca. 40 Minuten • 2 Portionen

» Auberginen schälen und in große Würfel schneiden. Karotten schälen und in dickere Scheiben schneiden, Zucchini und Fenchel auch in Scheiben schneiden, Tomaten schälen und achteln. Butter in einem Kochtopf schmelzen lassen, Dinkelreis zugeben, kurz anschwitzen und mit Wasser aufgießen. Ca. 40 Minuten gut weich kochen lassen, nach etwa 20 Minuten das restliche Gemüse zugeben und ohne Deckel gar kochen. Vom Herd nehmen und mit fein gehacktem Bohnenkraut, Muskatnuss, Salz und wenig Galgant (Gewürzmühle) würzen. Sauerrahm mit etwas Flüssigkeit glatt rühren und untermischen. Nicht mehr kochen lassen! In Suppenteller anrichten, mit etwas Sauerrahm und Frischkräutern garnieren.

Lebensmittelverträglichkeit

- L Laktosefreie Butter und Bio-Streuwürze, Pflanzencreme statt Sauerrahm
- F Mehr Fenchel statt Aubergine, mehr Zucchini statt Karotten, Tomaten weglassen
- G Buchweizen oder Hirse statt Dinkelreis
- H Mehr Fenchel statt Aubergine, Tomaten weglassen

Zutaten

Verwenden Sie Bioprodukte:

150 g	Auberginen
100 g	Karotten
100 g	Zucchini
100 g	Fenchel
100 g	Tomaten
1 EL	Butter
100 g	Dinkelreis
1 l	Gemüsebrühe oder Wasser mit 1–2 TL Bio-Streuwürze
5 g	Bohnenkraut oder Pesto
	Galgant-Wurzel
	Meersalz
	geriebene Muskatnuss
1 EL	Sauerrahm

Pro Portion:
kcal 294 • KH 40,6 • EW 9,2 • F 10,2

Tipp

Sie können diesen Gemüsetopf individuell abändern durch Verwendung verschiedener Getreide, Reis oder Nudeln. Ebenso können Sie das Gemüse beliebig wählen. Achten Sie aber darauf, dass Sie jeweils nur eine Getreidesorte verwenden.

Hirseschnitzel mit Karotten

Verwenden Sie Bioprodukte:

Zutaten Hirseschnitzel

80 g Goldkernhirse (1 kleine Tasse)
¹/₄–¹/₂ l Wasser
Meersalz
100 g Zucchini
1 EL Butter
1 gehäufter EL Hüttenkäse

Zutaten Majoran-Basensauce

100 g geschälte Kartoffeln (mehlige Sorte)
1 EL Butter
250–300 ml Gemüsebrühe (Rezept S. 30)
Meersalz
1 EL Sauerrahm oder Sahne
geriebene Muskatnuss
1 Bund Majoran oder 1 TL Majoranpesto

Zutaten Karottengemüse

200 g Karotten
1 EL Butter (Raps- oder Olivenöl)
¹/₄ l Mineralwasser
Meersalz

Pro Portion:
kcal 307 • KH 39,9 • EW 9,2 • F 11,9

Kochzeit: ca. 20 Minuten • 2 Portionen

» Hirse entweder in ½ l Salzwasser weich kochen oder in einem Kochtopf mit Butter kurz anschwitzen und mit ¼ l Wasser auffüllen. Etwa 10 Minuten köcheln lassen, Kochplatte ausschalten und ca. 20 Minuten zugedeckt nachdünsten lassen. Auflockern, kurz abkühlen und in eine Schüssel geben. Mit weich gedämpften Zucchiniwürfelchen, Hüttenkäse, Vollsalz und Muskatnuss gut vermischen und vier kleine, daumenstarke Laibchen formen. Die Laibchen in einer beschichteten Pfanne beidseitig goldbraun braten.

» Kartoffeln klein schneiden und in Butter kurz anschwitzen. Mit Gemüsebrühe auffüllen, salzen und zugedeckt weich köcheln lassen. Gewürze, abgezupfte Majoranblätter und Sauerrahm zugeben und im Mixglas fein pürieren. Falls nötig, mit etwas Gemüsebrühe verdünnen oder weniger Flüssigkeit nehmen.

» Karotten in dünne Scheiben schneiden und in einer Pfanne mit Butter glasig schwitzen. Mineralwasser immer wieder zugießen und bis zum Weichwerden (knackig) einkochen lassen, eventuell nachgießen. Wenn die Karotten gar sind, soll das Wasser völlig verdunstet sein.

Lebensmittelverträglichkeit

- L Laktosefreie Butter, Hüttenkäse weglassen, Pflanzencreme statt Sauerrahm
- F Rüben statt Karotten
- G Glutenfrei
- H Histaminfrei

Fischgerichte der Milden Ableitungsdiät I

Da viele Menschen zu oft und zu viel tierisches Eiweiß (Fleisch, Wurstwaren, Fisch, Eier, Käse) verzehren, sind für sie die schon zuvor aufgeführten eiweißärmeren Rezepte zu empfehlen. Die richtige Kostauswahl ist aber individuell enorm verschieden. Es gibt auch Personen, die mehrmals in der Woche Eiweißmahlzeiten benötigen. Das sind vor allem schlanke bis untergewichtige Männer (Frauen etwas seltener), die schlechte „Futterverwerter" sind. Etliche davon frösteln leicht und leiden unter den Symptomen eines zu tiefen Blutdruckes mit Müdigkeit und Schwindelneigung. Im Gegensatz zu anderen Konstitutionen wirken sich bei ihnen ein häufigerer Verzehr von tierischem Eiweiß und auch eine vermehrte Zufuhr von Voll- oder Meersalz günstig aus. In der Regel soll es pro Woche zwei Fisch-, drei Fleisch- und zwei fleischlose Hauptmahlzeiten geben. Dabei ist darauf zu achten, dass die Eiweißportionen (Fleisch oder Fisch) nicht mehr als 100 g wiegen.

Gibt es beispielsweise zum Mittag eine Portion tierisches Eiweiß, so sollten Frühstück und Abendessen weitgehend frei davon sein.

Anschließend folgen Kochrezepte für leicht verdauliche Eiweißmahlzeiten. Diese Rezepte lassen sich beliebig variieren und auch mit anderen Fischen, Fleischsorten, Zutaten oder Beilagen zubereiten. Sie sind als Anregung aufzufassen, zur Herausforderung an Ihre Kreativität.

Achtung

Beachten Sie, woher der Fisch kommt und falls möglich, wie er gefüttert wird. Frischer Fisch ist übrigens immer histaminfrei. Histamin vermehrt sich durch Lagerung (siehe S. 22–23).

Grundsätzliches zu Fischgerichten

Frische

Frische Fische haben volle, glänzende Augen, ihre Kiemen sind leuchtend rot und ihr Fleisch fest. Grundsätzlich ist Fisch leichter verdaulich als Fleisch. Voraussetzung dafür ist allerdings die richtige, fettsparende Zubereitung.

Tipp

Fisch hat zwar nahezu gleich viel Eiweiß wie Fleisch, ist aber zarter und leichter verdaulich als das Muskeleiweiß. Fisch beinhaltet überdies die wertvollen Omega-3-Fettsäuren. Sollte sich nach der Kur gelegentlich ein Abendessen nicht vermeiden lassen, so wählen Sie besser Fisch statt Fleisch mit Gemüsebeilage (Trennkost).

Lagerung

Fische, die man lagern will, sollten immer ausgenommen und möglichst im Ganzen auf Eis aufbewahrt werden. Am besten lassen sich fangfrische Fische aufbewahren. Die „mittlere Lagerzeit" liegt bei zwei bis drei Tagen. Ideal für die Lagerung ist ein Edelstahlgefäß als Unterlage und darauf ein weiteres mit Loch-Einsatz für den Wasserablauf.

Tipp

Wenn Sie gefrorenen Fisch verwenden, dann immer portionsweise verpackt einfrieren und im Kühlschrank auftauen lassen. Nicht in Wasser legen, sonst verliert der Fisch an Geschmack.

Filetieren

Große Fische können für zwei Portionen nicht immer im Ganzen zubereitet werden. Daher ist es günstig, das Filetieren zu beherrschen, um den Rest eventuell einfrieren zu können. Natürlich können Sie auch gleich die Filets kaufen.

Wie die Forelle werden filetiert: Lachs, Saibling, Seewolf, Kabeljau, Karpfen, Lachsforelle, Waller, Zander, Hecht. Es wird mit einem langen, leicht biegsamen Fischmesser von der Schwanzflosse oder von einem Querschnitt hinter den Kiemen ausgehend entlang des Rückens filetiert, ebenso auf der zweiten Seite. Dann werden die feinen Gräten auf der Bauchseite der so erhaltenen Filets möglichst dünn und gleichmäßig herausgeschnitten. Um nun noch die Haut zu entfernen ist es am besten, das Filet mit der Haut nach unten auf ein Brett zu legen und, vom Schwanzende her beginnend, die Haut dünn abzuschneiden. Dabei das Messer mit der Haut fest nach unten drücken und mit leichtem Druck zum Kopf oder Schwanz hin führen.

Plattfische werden wie der Steinbutt (von der Mitte nach außen hin) filetiert. Sie sollten vier Filets herausbekommen, die dann von der Haut befreit werden.

Bei Seezungen und Rotzungen zuerst ziemlich am Ende der Schwanzflosse einschneiden und die Haut auf beiden Seiten (mit salzigen Fingern oder mit Hilfe eines trockenen Tuches oder Küchenrolle) abziehen und dann die zwei Filets von der Mittelgräte her auslösen, ebenso auf der Rückseite. So erhalten Sie vier Filets.

Säubern/Säuern/Salzen

Fische immer unter fließend kaltem Wasser ausnehmen (bei Fischen zum Blaukochen auf unverletzte Schleimhaut achten), auf ein Küchenkrepp legen, trocken tupfen und vor dem Garen mit wenig Zitronensaft (Basilikumstreifen, Dill, Petersilie) und Salz würzen. Wird der Fisch im Ganzen zubereitet, geben Sie ein Sträußchen Zitronenthymian, Oregano oder Basilikum in den Bauchraum.

Zubereiten von Fischen

Dämpfen

Über einem kochenden Sud aus Weißwein, Kräutern, Lorbeer, Pfefferkörner und Wurzelgemüsen wird ein Loch-Einsatz gestellt, auf diesen werden die gewürzten (mit Dill oder Basilikumstreifen bestreuten) Fischstücke gelegt und zugedeckt je nach Größe 3–8 Minuten gegart.

Dünsten

In einer Sauteuse oder Kasserolle wird wenig Fischfond oder Gemüsebrühe mit etwas Butter und den dem Rezept entsprechenden Zutaten erhitzt. Darin die gut gewürzten oder marinierten Fischfilets zugedeckt je nach Größe 3–7 Minuten garen.

Braten

In einer Pfanne langsam und bei milder Hitze (halb zugedeckt) eventuell mit 1 TL Olivenöl oder ohne Fett in einer beschichteten Pfanne braten, bis der Fisch die goldbraune Farbe hat. Dann (bei Seezunge „Müllerin") mit 10 g Butter, Zitronenfilets und 1 TL gehackter Petersilie vollenden.

Grillen

Nicht alle Fische eignen sich; die Gefahr des Auseinanderfallens ist bei zarten Fischen besonders groß. Rundfische im Ganzen eignen sich gut. Filets müssen mit viel Sorgfalt am Plattengrill zart gebräunt werden. Dabei am besten mit einer breiten Spachtel wenden. Der Fisch muss saftig bleiben und darf nicht bis zum Austrocknen gegrillt werden.

Gratinieren

Die marinierten Fischfilets werden in eine Pfanne mit 1 TL Olivenöl gelegt und je nach Größe zwischen 5–10 Minuten bei starker Oberhitze gegart. Das ist ideal für Filets mit Gemüse-Tomatengarnitur oder Kräuterkruste.

Garen in Papier oder in Folie

In Pergamentpapier oder Alufolie können ganze Fische gut gegart werden. Vor dem Verschließen der Folie alle Gewürze und Aromen in den Bauchraum geben. Die Ränder mehrmals umknicken, die Folie muss absolut dicht verschlossen sein. Gegart wird im heißen Ofen (180–220 Grad). Die Garzeit richtet sich nach der Größe der Fische.

Fisch in der Salzkruste

Dazu brauchen Sie grobes Meersalz und eine längliche Form. Sie können 1 kg Meersalz mit 2 Eiweiß anrühren und erhalten einen festen Salzteig oder einfacher:

Ganze Fische ausnehmen, Basilikum und Thymianzweige in die Bauchhöhle füllen. Den Fisch in eine passende Form mit halb hohem Rand legen. Zuunterst eine Schicht Meersalz geben, den Fisch darauflegen und mit Meersalz völlig bedecken. Im vorgeheizten Backofen bei ca. 180–200 Grad garen. Die Garzeit richtet sich nach Größe der Fische. Eine mittlere Forelle mit 200 g braucht ca. 15–20 Minuten. Der Vorteil dieser Zubereitung besteht darin, dass der Fisch ein besonders gutes Aroma entfaltet. Danach oberste Schicht des Salzes abheben oder zur Seite schieben. Die Haut ablösen, den Fisch filetieren und anrichten.

Fischsaucen

Bei sämtlichen nun folgenden Fischgerichten werden die Fischsaucen mit Basensaucen oder dicker gehaltenen Kräuter-Basensuppen verlängert oder gestreckt.

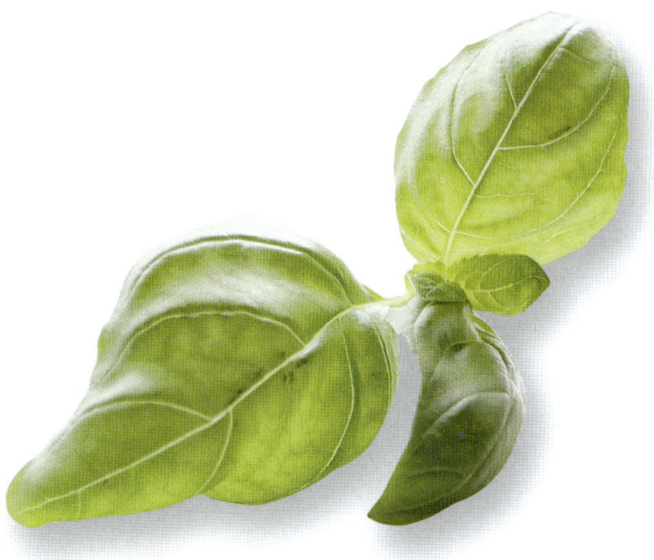

Seezungen- oder Forellenfilet mit Gemüse

Zutaten

Verwenden Sie Bioprodukte:

200 g Forellen- oder Seezungenfilets
Zitronensaft
Meersalz
1 EL Basilikum
2 Lorbeerblätter
4–8 Pfefferkörner
½ l Gemüsebrühe (Rezept S. 30)
300 g Wurzelgemüse

Pro Portion:
kcal 220 • KH 22,8 • EW 23,6 • F 3,5

Kochzeit: ca. 15 Minuten • 2 Portionen

» Wurzelgemüse schälen, im Kocheinsatz weich dämpfen und dann zum Fisch servieren. Gut gewürzte Gemüsebrühe, Lorbeerblatt und Pfefferkörner in das Kochgeschirr geben. Filets mit Zitronensaft, fein geschnittenem Basilikum und etwas Salz würzen. Die Filets auf einen Kocheinsatz legen, diesen in das Kochgeschirr mit Gemüsebrühe stellen und die Filets zugedeckt etwa 3–4 Minuten saftig weich garen. Dabei darf der Fisch mit der Flüssigkeit nicht in Berührung kommen. Dazu servieren Sie eine Basensauce mit frischen Basilikumstreifen (Rezept S. 66).

» Im Interesse des Säure-Basen-Haushaltes ist die Menge von Fisch oder Fleisch immer wesentlich geringer anzusetzen als die von Gemüse. Ideal sind ⅔ Beilage und ⅓ Fisch (oder anderes tierisches Eiweiß).

Lebensmittelverträglichkeit

- L Laktosefrei
- F Wurzelgemüse ohne Karotten
- G Glutenfrei
- H Zitronensaft weglassen

Tipp

Auch eine Forelle blau oder jeder andere filetierte Fisch kann auf diese leicht bekömmliche Art zubereitet werden. Beachten Sie bitte: Auch der beste Fischsud bewirkt ein Auslaugen der Inhaltsstoffe. Gehen Sie mit Zitrone und Salz bei Fischen sehr sorgfältig um, damit der natürliche Eigengeschmack bestmöglich erhalten bleibt.

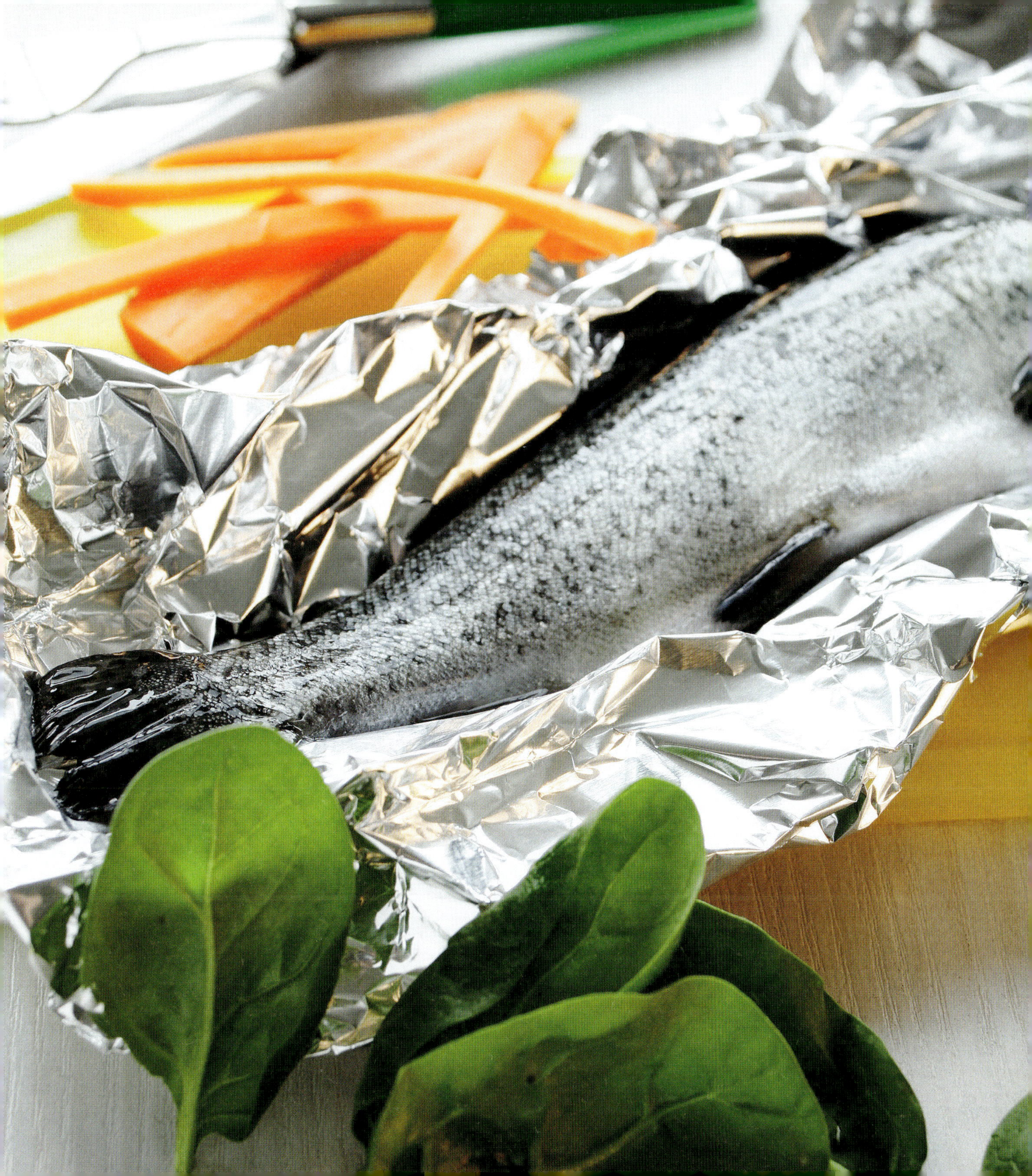

Zanderfilet mit Blattspinat

Verwenden Sie Bioprodukte:

Zutaten Zanderfilet

1 ganzer oder filetierter Zander (ca. 350–400 g)
200 g Meersalz
Zitronensaft
60 ml junger Weißwein
60 ml Fischfond
1 TL Basilikumstreifen

Zutaten Sauce

20 g Staudensellerie
30 g Fenchel
1 EL Butter
150 g Gräten von Seezungen oder Forelle
125 ml junger Weißwein
2 EL Sahne
80 ml Basensauce (Rezept S. 66)
Meersalz
Zitronensaft
1/4 TL Dijon-Senf
1 TL gehacktes Basilikum

Zutaten junger Blattspinat

200 g Blattspinat
1 EL Butter
Meersalz
gemahlener Pfeffer
geriebene Muskatnuss
2–3 EL Basensauce zum Untermischen (Rezept S. 66)

Pro Portion:
kcal 244 • KH 3,0 • EW 22,7 • F 12,4

Kochzeit: ca. 30 Minuten • 2 Portionen

» Zander schuppen, ausnehmen und beidseitig filetieren und enthäuten. Die Filets zu je ca. 80–100 g portionieren, mit Basilikum, Salz und Zitrone würzen. Zander in eine feuerfeste Form legen, etwas Fischfond und jungen Weißwein angießen und im auf 190 Grad vorgeheizten Ofen ca. 10–20 Minuten garen oder in der Salzkruste zubereiten. Oder die gekauften Zanderfilets in einer beschichteten Pfanne mit halb offenem Deckel in etwa 3–5 Minuten saftig braun braten.

» Das klein geschnittene Gemüse mit Butter und Fischgräten in eine heiße Kasserolle geben. Anschwitzen und mit Weißwein ablöschen, so viel Wasser zugießen, dass Gemüse und Gräten gerade bedeckt sind. Diesen Fond bei kleiner Hitze rund 20 Minuten köcheln lassen, durch ein feines Sieb seihen, in eine Kasserolle geben und 10 Minuten einkochen lassen. Sahne und Basensauce dazugießen und bis zur gewünschten Konsistenz einkochen. Mit Zitrone, Senf, Salz, Basilikumstreifen und Weißwein abschmecken. Zander filetieren oder die Zanderfilets auf Blattspinat anrichten und mit der Senf-Basensauce umgießen. Dazu passen gedämpftes Fenchelgemüse und Rüben oder Karottengemüse.

» Den Blattspinat entstielen, gut waschen und auf einem Sieb abtropfen lassen. In einer Kasserolle Butter erhitzen und den Spinat darin zusammenfallen lassen. Mit Salz, Muskatnuss und Pfeffer würzen.

Lebensmittelverträglichkeit

- L Laktosefreie Butter, Pflanzencreme statt Sahne
- F Jungen Weißwein, Dijon-Senf und Karotten weglassen
- G Glutenfrei
- H Zitronensaft, Dijon-Senf und Blattspinat weglassen

Gratiniertes Steinbuttfilet auf Fenchel

Kochzeit: ca. 30 Minuten • 2 Portionen

» Steinbuttgräten klein schneiden und zusammen mit den Fenchelabschnitten in einer heißen, gebutterten Kasserolle gut anschwitzen. Weißwein und so viel Wasser zugeben, dass alle Zutaten im Topf gerade bedeckt sind.

» 20 Minuten bei milder Hitze köcheln lassen, durch ein Haarsieb seihen und zusammen mit der Sahne dicklich einkochen lassen. Mit Salz und Zitrone abschmecken, den Fond von den gratinierten Filets und etwas Pernod unter die Sauce rühren, vor dem Servieren die Basensauce untermischen.

» Die Fleischtomaten einritzen, über Dampf abziehen, entkernen und das Fruchtfleisch in feine Würfel schneiden. Steinbuttfilet in vier gleichmäßige Teile schneiden, eine beschichtete, mit zerlassener Butter bestrichene Pfanne legen, mit Basilikum, Salz und Zitronensaft würzen. Toastscheiben fein aufreiben, damit feine Krümel entstehen, einige Fenchelkrautspitzen unter die Krümel mischen. Die Innenseite der Steinbuttfilets durch die Brotkrümel ziehen. Die Filets mit der panierten Seite nach oben wieder in die Pfanne legen und mit Tomatenwürfeln bestreuen. Einige Spritzer Fischfond und Pernod um die Filets geben. Im Gratiniergerät oder bei starker Oberhitze in 3–5 Minuten goldgelb gratinieren. Fenchelknollen in gleichmäßige Streifen schneiden und im Kocheinsatz weich dämpfen.

Lebensmittelverträglichkeit

- L Laktosefreie Butter, Pflanzencreme statt Sahne
- F Tomaten und jungen Weißwein weglassen
- G Buchweizenbrot statt Toastbrot
- H Pernod, Tomaten und Zitronensaft weglassen

Verwenden Sie Bioprodukte:

Zutaten Steinbuttfilet

2	frische Steinbuttfilets (100 g)
½ EL	Butter
	Meersalz
	Zitronensaft
2	Scheiben Toastbrot ohne Rinde
	Fenchelkrautspitzen
	einige Spritzer Pernod und Fischfond
1–2	Fleischtomaten
2	kleine Fenchelknollen
1 TL	gehacktes Basilikum
100 g	Tomatenwürfel

Zutaten Fenchelsauce

200 g	Steinbuttgräten
60 g	Fenchelabschnitte
1 EL	Butter
60 ml	junger Weißwein
2 EL	Sahne
	Meersalz
	Zitronensaft
1 cl	Pernod
60 ml	Kräuter-Basensauce (Rezept S. 80)

Pro Portion:
kcal 248 • KH 13,1 • EW 21,2 • F 9,6

Saiblingfilet mit Waldmeister

Verwenden Sie Bioprodukte:

Zutaten Saiblingfilet

1	frischer ganzer oder filetierter Saibling (350 g)
3–4	Stängel Waldmeister (oder Fenchel-, Dillblüten, Basilikum oder Estragon)
125 ml	junger Weißwein
1	Lorbeerblatt
60 ml	Kräuter-Basensauce (Rezept S. 66)

Zutaten Weißweinsauce

$^1/_2$ l	junger Weißwein
1 EL	Butter
2 Zweige	Rosmarin
2 EL	Sahne
200 g	Streifen Sellerie, Karotten, Zucchini und Rüben

Pro Portion:
kcal 202 • KH 4,6 • EW 21,8 • F 8,7

Kochzeit: ca. 15 Minuten • 2 Portionen

» Saibling filetieren (Anleitung S. 70) und mit Pinzette die Gräten herausziehen. Die Filets zusammen mit Waldmeister auf einen Kocheinsatz legen und im Dampf garen. Im Topf befinden sich Weißwein und Lorbeer. Etwa 2–4 Minuten dämpfen.

» Für die Sauce Rosmarin in Butter andünsten, mit Weißwein auffüllen und einkochen, frische Sahne dazugeben und kurz einkochen lassen. Zuletzt mit der erwärmten Basensauce und etwas Fischsud vermischen. Mit Waldmeisterblättern (oder anderen Kräutern) garnieren. Sauce zum Fisch geben.

» Die Wurzelgemüsestreifen etwa 5 Minuten weich dämpfen und auf Tellern anrichten. Saiblingfilet daraufsetzen und mit Sauce begießen.

Lebensmittelverträglichkeit

- L Laktosefreie Butter, Pflanzencreme statt Sahne
- F Karotten und Tomatenwürfel (Tipp) weglassen
- G Glutenfrei
- H Blattspinat und Tomatenwürfel (Tipp) weglassen

Tipp
Richten Sie den Fisch auf Blattspinat oder gedämpftem Fenchelgemüse (mit Basensauce gebunden) an. Als Garnierung machen sich geschälte, entkernte Tomatenwürfel mit Basilikum gut. Statt Saibling können Sie genauso Forelle, Zander, Lachsforelle, Seezunge, Rotzunge, Steinbutt oder Heilbutt nehmen.

Bachforelle mit Fenchel

Kochzeit: ca. 15 Minuten • 2 Portionen

» Bachforelle filetieren, Gräten wässern, daraus einen Fischfond ziehen (Rezept S. 74) und für die Sauce verwenden. Butter in eine flache Form oder in eine beschichtete Pfanne geben und erhitzen, Fenchelstreifen dazugeben und mit wenig Gemüsebrühe dünsten. Wenn das Gemüse fast gar ist, die mit Basilikum, Salz und Pfeffer gewürzten Fischfilets darauflegen, Pfanne zudecken, Platte ausschalten und Filets 4–6 Minuten garen.

» Fischfond, Wein und Wermut auf ca. ⅓ einkochen, Sahne zugeben und weiter einkochen, bis die Sauce sämig dicklich wird. Der Sauce die erwärmte Basensauce und grob geschnittene Kresseblätter zufügen, mit Salz und wenig Zitronensaft abschmecken.

» Fenchelstreifen auf vorgewärmten Tellern anrichten, darauf die Filets platzieren – mit etwas Fenchelgrün bestreuen – und mit Sauce begießen.

Lebensmittelverträglichkeit

- L Laktosefreie Butter, Pflanzencreme statt Sahne
- F Zitronensaft weglassen
- G Glutenfrei
- H Zitronensaft und Wermut weglassen, junger Weißwein statt Riesling

Verwenden Sie Bioprodukte:

Zutaten Bachforelle

1	ganze oder filetierte Bachforelle (400 g)
250 g	Fenchelstreifen
5–10 g	Brunnenkresseblätter oder Rucola
1 EL	Butter
	gemahlener weißer Pfeffer
	Meersalz
	Zitronensaft
	Basilikumblätter

Zutaten Rieslingsauce

1/8 l	Fischfond (aus den Saiblinggräten, Rezept S. 74)
3 cl	trockener Riesling
1 cl	Wermut
2 EL	süße Sahne
60 ml	Basensauce (Rezept S. 66)

Pro Portion:
kcal 199 • KH 3,7 • EW 22,7 • F 8,7

Lachsforellenfilets auf Blattspinat

Verwenden Sie Bioprodukte:

Zutaten Forellenfilets

1	ganze oder filetierte Lachsforelle (350 g)
	Zitronensaft
	Meersalz
1 TL	gehacktes Basilikum

Zutaten Basilikumsauce

100 g	Wurzelgemüse
1 EL	Butter
250–300 ml	Gemüsebrühe
1 EL	Sahne
1 EL	gehacktes Basilikum
	Meersalz
	geriebene Muskatnuss

Zutaten Blattspinat

250 g	Blattspinat
1 EL	Butter
	Meersalz
	geriebene Muskatnuss
60 ml	Basilikum-Basensauce (Rezept S. 66)

Pro Portion:
kcal 250 • KH 8,4 • EW 24,8 • F 12,6

Kochzeit: ca. 15 Minuten • 2 Portionen

» Lachsforelle putzen, waschen und filetieren (siehe S. 70). Mit Zitronensaft bepinseln, salzen, mit Basilikumstreifen belegen, in einer beschichteten Pfanne mit 3–4 EL Fischfond oder Gemüsebrühe bei geringer Hitze zugedeckt 3–5 Minuten saftig garen, danach mit wenig zerlassener Butter bepinseln.

» Die Basilikumsauce wird wie eine Basensauce (Rezept S. 66) zubereitet. Zusätzlich gießt man bei Fischsaucen mit Fischfond auf und gibt 2–3 EL Weißwein nach dem Mixen dazu. Fallweise kann man auch 1 TL Basilikumpesto verwenden.

» Blattspinat in ausreichend Wasser waschen, falls nötig entstielen und gut abtropfen lassen. Butter in einer Pfanne zerlaufen lassen und die Spinatblätter dazugeben. Mit Salz und Muskat würzen, abdecken und kurz garen. Dies dauert 1–2 Minuten; wenn der ausgetretene Spinatsaft reduziert ist, ist der Spinat fertig. Er soll noch „Biss“ haben. Eventuell 60 ml Basensauce oder 2 EL Rahm zugießen und reduzieren lassen.

Lebensmittelverträglichkeit

- (L) Laktosefreie Butter, Pflanzencreme statt Sahne und Rahm
- (F) Zitronensaft weglassen, Wurzelgemüse ohne Karotten
- (G) Glutenfrei
- (H) Zitronensaft weglassen, Fenchel statt Blattspinat

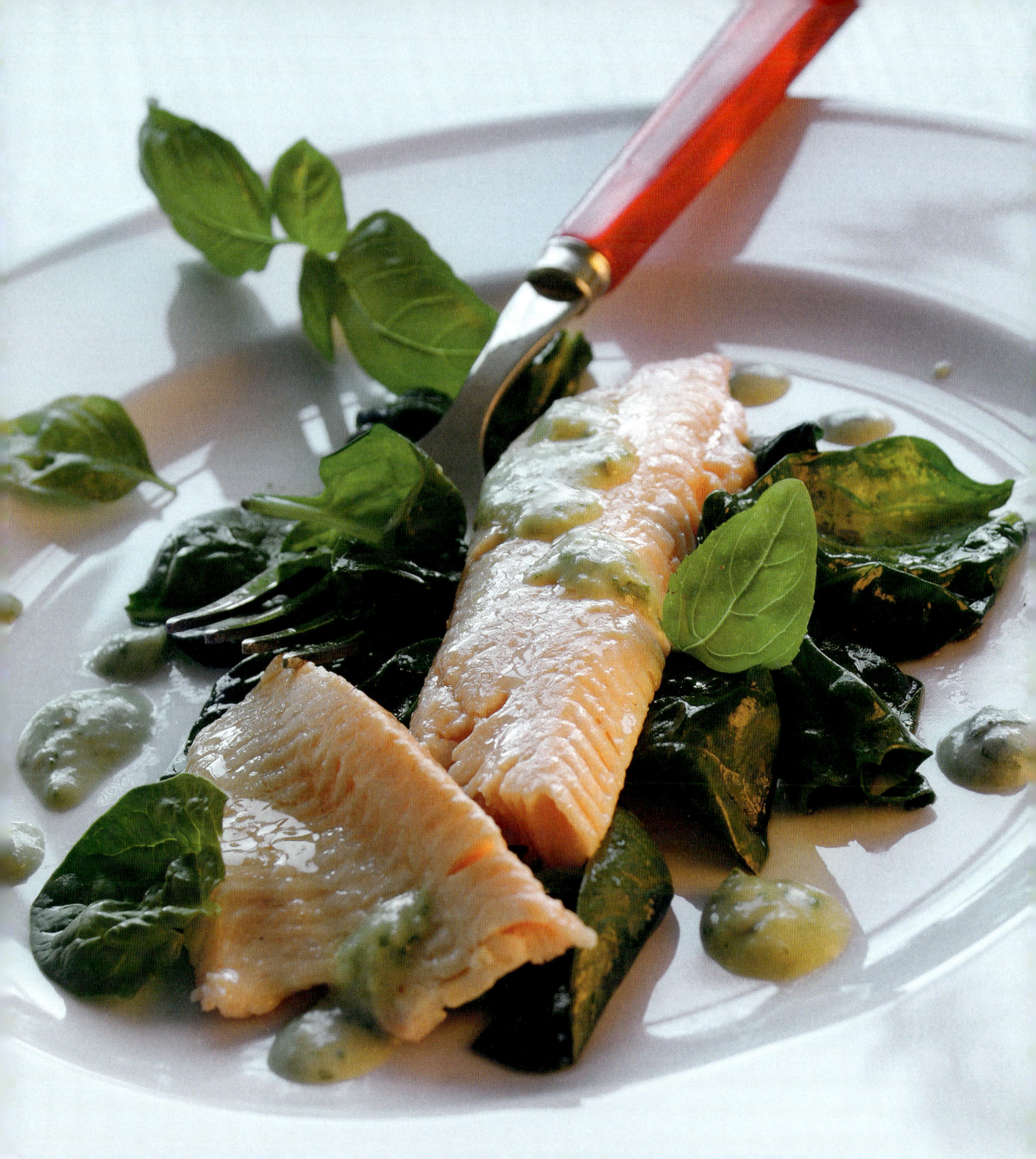

Fleischgerichte der Milden Ableitungsdiät I

Hühnerfrikassee mit Basensauce

Verwenden Sie Bioprodukte:

Zutaten Hühnerfrikassee

2 kleine, ausgelöste Hühnerbrüstchen ohne Haut (200 g)
300 g Wurzelgemüse oder Fenchel

Zutaten Basensauce

100 g Wurzelgemüse
1 EL Butter
250–300 ml Gemüsebrühe (Rezept S. 30)
2–3 EL Rahm
Meersalz
1 EL Majoranblätter oder Pesto

Pro Portion:
kcal 303 • KH 30,4 • EW 28,9 • F 6,9

Kochzeit: ca. 10 Minuten • 2 Portionen

» Hühnerbrüstchen in grobe Stücke teilen im Kocheinsatz etwa 10 Minuten weich dämpfen. Mit dicker Basensauce vermischen, gut abschmecken und mit separat gedämpftem Wurzelgemüse, Fenchel oder Mangold servieren.

» Für die Sauce klein gewürfeltes Gemüse in Gemüsebrühe weichkochen – im Mixglas pürieren und mit Salz, Majoranblättern und Rahm abschmecken.

Lebensmittelverträglichkeit

- L Laktosefreie Butter, Pflanzencreme statt Rahm
- F Wurzelgemüse ohne Karotten
- G Glutenfrei
- H Mangold weglassen

Tipp

Normalerweise wird ein Frikassee immer mit einer Fett-Mehl-Bindung (Béchamelsauce) zubereitet. Bei diesem Rezept wird die Basensauce als leicht bekömmliche Alternative eingesetzt. Rahm und Frischkräuter gehören zu den Basenträgern. Mit den Basensaucen soll der Säuregehalt von Fleisch (oder Fisch) etwas neutralisiert werden. Die Menge von Fleisch und Fisch ist daher stets wesentlich geringer anzusetzen als die von Gemüse.

Gebratener Kalbsrücken mit Rosmarin

Kochzeit: ca. 30 Minuten • 2 Portionen

» Kalbsrücken sauber putzen, salzen und Rosmarinzweig darauflegen. Das geschnittene Wurzelgemüse auf die Bratfolie und den Kalbsrücken legen. Mit Klarsichtfolie an beiden Enden so zubinden, dass genügend Platz für die Sauce bleibt. Die Folie mit dem Fleisch auf einen Gitterrost legen und im vorgeheizten Ofen bei 200–220 Grad ca. 15–20 Minuten saftig garen. Fleisch aus der Folie nehmen und portionieren. Das mitgebratene Gemüse in ein Mixglas geben und mit etwas Gemüsebrühe zu einer dicklichen Sauce pürieren. Eventuell mit ca. 60 ml Kräuter-Basensauce (Rezept S. 82) strecken und abschmecken. Mit gedämpftem Blattspinat (vermischt mit 2–3 EL der Sauce) und gedämpftem Wurzelgemüse servieren. Sie können auch alles zusammen ohne Folie in eine Bratenform geben und gemeinsam braten. Dazwischen immer wieder wenden und begießen. Etwa 300 g grob geschnittenes Gemüse dazugeben.

Zutaten

Verwenden Sie Bioprodukte:

250 g	Kalbsrücken (oder andere Teile vom Kalb)
150 g	Wurzelgemüse
	Meersalz
200 g	Wurzelgemüse
100 g	Blattspinat
1	Rosmarinzweig
1 EL	Butter

Pro Portion:
kcal 232 • KH 17,2 • EW 22,7 • F 7,7

Lebensmittelverträglichkeit

- L Laktosefreie Butter
- F Wurzelgemüse ohne Karotten
- G Glutenfrei
- H Wurzelgemüse statt Blattspinat

Tipp
Natürlich können Sie diese kleine Menge Fleisch bei mäßiger Temperatur auch in einer beschichteten Pfanne rosa braten oder grillen und dann portionieren.

Hühnergeschnetzeltes mit Majoransauce

Verwenden Sie Bioprodukte:

Zutaten Majoransauce

100 g Wurzelgemüse
1 EL Butter
250–300 g Gemüsebrühe (Rezept S. 30)
2 EL Rahm
Meersalz
1 Bund Majoran, Oregano oder Pesto
geriebene Muskatnuss

Zutaten Karottenpüree

400 g Karotten
½ EL Butter
Meersalz
geriebene Muskatnuss
1 TL Majoranblätter

Zutaten Hühnergeschnetzeltes

2 Hühnerbrüstchen ohne Haut oder Putenbrust (200 g)
60 ml junger Wein
½ EL Butter und Rapsöl
Meersalz

Pro Portion:
kcal 366 • KH 28,3 • EW 28,6 • F 12,8

Kochzeit: ca. 20 Minuten • 2 Portionen

» Gemüse klein schneiden, in einer Kasserolle mit Butter kurz anschwitzen, salzen, mit Gemüsebrühe auffüllen und weich kochen lassen. Im Mixglas mit Rahm und Majoranblättern pürieren. Mit Muskatnuss abschmecken und mit ein paar Majoranblättern garnieren.

» 400 g geschälte und in Scheiben geschnittene Karotten im Kocheinsatz weich dämpfen, danach im Mixer pürieren und abschmecken.

» Die Brüstchen in Streifen schneiden, Hühnerfleisch in Rapsöl kurz anschwitzen, salzen, mit Weißwein ablöschen und zugedeckt ca. 5 Minuten weich dünsten lassen. Mit ca. 125 ml der Majoransauce und Butter vermischen und falls nötig nachwürzen.

Lebensmittelverträglichkeit

- L Laktosefreie Butter, Pflanzencreme statt Rahm
- F Jungen Wein weglassen, Rüben statt Karotten, Wurzelgemüse ohne Karotten
- G Glutenfrei
- H Histaminfrei

Tipp

Natürlich können Sie auch das ganze Huhn gut gewürzt oder das geteilte Huhn in einer Bratenform bei etwa 200 Grad ca. 50 Minuten garen. Mit 300 g Gemüse und Rosmarin später auch mit kleinen Rosmarinkartoffeln gemeinsam im Ofen braten. Dazwischen alles wenden und öfter begießen.

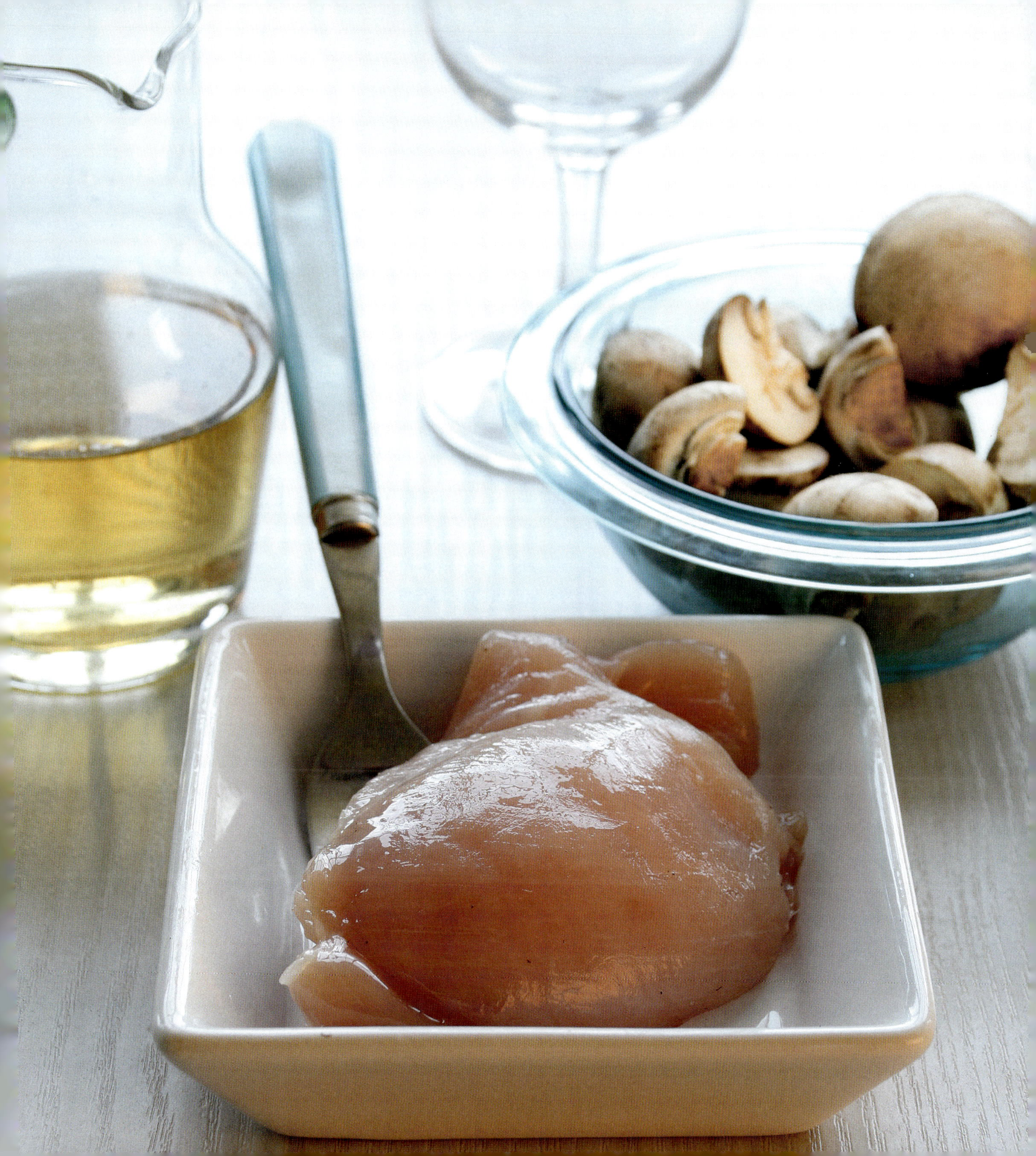

Hühnerbrüstchen mit Mangoldblatt

Verwenden Sie Bioprodukte:

Zutaten Hühnerbrüstchen

2 Hühnerbrüstchen ohne Haut (200 g)
4 große Mangoldblätter
Meersalz
Galgant-Wurzel oder weißer gemahlener Pfeffer
20 g Parmesan
20 g geriebene Kursemmel
1 Bund Kerbel
125 ml Kräuter-Basensauce (Rezept S. 105)

Zutaten Karottenschaum

350 g Karotten
Meersalz
geriebene Muskatnuss
2 EL Sahne
2 TL gehackte Zitronenmelissenblätter
$^1/_4$ l Gemüsebrühe
1 EL Butter

Pro Portion:
kcal 256 • KH 15,2 • EW 30,1 • F 7,0

Kochzeit: ca. 15 Minuten • 2 Portionen

» Hühnerbrüstchen mit Küchenkrepp gut trocken tupfen. Die Mangoldblätter waschen und im Kocheinsatz 2 Minuten dämpfen, bis sie sich aufrollen lassen. Die Hühnerbrüstchen mit Pfeffer, Parmesan und Weißbrot vermischt bestreuen und in je 1–2 Mangoldblätter hüllen.

» Die Hühnerbrüstchen im Kocheinsatz über Dampf 10–12 Minuten garen. Herausnehmen, schräg anschneiden und anrichten. Oder in Klarsicht-Bratfolie wickeln, auf dem Gitter im Backofen 12 Minuten bei 200 Grad garen. Kerbelkraut mit heißer Basensauce aufmixen und gut abschmecken.

» Karotten schälen, in Scheiben schneiden, mit Butter in einer Kasserolle glasig anschwitzen, mit Gemüsebrühe aufgießen und zugedeckt bei schwacher Hitze ca. 15 Minuten weich dünsten lassen. Das trockene Karottengemüse im Cutter mit Sahne, Zitronenmelisse, Salz und Muskatnuss zu einem Püree verarbeiten.

Lebensmittelverträglichkeit

(L) Pflanzencreme statt Sahne, laktosefreie Butter
(F) Rüben statt Karotten
(G) Buchweizensemmel statt Kursemmel
(H) Mangold weglassen, Frischkäse statt Parmesan

Kalbsschnitzel mit Kerbel-Basensauce

Kochzeit: ca. 15 Minuten • 2 Portionen

Verwenden Sie Bioprodukte:

Zutaten Kalbsschnitzel

2	Kalbsschnitzel (200 g)
1 EL	Butter
	Meersalz
1 Msp.	weißer gemahlener Pfeffer
125 ml	Gemüsebouillon

Zutaten Kerbel-Basensauce

1 TL	Rapsöl
3 EL	Sahne
1 Bund	Kerbelkraut oder 1 TL Kräuterpesto
60 ml	Basensauce (Rezept S. 60/82)

» Kalbsschnitzel auf eine Klarsichtfolie legen, Folie darüberschlagen und gleichmäßig flach klopfen. Mit Salz und Pfeffer würzen. Öl in einer Pfanne erhitzen und die Schnitzel von beiden Seiten knusprig braun braten.

» Aus der Pfanne heben und im Backofen warm halten. Den Bratensatz in der Pfanne mit der heißen Gemüsebouillon und Butter verrühren. Sahne unterrühren und alles kurz einkochen lassen. Nun die vorgefertigte Basensauce und den Kerbel untermischen, einmal aufkochen lassen und abschmecken.

» Schnitzel auf zwei vorgewärmten Tellern anrichten (Saft zur Sauce mischen) und die sämig dickliche Sauce darüber gießen. Dazu passt eine Portion Gemüse in gedämpfter Form oder als Gemüsepüree.

Lebensmittelverträglichkeit

- L Laktosefreie Butter, Pflanzencreme statt Sahne
- F Fruktosefrei
- G Glutenfrei
- H Histaminfrei

Pro Portion:
kcal 171 • KH 0,8 • EW 21,9 • F 8,9

Abendessen der Milden Ableitungsdiät I

Während der MAD wird kein oder nahezu kein Abendessen eingenommen, weil die Nahrungszufuhr zur Abendzeit am ungünstigsten ist. Stattdessen werden 1–3 Tassen eines beliebigen Kräutertees (siehe S. 26), mit einem Teelöffel Honig und etwas Zitronen- oder Orangensaft löffelweise eingenommen. Die löffelweise Einnahme des heißen Tees bringt meist eine erstaunlich gute Sättigungswirkung zustande. Sollte dennoch echtes Hungergefühl aufkommen, so ist zusätzlich noch etwas mit Milch verdünnter Quark (Topfen) erlaubt, der zur besseren Einspeichelung mit etwas Kursemmel oder Kurfladenbrot eingenommen wird. Jedoch soll man bereits bei Erreichen einer leichten Sättigung mit dem Essen aufhören.

Das heißt, dass dann, wenn der Körper so wenig an Nahrung erhält, dass einige Zeit vor der nächsten Mahlzeit ein gesundes Hungergefühl entsteht, der Verdauungsapparat in seinem Inneren Ordnung schaffen, aufräumen, alte Schlackenstoffe verdauen und abstoßen kann. Während des Leerseins des Verdauungsapparates, das man als Hunger verspürt, vollziehen sich die wichtigsten Heilvorgänge! Bei den meisten Kurpatienten entsteht allerdings während der ganzen Ableitungskur, auch des Abends, nur geringes Hungergefühl, da der Körper jetzt von seinen abbaufälligen Reserven lebt. Wer zu anderer Zeit als vor dem Essen über Hunger klagt, hat meist nur „Gusto", Verlangen des verwöhnten Gaumens nach Abwechslung. Quälender Hunger darf jedoch zu keinem Zeitpunkt der Kur auftreten. Dies würde – richtige Kurdurchführung vorausgesetzt – ein Krankheitszeichen darstellen, das eine Rücksprache mit dem behandelnden Arzt erfordert. Sehr oft handelt es sich um eine Säurebelastung im Magen-Zwölffingerdarm-Bereich, die dann durch ausreichende Zufuhr von Basen sofort beseitigt wird. Man nimmt mindestens einen Teelöffel Basenpulver auf ¼ – ½ Liter Wasser. In solchen Fällen ist diese Dosis 2–4-mal täglich auf Kurdauer – und auch noch länger zur weiteren Entsäuerung – unbedingt zu empfehlen.

Dr. F. X. Mayr sagte: Am Abend zu essen gleicht einer Dampflokomotive, die man voll heizt und anschließend in den Schuppen stellt.

Achtung

Basenpulver III nach Rauch (Apotheke)

Magnesium citricum
Kalium hydrogenkarbon
Natrium monohydrogenphos.
Kalium citricum
Calcium carbonicum
Natrium hydrogencarbonic
1 Msp. Basenpulver, 1 TL auf $^1/_4$ – $^1/_2$ Liter Wasser

Empfehlung

Die Einnahme eines solchen Basenpulvers ist grundsätzlich während jeder Fasten-, Diät- und Ableitungskur von größtem Wert. Das Pulver besteht nur aus Substanzen, die zwar in jedem Körper vorkommen, aber bei Entschlackungskuren in zu geringen Mengen, um die in vermehrtem Ausmaß anfallenden Säuren neutralisieren zu können. Wir empfehlen meist einen Teelöffel morgens zum Bittersalz und eine Dosis abends vor dem Schlafengehen.

Günstige Menü-Zusammenstellung der MAD I

Nach den Regeln der Trennkost:

Sellerie-Basensuppe mit Polentaknödel und Gartengemüse Seite 39, 60

Kartoffel-Basensuppe mit Kartoffellaibchen mit Minzesauce und Zucchinigemüse Seite 36, 61

Fenchel-Basensuppe mit Tofu-Bällchen im Gemüsebett Seite 40, 62

Karotten-Basensuppe mit Lachsforellenfilets auf Blattspinat Seite 36, 78

Kartoffel-Basensuppe und Fenchel mit Polenta Seite 36, 63

Basensuppe mit Petersilienwurzel und Kartoffelauflauf Seite 44, 53

Basensuppe mit Thymian und Zucchini-Gemüse mit Ofenkartoffeln Seite 45, 65

Spargel-Basensuppe und Hühnerfrikassee mit Basensauce Seite 42, 80

Kartoffel-Gemüse-Basensuppe mit Tofu-Gemüsekrapfen Seite 38, 66

Basensuppe mit Milch und Auberginen-Gemüsetopf Seite 41, 67

Kartoffel-Basensuppe mit Spinat und Hirseschnitzel mit Karotten Seite 40, 68

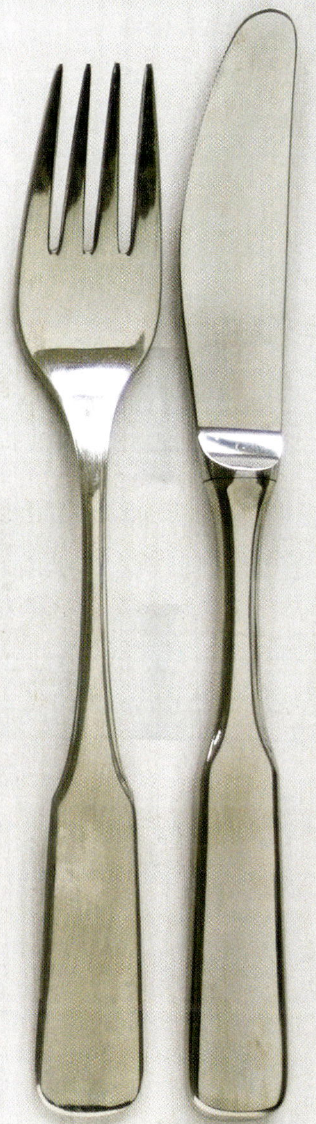

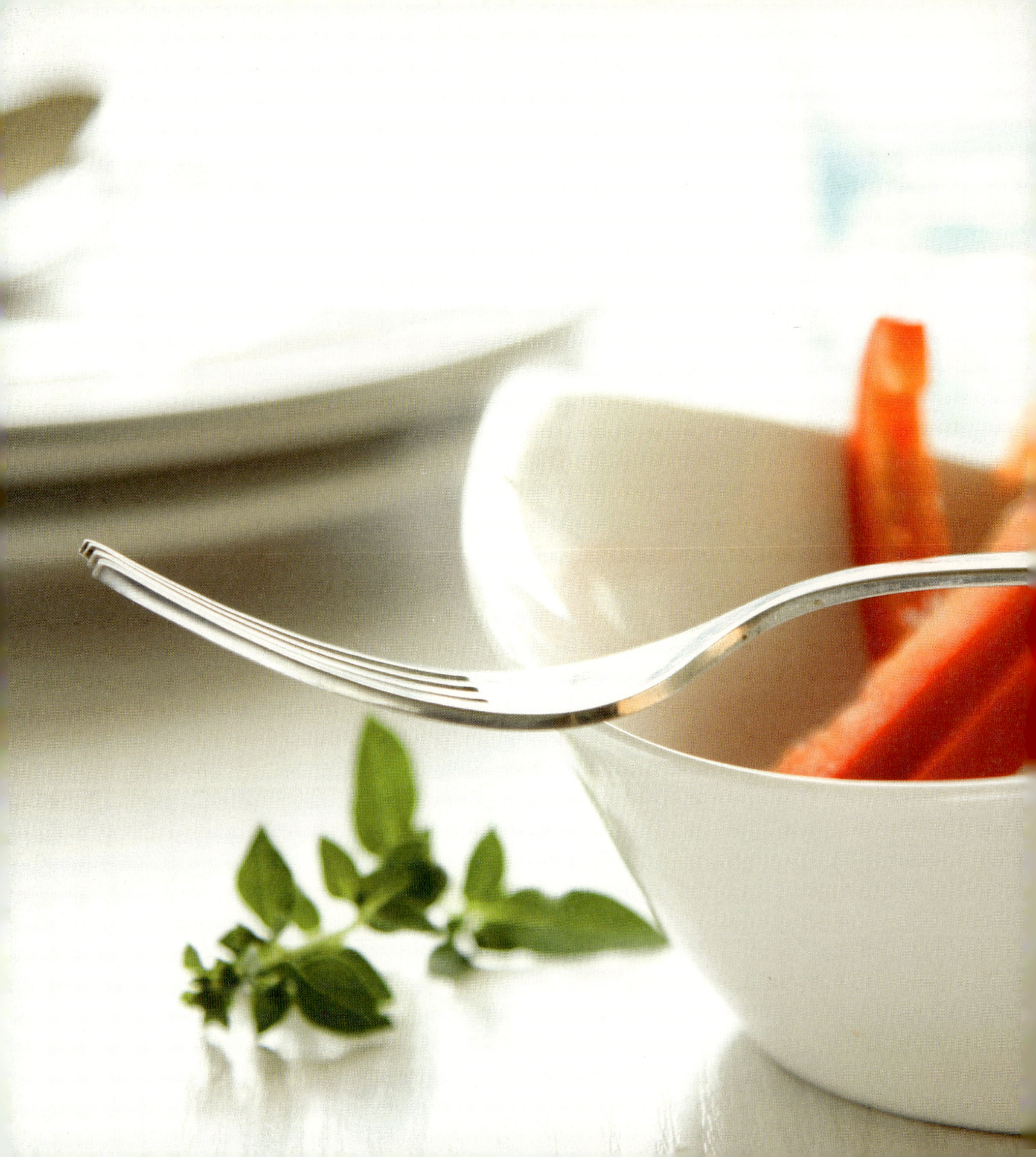

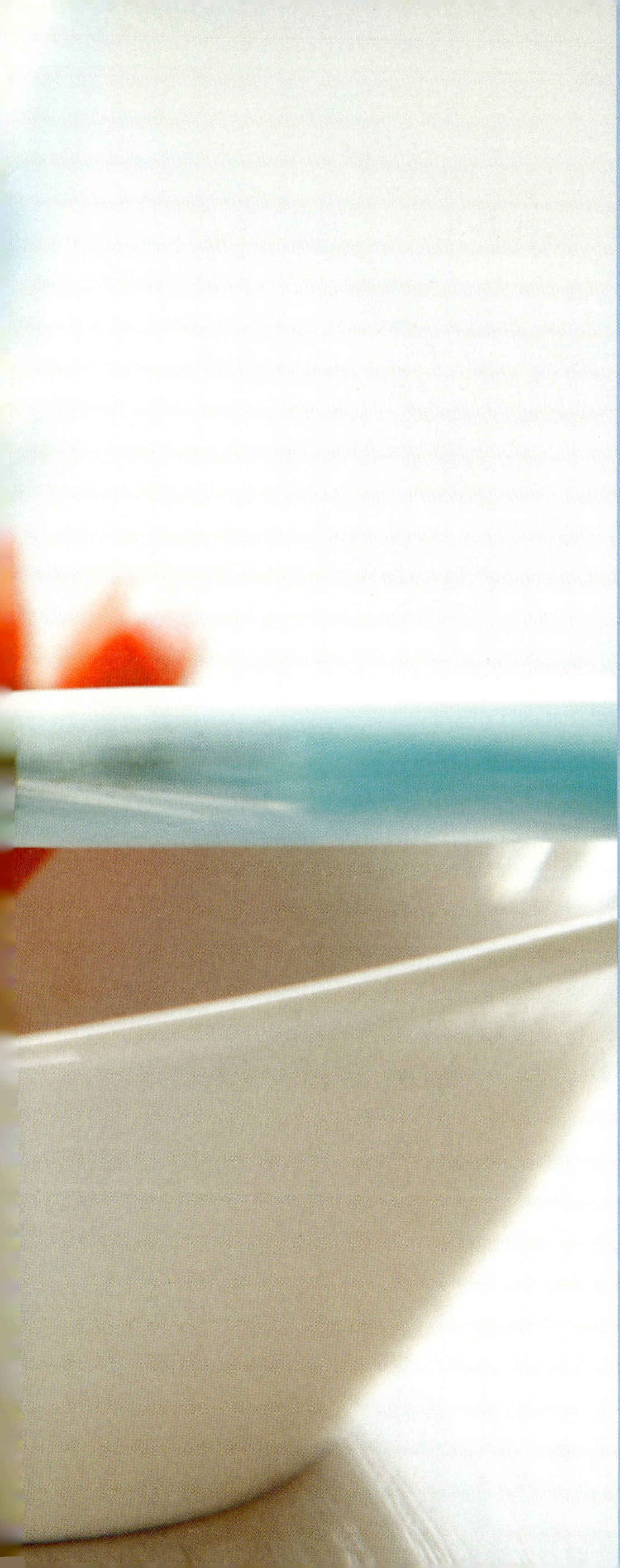

Die Milde Ableitungsdiät II

Im Gegensatz zur MAD I haben Sie nun eine reichhaltigere Auswahl an für die Verdauungsleistung etwas anspruchsvolleren Nahrungsmitteln, die kombiniert aber dem Trennkostprinzip treu bleiben. Kombinieren Sie gelegentlich basisches Gemüse mit Fisch und Fleisch und lernen Sie die hochwertigen Öl-Eiweiß-Gerichte nach Dr. J. Budwig kennen.

Frühstück der Milden Ableitungsdiät II

Zur Auswahl stehen die bereits in der MAD I empfohlenen Frühstücksgerichte, wobei anstelle des Magerquarks (Topfen) bereits Schafs- oder Ziegenquark mit höherem Fettgehalt (über 20%) als mögliche Zusätze in Betracht kommen:

- Öl-Quark-Aufstrich,
- weich gekochtes Ei (mit Meersalz),
- gelegentlich Puten- oder Rinderschinken oder
- Hafer-, Dinkel-, Mais- oder Reisschleim mit 1–2 TL bestem kaltgepresstem Pflanzenöl.

Öl-Quark-Aufstrich

Zutaten

Verwenden Sie Bioprodukte:

150 g Magerquark, Schafs-oder Ziegenfrischquark (Topfen)
50 g Gervais oder Hüttenkäse
4 EL Vorzugsmilch
4 EL Leinöl oder Mandelöl
Meersalz

Pro Portion:
kcal 89 • KH 2,4 • EW 7,1 • F 5,6

Kochzeit: ca. 5 Minuten • 4 Portionen

» Quark, Gervais, Milch und Öl mit einem Schneebesen gründlich mischen, salzen. Mit einem Eisportionierer in kleinen Schälchen anrichten und mit Frischkräutern garnieren.

Lebensmittelverträglichkeit

- L Laktosefreier Quark, Hüttenkäse und Milch
- F Fruktosefrei
- G Glutenfrei
- H Histaminfrei

Tipp

Sie können auch beste, kaltgepresste Pflanzenöle zum Veredeln des Quarks verwenden. Die Aufstriche halten sich über mehrere Tage im Kühlschrank. Da sie dicklich werden, vor Gebrauch etwas verdünnen und gut aufrühren!

Sesam-Vitamin-Aufstrich

Kochzeit: ca. 5 Minuten • 4 Portionen

» Gemüse klein schneiden, im Kocheinsatz über Dampf in etwa 5 Minuten weich garen, auskühlen und mit allen Zutaten zu einem cremigen Aufstrich pürieren. Stets frisch zubereiten und kurzfristig im Kühlschrank aufbewahren. Mit Hilfe eines Eisportionierers oder Spritzsackes portionsweise anrichten. Mit Bio-Küchenkräutern garnieren.

Lebensmittelverträglichkeit

- L Pflanzencreme statt Rahm
- F Mehr Sellerie statt Karotten
- G Glutenfrei
- H Histaminfrei

Zutaten

Verwenden Sie Bioprodukte:

- 150 g geschälte Karotten
- 50 g Sellerieknolle
- 2 EL Rahm
- Meersalz
- 50 g geschälter, gemahlener Sesam

Pro Portion:
kcal 89 • KH 3,9 • EW 2,9 • F 6,9

Tofu-Aufstrich mit Leinöl

Kochzeit: ca. 5 Minuten • 4 Portionen

» Avocado und Tofu nacheinander mit der Gabel fein zerdrücken und mit allen Zutaten gut vermischen. Sofort servieren, im Kühlschrank nur kurzfristig aufbewahren.

Lebensmittelverträglichkeit

- L Pflanzencreme statt Sauerrahm
- F Zitronensaft weglassen
- G Glutenfrei
- H Avocado und Zitronensaft weglassen

Zutaten

Verwenden Sie Bioprodukte:

- 150 g Tofu natur
- 50 g reife Avocado
- 1 TL Rapsöl
- 1 TL Leinöl oder Hanföl
- 1 TL Sauerrahm
- Meersalz
- gemahlene Galgantwurzel
- Zitronensaft

Pro Portion:
kcal 68 • KH 0,4 • EW 3,3 • F 6,1

Tipp

Der Aufstrich kann mit gedämpften Gemüsewürfeln, einer zerdrückten Kartoffel und frischen Bio-Küchenkräutern vermischt werden.

Mittagessen der Milden Ableitungsdiät II

Die Basensuppen

Auch in der MAD II und III wird das Mittagessen mit magenwärmenden Basensuppen eingeleitet. Von der Zusammenstellung der Gerichte her wird die Verdauungsleistung etwas angehoben. Das Prinzip der Trennkost bleibt aber erhalten. Die Basensuppen von MAD II werden unverändert wie in MAD I zubereitet, jedoch können die abgeschmeckten, fertigen Suppen zusätzlich mit gutem kaltgepresstem Pflanzenöl vermehrt angereichert werden (siehe S. 33 f., Grundzubereitung Stufe 1–3).

Zubereitung der Fisch- oder Fleischgerichte

Es ist immer noch zu wenig bekannt: Durch geänderte Zubereitung kann mehr als ⅔ Fett eingespart werden:

In verschiedenen Folien

Das gewürzte Fleischstück wird in die Folie gelegt, die an den Enden nicht zu knapp abgebunden wird, damit der austretende Fleischsaft Platz hat. Danach den Foliensack an der Oberfläche ein paar Mal einstechen, auf ein Gitter legen und im Ofen bei 220 Grad knusprig braun garen. Das Fleisch soll saftig oder zart rosa gebraten sein! Die Garzeit richtet sich stets nach Größe und Zartheit des Fleisch- oder Fischstückes.

Wird mit dem gewürzten Fleischstück gleichzeitig etwas klein geschnittenes Wurzelgemüse im Foliensack mitgegart, so hat man durch Mixen des Gemüses mit dem abgelaufenen Fleischsaft am Ende die fertige Sauce dazu. Aluminiumfolie soll nur für solche Gerichte verwendet werden, bei denen keine Farbe erzielt werden muss. Große Fleischstücke können in Alufolie nicht zubereitet werden, da es unweigerlich zu einem Dünsten kommt.

Im Spezialgeschirr

Für gedünstete oder geschmorte Fleischgerichte eignet sich jedes feuerfeste Ton-, Porzellan- oder Glasgeschirr. Ohne Fett wird das Fleisch auf eine Gemüseunterlage gebettet und in den Ofen geschoben, bis es an der Oberfläche schön braun ist. Etwas Aufgießen und das Fleisch umdrehen, auf der zweiten Seite bräunen. Dann den Braten mit vom Vortag gebliebener Basensuppe (Rezept S. 33/60) oder Basensauce bedecken und bis zum Weichwerden schmoren lassen. Hinterher einen Teil des Gemüses mit der Sauce im Mixglas zu einer dicklichen Sauce pürieren (etwas Gemüsebrühe zugeben), mit Sauerrahm und Kräutern gut abschmecken, noch mal kurz durchmixen und als entsprechende Sauce dazu reichen.

Auf dem Grill oder in der Pfanne

Zum richtigen Grillen von Fleisch und Fisch gehört zweifelsohne viel Gefühl. Unsinnig ist es, ein Stück Fleisch genau nach in Kochbüchern angegebener Zeit zu braten, da Fleischqualität, Schnittstärke und die gewählte Hitze stets unterschiedlich sind. Um richtig und fettarm zu grillen, wird der Grill oder die Pfanne nur mit Öl eingepinselt. Mittlerweile gibt es einige beschichtete Grills und Bratpfannen, in denen völlig ohne Fett Fleisch oder Fisch angebraten werden können. Die Hitze muss stets so gewählt werden, dass es zu keiner starken Eiweißverkrustung kommt, sie darf aber auch nicht so gering sein, dass es zum Dünsten des Fleisches führt. Zum Wenden eignet sich eine breite Spachtel. Beim Einstechen mit einer Fleischgabel würde der Saft austreten. Fleisch, aber auch Fisch, soll stets so gegrillt oder gebraten werden, dass die Stücke saftig bleiben und nicht trocken werden. Beste Qualität kann nur so erhalten bleiben! Das Würzen darf erst unmittelbar vor dem Grillen geschehen.

Im Wasserdampf

Für besondere Fischgerichte eignet sich bestens das Wasserbad. Zuunterst gibt man gesalzenes Wasser, Pfefferkörner und Wacholderbeeren mit 1–2 Lorbeerblättern in einen Topf, in einem Einhängekorb mit Füßchen den Fisch darüberlegen. Ohne mit dem Wasser in Berührung zu kommen, wird der Fisch durch den aufsteigenden Wasserdampf besonders schonend gegart und bleibt saftig. Dämpfer mit Locheinsatz gibt es schon in vielen Haushalten.

Im Wok

Der aus Asien stammende Wok wird bei uns in Europa immer populärer. Er hat den Vorteil, dass nahezu ohne Fett darin gegart werden kann. Das Gemüse bleibt vitaminreich und knackig, und Fleisch oder Fisch werden stets in kleineren Mengen verwendet als bei uns üblich. Wenn Sie bei Wokgerichten auf übliche Beilagen verzichten, so sind die Gerichte besonders leicht bekömmlich (Trennkost). Um den Wok zu benutzen, müssen Sie grundsätzlich keine asiatischen Zutaten verwenden. Nehmen Sie besser Zutaten, die bei uns wachsen und bei uns üblich sind. Damit haben Sie die Gewähr, dass alle Wirkstoffe enthalten sind, die Sie brauchen. Nutzen Sie den Wok oder die Wokpfanne als interessante Möglichkeit, die Speisen völlig frisch, in kurzer Zeit fertig zu haben. Dazu muss allerdings auch die Anschlussleistung stimmen. Aroma, Farbe und Konsistenz bleiben im Wok besser erhalten als in jedem anderen Kochgeschirr. Zudem kann gleich im Wok serviert werden.

Achtung

Unbedingte Voraussetzung ist, dass alle Zutaten gut vorbereitet wurden, bevor Sie damit beginnen, im Wok zu braten oder zu kochen. Dann geht nämlich alles sehr schnell. Versuchen Sie es einfach mal. 1 EL Öl reicht für 4–6 Personen.

Hauptspeisen der Milden Ableitungsdiät II

Polentaschnitte mit Gemüse

Verwenden Sie Bioprodukte:

Zutaten Polentaschnitte

1 Tasse Polentagrieß (110 g)
300 ml Gemüsebrühe
1 EL Butter
Meersalz

Zutaten Champignonsauce

50 g Champignons
1 EL Butter
100 g geschälte Kartoffeln (mehlige Sorte)
1 TL gehackte Küchenkräuter oder Pesto
Meersalz
geriebene Muskatnuss
2 EL süßer Rahm
300 ml Gemüsebrühe (Rezept S. 30)

Zutaten Gemüse

50 g Blattspinat
150 g Karotten, Petersilienwurzel und Sellerieknolle
100 g Zucchini
1/2 EL Butter

Pro Portion:
kcal 366 • KH 53,4 • EW 9,1 • F 12,5

Kochzeit: ca. 20 Minuten • 2 Portionen

» Polentagrieß in Butter kurz anschwitzen, salzen und mit Gemüsebrühe aufgießen. Aufkochen lassen und bei sehr wenig Hitze ca. 10 Minuten zugedeckt dünsten lassen. Mit einer Fleischgabel auflockern und die noch feuchte Polenta in eine halbrunde, schmale Form pressen. Eventuell warmhalten, vorsichtig aus der Form stürzen und daumendicke Scheiben schneiden.

» Kartoffeln klein würfeln, mit der Hälfte der Butter anschwitzen, mit Gemüsebrühe aufgießen, gar kochen und mit Rahm und Kräutern im Mixglas pürieren. Champignons blättrig schneiden, in einer Pfanne mit restlicher Butter anschwitzen und kurz gar ziehen lassen. Alles zur Grundsauce mischen und mit Salz und Muskatnuss abschmecken.

» Karotten, Sellerie und Petersilienwurzel der Länge nach halbieren und in ca. ½ cm dicke Scheiben schneiden. Zucchini in Scheiben schneiden. Gemüse im Kocheinsatz über Dampf etwa 10 Minuten weich dämpfen, kurz vor dem Garwerden Zucchini mitdämpfen. Blattspinat in Butter 1 Minute andünsten, mit restlichem Gemüse vermischen und mit Salz und Muskatnuss nachwürzen.

Lebensmittelverträglichkeit

- L Laktosefreie Butter und Milch, Pflanzencreme statt Rahm
- F Mehr Sellerie statt Karotten
- G Glutenfrei
- H Blattspinat weglassen

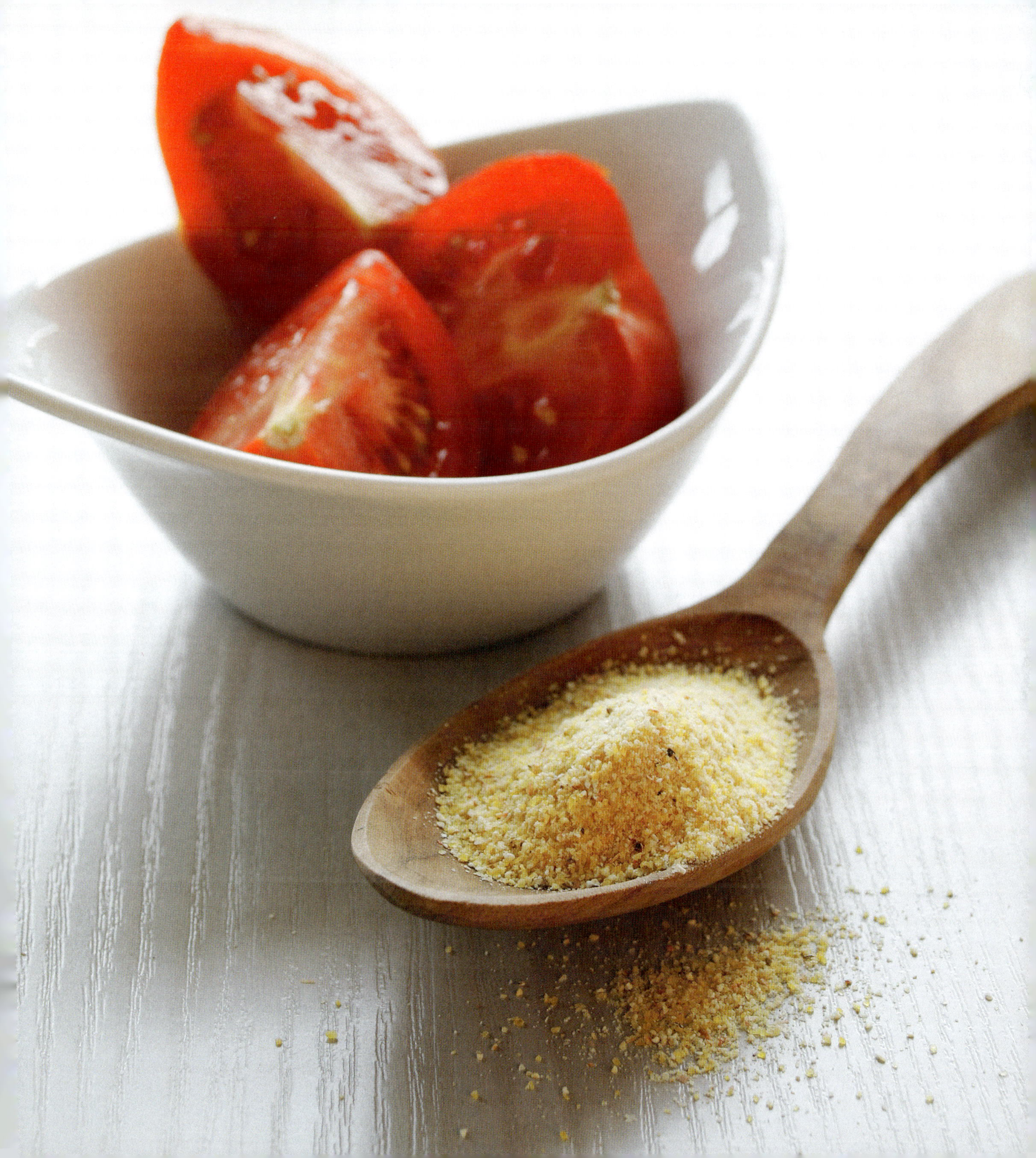

Buchweizenkrapferln mit Thymiansauce

Verwenden Sie Bioprodukte:

Zutaten Buchweizenkrapferl

100 g	Buchweizen
1/4 l	Wasser
20 g	geriebener Emmentaler
50 g	Joghurt
50 g	Zucchini
50 g	Karotten
2 TL	saure Sahne
1 TL	gehackte Küchenkräuter oder Pesto
	Meersalz

Zutaten Petersilienwurzeln

je 150 g	Petersilienwurzeln und Karotten

Zutaten Thymiansauce

100 g	geschälte Kartoffeln (mehlige Sorte)
1 EL	Butter
300 ml	Gemüsebrühe
1 TL	Thymianblätter oder
1 TL	Kräuterpesto
1 EL	Sauerrahm
	Meersalz
	geriebene Muskatnuss

Pro Portion:
kcal 363 • KH 54,1 • EW 11,8 • F 10,5

Kochzeit: ca. 40 Minuten • 2 Portionen

» Buchweizen mit Wasser und Salz etwa 20–30 Minuten weich dünsten (Flüssigkeit muss verdampft sein). Vom Feuer nehmen. Mit Joghurt, geriebenem Käse, Küchenkräutern und gedämpften Zucchini- und Karottenwürfeln vermischen. Auf 2 warmen Tellern mit einem Löffel je 2–3 Krapferln anrichten. Mit je einem Tupfer Sauerrahm überziehen und servieren. Sie können auch 2–3 EL Kräuter-Basensauce unter die Masse ziehen, wodurch sie saftiger bleibt.

» Petersilienwurzeln und Karotten schälen und im Kocheinsatz über Dampf weich garen und mit 2–3 EL Thymian-Basensauce mischen.

» Kartoffeln klein schneiden, in einer Kasserolle mit Butter anschwitzen, mit Gemüsebrühe auffüllen, salzen, weich kochen und im Mixglas mit Sauerrahm und Thymianblättern pürieren.

Lebensmittelverträglichkeit

- L Laktosefreier Joghurt und Schafskäse (Tipp), saure Sahne und Butter, Pflanzencreme statt Sauerrahm
- F Mehr Zucchini/ Petersilienwurzel statt Karotten
- G Glutenfrei
- H Frischkäse statt Emmentaler, Hartkäse (Tipp) weglassen

Tipp

Sie können auf gleiche Art Hirse zubereiten, Couscous oder Bulgur ist in 5 Minuten ferig. Zur besseren Bindung der Masse eignen sich 2 EL Sauerrahm, geriebener Hartkäse oder Schafskäse sowie Kräuter-Basensauce.

Kartoffel-Spinat-Auflauf

Kochzeit: ca. 70 Minuten • 2 Portionen

» Kartoffeln im Dampf weich garen (ca. 60 Minuten), pellen, halbieren und in dickere Scheiben schneiden. In eine größere Schüssel geben. Spinatblätter entstielen, waschen, abtropfen, in einer Pfanne mit Butter unter Rühren ca. 1 Minute garen und zugeben. Champignons putzen, vierteln und in einer Pfanne mit Öl kurz anbraten und zugeben. Tomatenwürfel, Sauerrahm und Pesto ebenfalls zugeben. Mit Vollsalz und Galgant würzen. Mozzarella oder Schafskäse in kleine Würfel schneiden und ⅔ davon daruntermischen. In eine mit Butter ausgestrichene feuerfeste Form geben, restlichen Käse darüberstreuen und im vorgeheizten Ofen bei 200 Grad etwa 10 Minuten bräunlich backen. Danach portionsweise ausstechen.

Lebensmittelverträglichkeit

- (L) Laktosefreier Mozzarella/ Schafskäse und Butter, Pflanzencreme statt Sauerrahm
- (F) Zucchini statt Tomaten
- (G) Glutenfrei
- (H) Wurzelgemüse statt Blattspinat, Zucchini statt Tomaten

Zutaten

Verwenden Sie Bioprodukte:

100 g	Blattspinat
400 g	ungeschälte Kartoffeln (mehlige Sorte)
100 g	Büffel-Mozzarella oder milder Schafskäse
1 EL	Butter
1 TL	Raps- oder Olivenöl
100 g	Champignons
100 g	Tomatenwürfel
1 TL	gehackte Majoranblätter oder Pesto
	Meersalz
	gemahlene Galgant-Wurzel
2 EL	Sauerrahm

Pro Portion:
kcal 350 • KH 28,7 • EW 15,7 • F 18,6

Hirse-Gemüse-Topf

Zutaten

Verwenden Sie Bioprodukte:

100 g Goldkernhirse
1/2 l Gemüsebrühe oder Wasser mit 1 TL Bio-Streuwürze
1 EL Butter
150 g Karotten, Petersilienwurzel und Sellerieknolle
100 g Zucchini
100 g Tomatenwürfel
1 TL gehackte Petersilie
1/2 TL Bio-Streuwürze
Meersalz
2 TL Sauerrahm

Pro Portion:
kcal 249 • KH 37,2 • EW 6,8 • F 7,8

Kochzeit: ca. 30 Minuten • 2 Portionen

» Gemüse in gleichmäßig dünne Scheiben schneiden und alles außer der Zucchini in einem Kochtopf oder im Wok mit Butter kurz anschwitzen. Hirse zugeben, untermischen und mit Gemüsebrühe oder Wasser auffüllen. 10 Minuten kochen und bei milder Hitze zugedeckt etwa 20 Minuten ausdämpfen lassen. Zucchini und Tomatenwürfel zugeben, mit Bio-Streuwürze und Salz abschmecken und in Suppentellern anrichten, mit je einem Tupfen Sauerrahm und Petersilie garnieren.

Lebensmittelverträglichkeit

- L Laktosefreie Butter und Bio-Streuwürze, Pflanzencreme statt Sauerrahm
- F Mehr Sellerie statt Karotten, Tomatenwürfel weglassen
- G Glutenfrei
- H Tomatenwürfel und Spinat weglassen

Kartoffelschnitzel mit Wurzelgemüse

Kochzeit: ca. 15 Minuten • 2 Portionen

» Kartoffeln mit der Vierkantreibe grob und Karotten ganz fein raspeln, salzen und gut ausdrücken, mit Muskatnuss, Küchenkräutern und Eigelb mischen und würzen. Die Masse in der leicht geölten, beschichteten Pfanne zu zwei flachen Schnitzeln formen, 3–5 Minuten gut anbraten und wenden. Oder am vorgeheizten Grill bei nicht zu starker Hitze garen. Mit einer breiten Spachtel umdrehen. Vor dem Servieren mit zerlassener Butter beträufeln.

» Wurzelgemüse in Scheiben schneiden und im Kocheinsatz weich dämpfen, mit etwas Basensauce mischen, mit Salz, Kräutern und Muskatnuss würzen und zum Gemüseschnitzel anrichten.

» Die geraspelten Kartoffeln müssen sofort verwendet werden, weil die Masse gleich braun wird. Wollen Sie das Eigelb weglassen, dann müssen Sie die Kartoffeln sehr fein reiben und mit dem austretenden Stärkewasser (nicht ausdrücken) gut vermischen.

Zutaten

Verwenden Sie Bioprodukte:

1/2 EL	zerlassene Butter
250 g	geschälte Kartoffeln (mehlige Sorte)
1	Eigelb
	Meersalz
	geriebene Muskatnuss
50 g	Karotten
200 g	Wurzelgemüse wie gelbe Rübchen, Sellerie, Petersilienwurzeln
60 ml	Basensauce (Rezept S. 96)
1 EL	Rapsöl
1 TL	gehackte Gartenkräuter

Pro Portion:
kcal 190 • KH 23,4 • EW 5,2 • F 8,1

Lebensmittelverträglichkeit

- L Laktosefreie Butter und Mozzarella (Tipp)
- F Rüben statt Karotten, Basilikumtomaten und Auberginenwürfel (Tipp) weglassen
- G Glutenfrei
- H Blattspinat, Auberginenwürfel, Basilikumtomaten und Räucherlachs (Tipp) weglassen

Tipp

Sie können dieses Kartoffel-Gemüseschnitzel auch mit frisch gegartem Blattspinat, Auberginenwürfel und Basilikumtomaten belegen und mit Mozzarella-Scheibchen kurz gratinieren. Das ergibt eine köstlich schmeckende Kartoffelpizza ohne Hefeteig. Kleine Kartoffelschnitzel mit Räucherlachs, Lachsforelle oder Saibling und Meerrettich sind eine gute Vorspeise.

Folienkartoffeln mit Gemüseletscho

Verwenden Sie Bioprodukte:

Zutaten Folienkartoffeln

- 2 große Kartoffeln (mehlige Sorte)
- Meersalz
- 1 EL Sauerrahm
- Kerbel

Zutaten Gemüseletscho

- 100 g Aubergine
- 100 g Champignons
- 200 g Zucchini
- 200 g Tomaten
- 2 EL Olivenöl
- Meersalz
- Galgant-Wurzel oder gemahlener Pfeffer
- je 1 TL gehacktes Basilikum und Oregano
- 2–3 EL Kräuter-Basensauce (Rezept S. 96)

Pro Portion:
kcal 220 • KH 28,9 • EW 8,1 • F 7,5

Kochzeit: ca. 80 Minuten • 2 Portionen

» Kartoffeln mit einer Bürste unter fließendem Wasser reinigen und in Alufolie einwickeln. Auf ein Gitter legen und im vorgeheizten Ofen bei 200 Grad etwa 60 Minuten backen. Danach einschneiden, etwas auseinander drücken, Sauerrahm einfüllen und mit Kerbel garnieren.

» Auberginen schälen und in größere Würfel schneiden. Tomaten ebenfalls in größere Würfel schneiden. Champignons waschen und halbieren oder vierteln. Zucchini in dickere Scheiben schneiden.

» Olivenöl in eine große Wokpfanne geben und zuerst die Champignons anbraten, dann Zucchini und Auberginen zugeben, mit Salz und Galgant-Wurzel abschmecken. Deckel daraufgeben und das Gemüse etwa 3–4 Minuten knackig garen. Dann erst Tomatenwürfel, Oregano und Basilikum zugeben, Basensauce untermischen und nachwürzen. Zu den Kartoffeln anrichten.

Lebensmittelverträglichkeit

- **L** Pflanzencreme statt Sauerrahm, laktosefreier Quark, Joghurt und Hüttenkäse (Tipp)
- **F** Fenchel statt Aubergine, mehr Zucchini statt Tomaten, Mandeln und Tomatenwürfel (Tipp) weglassen
- **G** Glutenfrei
- **H** Fenchel statt Aubergine, mehr Zucchini statt Tomaten, Mandeln, Sojasauce und Tomatenwürfel (Tipp) weglassen

Tipp

Probieren Sie auch mal diese Füllungen zu den Folienkartoffeln:

- 100 g Gorgonzola, Schafs- oder Ziegenquark (Topfen) mit 1 EL Joghurt verrührt.
- 2 EL Crème fraîche verrührt mit 1 TL Leinöl und 2 EL pürierten Mandeln oder Nüssen.

Auch alle Öl-Quark-Aufstriche und Brotaufstriche eignen sich sehr gut (siehe S. 90 ff./118 ff.).

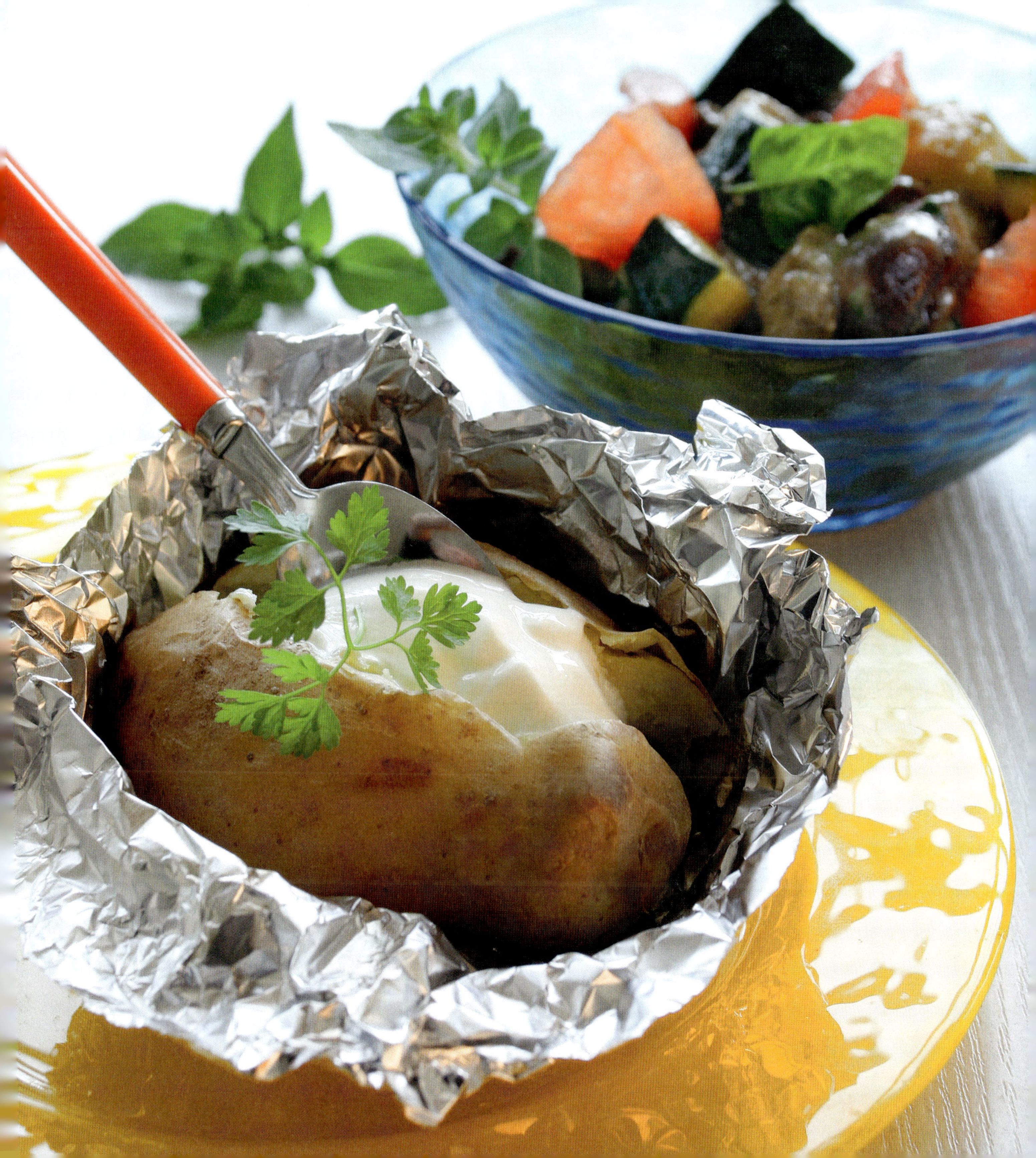

Maistortillas mit Gemüse-Ratatouille

Verwenden Sie Bioprodukte:

Zutaten Maistortillas

- 250 g geschroteter Mais oder Maisgrieß
- ca. 1/4 l Gemüsebrühe oder Wasser
- 1/2 EL Butter
- 1 EL Sauerrahm
- 4 Scheiben Büffel- oder Schafs-Mozzarella
- 1 Tomate
- Kerbelkraut
- Meersalz
- 60 ml Kräuter-Basensauce (Rezept S. 66)

Zutaten Gemüse-Ratatouille

- 2 Zucchini
- 1 Tomate
- 50 g Stangensellerie
- 50 g geschälte Karotten
- 50 g Blattspinat oder Mangold
- Meersalz
- 1 EL Basilikumblätter

Pro Portion:
kcal 522 • KH 98,1 • EW 17,9 • F 5,6

Kochzeit: ca. 20 Minuten • 2 Portionen

» Den Maisschrot in einer Kasserolle trocken anrösten, mit Gemüsebrühe auffüllen, einmal aufkochen lassen, salzen, Kochplatte ausschalten und zugedeckt etwa 20 Minuten ausdünsten lassen. Mit einer Gabel auflockern, etwas abkühlen, Sauerrahm und zerlassene Butter daruntermischen und mit Hilfe eines Esslöffels vier Portionen ausstechen und flach gedrückt zu daumenstarken Laibchen formen.

» Das Gemüse in dünne Scheiben schneiden. Sellerie und Karotten im Kocheinsatz über Dampf weich garen. Zucchini später dazugeben. Tomate achteln, entkernen und zum Gemüse geben. Blattspinat und Basilikum zuletzt unter das Gemüse geben. Mit etwas Basilikumsauce schwenken und nachwürzen.

» Die Laibchen mit dem Gemüse-Ratatouille sowie Tomatenscheiben, Kerbelkraut und Mozzarellascheiben belegen und kurz bei Oberhitze in den Ofen schieben, bis der Käse geronnen ist. Oder die Masse in zwei Portionen auf zwei heißen Tellern verteilen, etwas flach drücken oder glatt streichen und wie eine Pizza belegen. Mit etwas frischer Kräutersauce und mit Frischkräutern garnieren.

Lebensmittelverträglichkeit

- L Laktosefreie Butter, Mozzarella und Hüttenkäse, Pflanzencreme statt Sauerrahm
- F Tomaten weglassen, mehr Sellerie statt Karotten
- G Glutenfrei
- H Tomaten, Blattspinat und Mangold weglassen

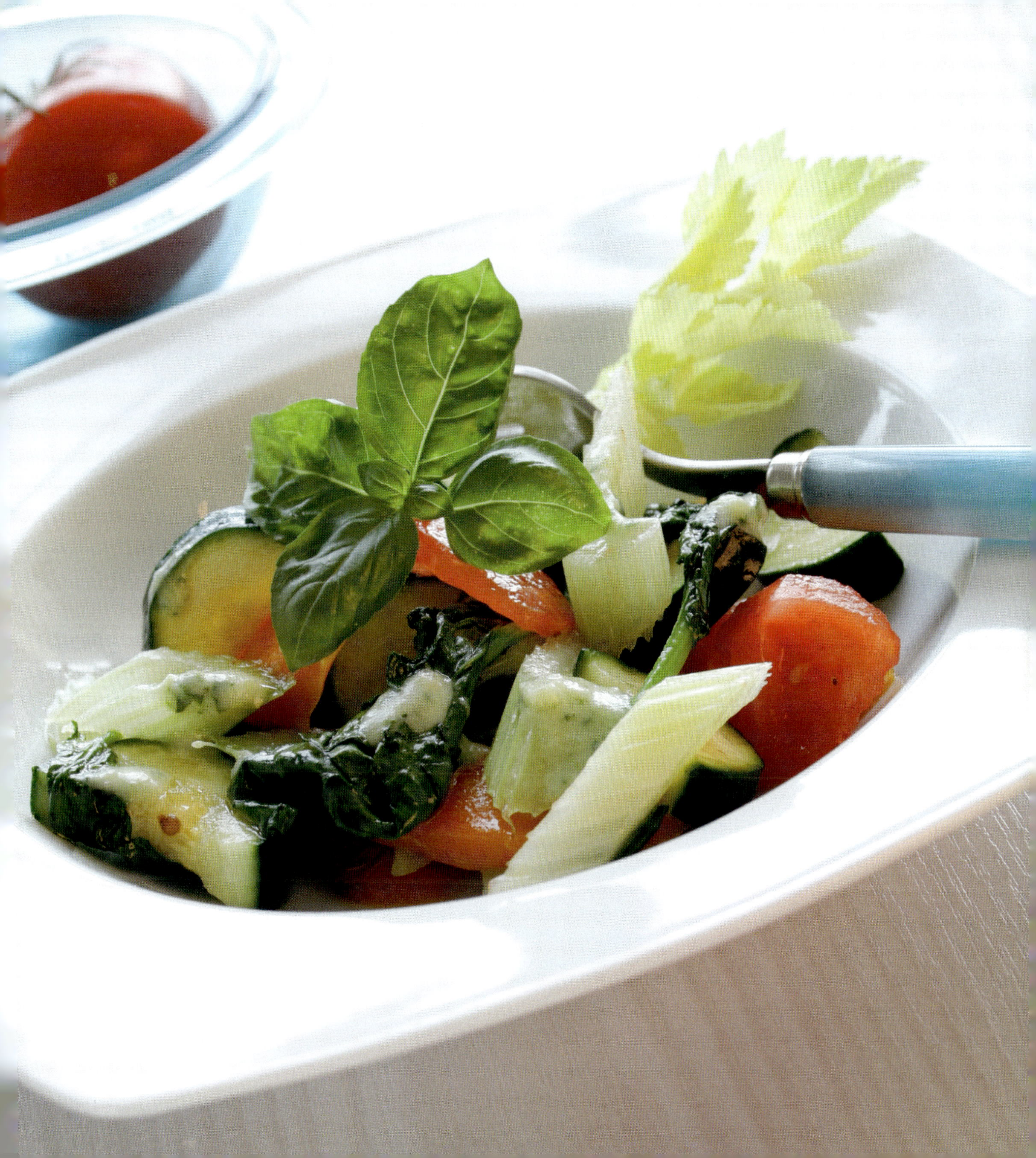

Kartoffel-Reibekuchen

Verwenden Sie Bioprodukte:

Zutaten Reibekuchen

400 g geschälte Kartoffeln (mehlige Sorte)
Meersalz
weißer, gemahlener Pfeffer
1 TL Rapsöl
2 TL Sauerrahm
1 Eigelb
6 Minzeblätter

Zutaten Zucchini-Karottengemüse

200 g Zucchini
150 g Karotten
1 EL Butter
125 ml kohlensäurereiches Mineralwasser
Meersalz
geriebene Muskatnuss
1 TL gehacktes Basilikum oder Pesto

Pro Portion:
kcal 278 • KH 35,3 • EW 8,1 • F 11,0

Kochzeit: ca. 20 Minuten • 2 Portionen

» Kartoffeln mittelfein bis grob raspeln, salzen und gut ausdrücken, Eigelb dazugeben und mit Pfeffer und Muskat würzen. Eine beschichtete Pfanne mit Öl bestreichen und die Kartoffelmasse darauflegen. Mit einer Spachtel breit drücken (etwa 1 cm stark) und beidseitig knusprig braun garen. Danach mit zerlassener Butter bepinseln. Den Reibekuchen auf zwei heißen Tellern anrichten und das Zucchini-Karottengemüse darübergeben. Mit Sauerrahm und Minzeblättern garnieren.

» Karotten halbieren und in dünne Scheibchen schneiden, Zucchini in dickere Scheiben schneiden. Butter in einer Pfanne schmelzen lassen und zuerst Karotten darin anschwitzen, mit Mineralwasser auffüllen und ca. 5 Minuten einkochen lassen, bis die Flüssigkeit nahezu verdunstet und das Gemüse kernig weich ist. Zucchinischeiben dazugeben und zugedeckt 2 Minuten mitgaren lassen. Mit Salz, Muskatnuss und Basilikum würzen und zum Reibekuchen anrichten.

Lebensmittelverträglichkeit

- L Pflanzencreme statt Sauerrahm, laktosefreie Butter
- F Rüben statt Karotten
- G Glutenfrei
- H Histaminfrei

Fisch- und Fleischgerichte der Milden Ableitungsdiät II

Seezungenfilet mit Gemüsegratin

Kochzeit: ca. 25 Minuten • 2 Portionen

» Auberginen- und Zucchinischeiben würzen und in einer Pfanne mit Öl beidseitig anbraten. Auberginen, Tomaten, Mozzarella und Zucchinischeiben dachziegelartig auf ein mit Öl bepinseltes Backblech schichten. Mit zerlassener Butter bepinseln, leicht salzen, Oregano daraufgeben und im vorgeheizten Ofen bei Oberhitze (220 Grad) 10–15 Minuten goldbraun backen.

» Klein geschnittenes Gemüse in einer Kasserolle mit Butter anschwitzen, salzen, mit Gemüsebrühe auffüllen und weich kochen. Im Mixglas mit Weißwein, Sahne und Estragonblättern zu einer cremigen Sauce pürieren.

» Seezunge am Schwanzende quer einschneiden. Finger in Salz tauchen und die Haut abziehen. Seezunge von der Mitte nach außen hin filetieren, mit Zitronensaft beträufeln und mit Basilikumstreifen belegen. Eine beschichtete Pfanne mit Öl bepinseln, die Filets wenig salzen und zart goldbraun garen. Nun den Bratenrückstand mit etwas Estragonsauce aufrühren und über die Filets geben.

Lebensmittelverträglichkeit

- L Laktosefreie Butter, Pflanzencreme statt Sauerrahm
- F Zitronensaft, Weißwein und Tomaten weglassen, Wurzelgemüse ohne Karotten
- G Glutenfrei
- H Zitronensaft und Tomaten weglassen, Jungwein statt Weißwein

Verwenden Sie Bioprodukte:

Zutaten Gemüsegratin

je 150 g	Auberginen, Tomaten und Zucchini
2 EL	Olivenöl
	Oregano
100 g	Mozzarellascheiben

Zutaten Estragonsauce

100 g	Wurzelgemüse
1 EL	Butter
250–300 ml	Gemüsebrühe (Rezept S. 30)
5 g	eingelegte Estragonblätter
3 EL	herber Weißwein
2 EL	Sahne
	Meersalz

Zutaten Seezungenfilet

1	Seezunge oder Seezungenfilets (à 100 g)
	Zitronensaft
	Meersalz
1 TL	Olivenöl
1 TL	gehacktes Basilikum

Pro Portion:
kcal 277 • KH 23,2 • EW 21,0 • F 9,7

Seeteufelmedaillons auf Fenchelsauce

Verwenden Sie Bioprodukte:

Zutaten Seeteufelmedaillons

6 Seeteufelmedaillons
Meersalz
gemahlener Pfeffer
1 EL gehacktes Basilikum oder Pesto
1 TL Olivenöl
½ EL Butter
1 Zitronen-Thymianzweig
8 Kirschtomaten

Zutaten Fenchelsauce

200 g Fenchelknolle
Fenchelgrün
1 EL Butter
250–300 ml Gemüsebrühe
3 EL Jungwein
2 EL Sahne
Meersalz
weißer, gemahlener Pfeffer

Pro Portion:
kcal 237 • KH 10,0 • EW 22,5 • F 11,4

Kochzeit: ca. 20 Minuten • 2 Portionen

» Seeteufelmedaillons mit Salz und Pfeffer würzen. Basilikumstreifen leicht andrücken. In einer beschichteten Pfanne Olivenöl und Butter erhitzen und die Fischmedaillons darin goldgelb anbraten. Thymianzweig dazugeben. Darin die Seeteufelmedaillons bei kleiner Hitze 3–4 Minuten halb zugedeckt fertig braten. Geviertelte Kirschtomaten dazugeben, kurz schwenken und mit Salz und Pfeffer abschmecken.

» Klein geschnittene Fenchelknolle in einer Kasserolle mit Butter anschwitzen, salzen, mit Gemüsebrühe auffüllen und weich kochen. Im Mixglas mit Weißwein, Sahne, Pfeffer und Fenchelgrün zu einer cremigen Sauce pürieren. Falls zu dick, mit etwas Gemüsebrühe verdünnen.

Lebensmittelverträglichkeit

- L Laktosefreie Butter, Pflanzencreme statt Sahne
- F Kirschtomaten und Jungwein weglassen
- G Glutenfrei
- H Kirschtomaten weglassen

Hechtsoufflé mit Spinat

Kochzeit: ca. 15 Minuten • 2 Portionen

» Das gut gekühlte, klein geschnittene Hechtfleisch mit Sahne, Dill und Gemüsebrühe pürieren. Mit Salz und Pfeffer abschmecken. Die lockere Hechtmasse in gebutterte Souffléformen füllen und im Kocheinsatz mit Deckel etwa 10–15 Minuten dämpfen. Aus der Form stürzen und anrichten. Oder aus der Masse mit zwei nassen Esslöffeln kleine Klößchen formen und diese etwa 8 Minuten in köchelndes Salzwasser legen.

» Das geschnittene Wurzelgemüse mit Mangold in einer Kasserolle mit Olivenöl anschwitzen, mit Gemüsebrühe aufgießen und zugedeckt etwa 10 Minuten weich dünsten. Den Blattspinat zuletzt dazugeben und 1 Minute zusammenfallen lassen.

» Den Fischfond oder die Gemüsebrühe um etwa die Hälfte einkochen, den mit der Pflanzencreme im Cutter pürierten Lachs dazugeben und gut verrühren. Kurz einkochen lassen, bis eine sämige Sauce entstanden ist. Mit Basensauce vermischen, mit Salz und wenig Zitrone abschmecken. Dill untermischen.

Lebensmittelverträglichkeit

- L Pflanzencreme statt Sahne
- F Zitronensaft weglassen
- G Glutenfrei
- H Blattspinat/Mangold und Zitronensaft weglassen, Frischlachs/Hecht statt Räucherlachs

Verwenden Sie Bioprodukte:

Zutaten Hechtsoufflé

200 g	Hechtfilet
180 ml	Sahne
	Meersalz
	weißer, gemahlener Pfeffer
1 EL	Olivenöl
100 ml	Gemüsebrühe
½ TL	gehackter Dill
100 g	Blattspinat oder Mangold
250 g	Wurzelgemüse
1 TL	Kerbel

Zutaten Lachssauce

125 ml	Fischfond oder Gemüsebrühe
60 ml	Basensauce
50 g	Räucherlachs
60 ml	Pflanzencreme
	Meersalz
	weißer, gemahlener Pfeffer
	Dill
	Zitronensaft

Pro Portion:
kcal 278 • KH 9,0 • EW 10,6 • F 0,8

Lachs- und Forellenstreifen mit Basilikum

Zutaten

Verwenden Sie Bioprodukte:

100 g	Lachsforellenfilet
100 g	Forellenfilet
100 g	grüner und weißer Spargel
100 g	Brokkoli
100 g	Wurzelgemüse
100 g	Fenchel
50 g	Mangold
1/2 EL	Butter
	Meersalz
	weißer, gemahlener Pfeffer
4 cl	Jungwein
80 ml	Fischfond
40 ml	Sahne
60 ml	Basensauce (Rezept S. 66)
1/4	Zitrone
1 Bund	Basilikum oder 1 TL Pesto

Pro Portion:
kcal 171 • KH 5,2 • EW 19,5 • F 6,6

Kochzeit: ca. 20 Minuten • 2 Portionen

» Spargel schälen und in 4 cm lange Stücke schneiden. Brokkoli in kleine Rosen teilen. Forellen- und Lachsfilet in fingerdicke Streifen schneiden, salzen, pfeffern und mit Pesto bestreichen.

» Butter in einer Kasserolle zerlaufen lassen, alles Gemüse zugleich hineingeben, salzen und pfeffern. Weißwein und Fischfond angießen und zugedeckt etwa 10 Minuten weich dünsten. Die Flüssigkeit soll verdunstet sein. Mit Salz, Pfeffer und Zitronensaft abschmecken. Die marinierten Fischstreifen darauflegen und zugedeckt etwa 2–3 Minuten im heißen Gemüse garen lassen.

Lebensmittelverträglichkeit

- L Laktosefreie Butter, Pflanzencreme statt Sahne
- F Zitrone, Brokkoli und Jungwein weglassen
- G Glutenfrei
- H Mangold und Zitrone weglassen

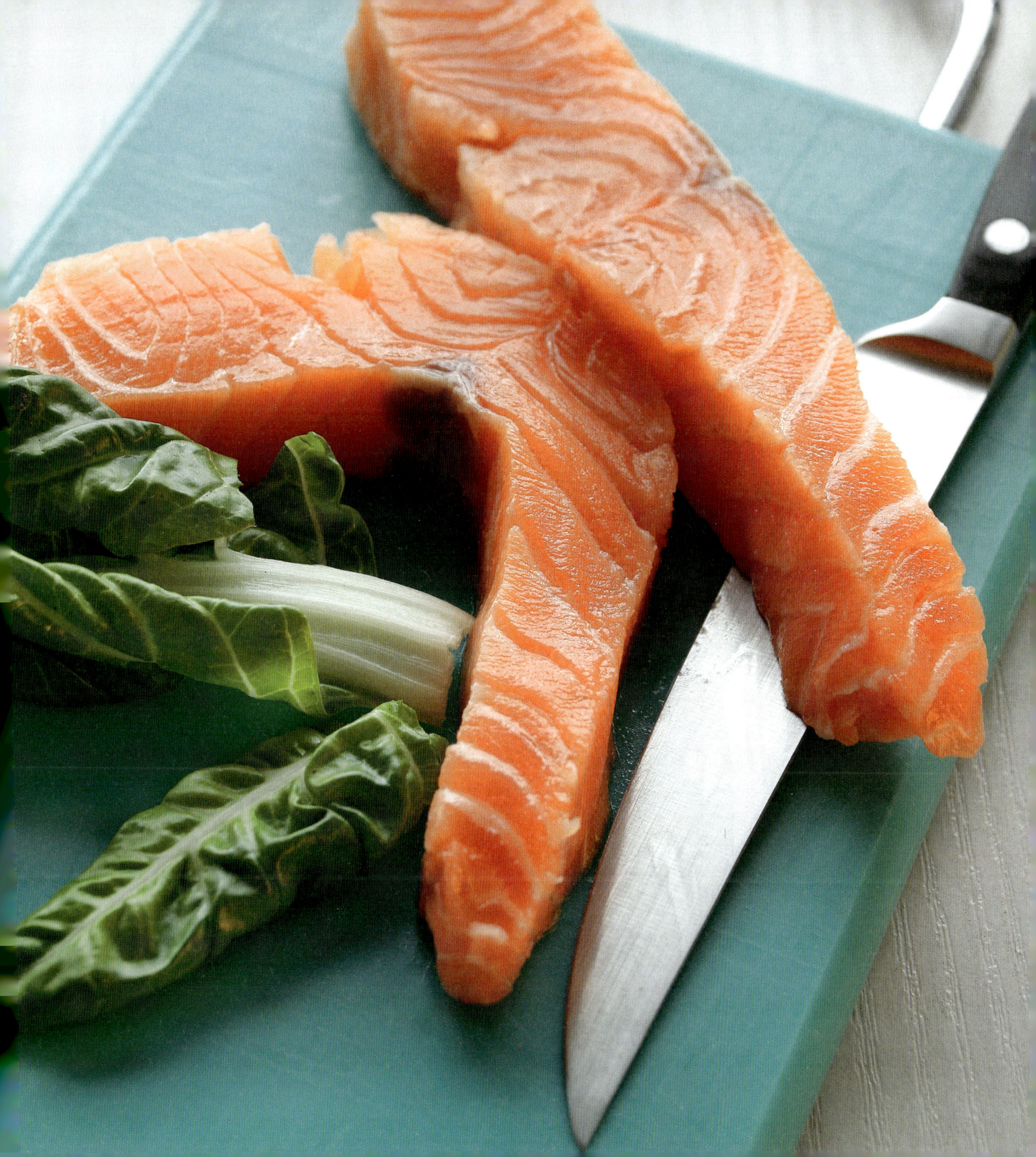

Gebratener Kalbsrücken mit Gemüse

Verwenden Sie Bioprodukte:

Zutaten Kalbsrücken

200 g Kalbsrücken
300 g Wurzelgemüse wie Karotten, Sellerie, Fenchel, Rüben, Petersilienwurzel
1 EL Rapsöl
Meersalz
2–3 Rosmarinzweige

Zutaten Gemüseplätzchen

250 g Selleriewurzel
1 EL zerlassene Butter
Meersalz
geriebene Muskatnuss

Pro Portion:
kcal 240 • KH 22,0 • EW 23,7 • F 5,7

Kochzeit: ca. 50 Minuten • 2 Portionen

» Das Wurzelgemüse putzen, waschen, in Scheiben schneiden und auf ausgebreiteter Bratfolie oder in eine geölte Kasserolle legen. Kalbfleisch waschen, mit Küchenkrepp gut abtrocknen, mit Salz und Pfeffer würzen, auf das Gemüse legen und Rosmarinzweige daraufgeben. Die Folie an beiden Enden abbinden, auf ein Gitter legen und bei 200–220 Grad etwa 30 Minuten in den vorgeheizten Ofen schieben, öfter wenden und begießen, damit nichts verbrennt und alles eine schöne Farbe bekommt.

» Danach Fleisch portionieren und mit dem Gemüse und Saft anrichten. Oder ca. ⅓ vom Gemüse mit dem abgelaufenen Fleischsaft und etwas Gemüsebrühe im Mixglas zu einer Sauce pürieren. Das restliche Gemüse über das Fleisch und die Gemüseplätzchen als Beilage geben.

» Selleriegemüse im Kocheinsatz weich dämpfen und grob pürieren oder zerdrücken. Mit Salz und Muskatnuss würzen und Butter untermischen. Aus der Masse vier kleine daumenstarke Gemüseplätzchen formen, diese auf ein bemehltes Backblech setzen und im Ofen bei 200 Grad 10 Minuten heiß werden lassen. Danach mit einer Spachtel vom Blech lösen und zum Fleisch anrichten.

Lebensmittelverträglichkeit

- L Laktosefreie Butter
- F Karotten weglassen
- G Glutenfrei
- H Histaminfrei

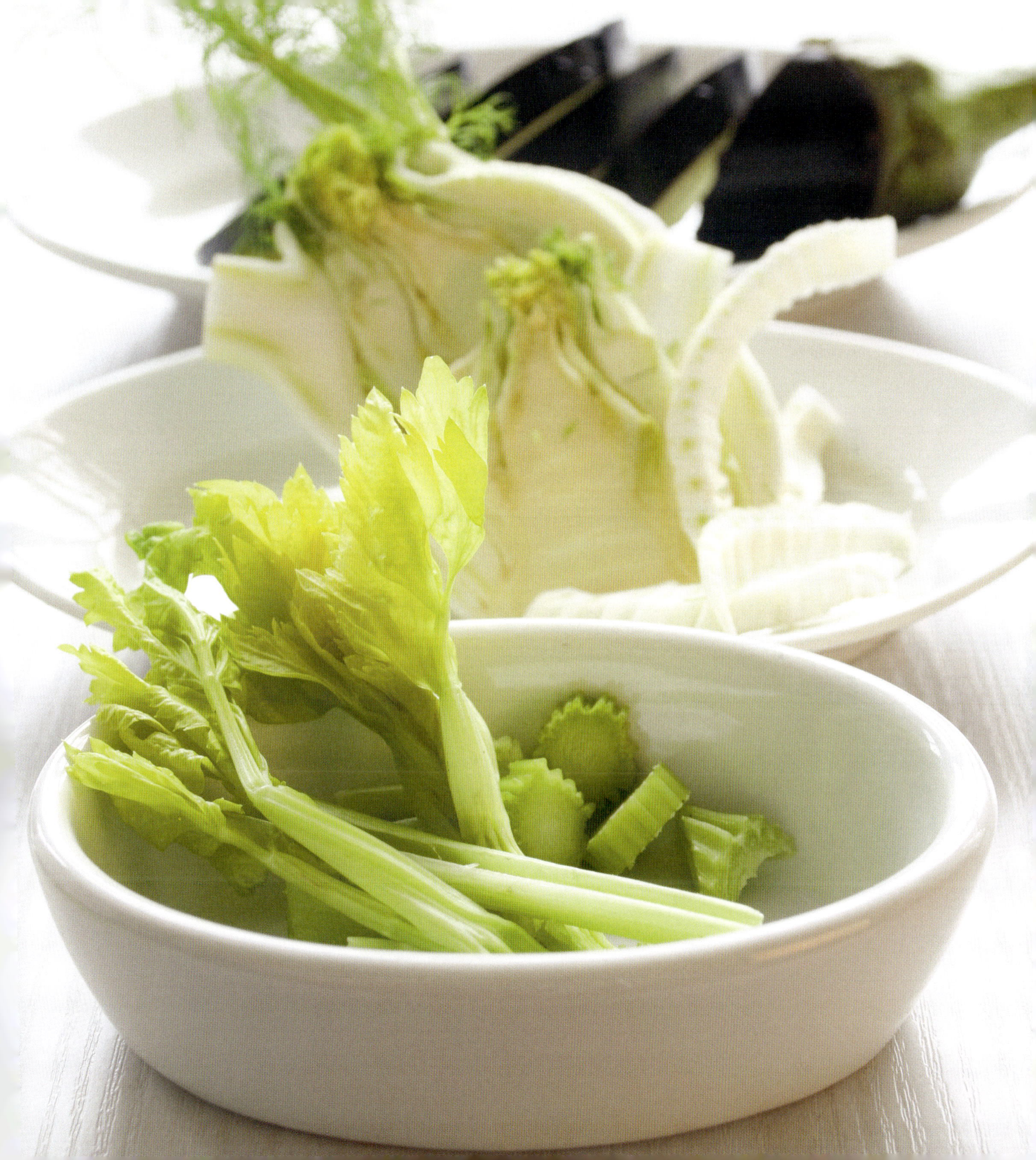

Gekochter Tafelspitz

Zutaten

Verwenden Sie Bioprodukte:

200–250 g Tafelspitz
3 l Wasser
Meersalz
1 TL Meerrettich
Liebstöckel
Petersilie
3 Pfefferkörner
1 Lorbeerblatt
2 Gewürznelken
je 2 Karotten und Rüben
½ Sellerieknolle
1 Petersilienwurzel

Pro Portion:
kcal 174 • KH 8,4 • EW21,9 • F 5,7

Kochzeit: ca. 90 Minuten • 2 Portionen

» Fleisch kalt abbrausen. In einem größeren Topf Wasser mit Salz, Lorbeer und Pfefferkörnern zum Kochen bringen. Fleisch ins kochende Wasser geben und während der ersten 20 Minuten den Schaum abschöpfen. Bei leichtem Köcheln ca. 1 ½–2 Stunden sehr gut weich kochen lassen.

» Gemüse schälen und in grobe Stücke schneiden. Etwa 20 Minuten vor Ende der Garzeit mit dem Liebstöckel in die Brühe zum Tafelspitz geben und darin mitgaren. Das Gemüse mit etwas Suppe in tiefen Tellern anrichten, Fleisch in Scheiben schneiden und dazugeben. Mit etwas Meerrettich und Petersilie garnieren.

Lebensmittelverträglichkeit

- L Laktosefrei
- F Mehr Rüben statt Karotten
- G Glutenfrei
- H Blattspinat (Tipp) weglassen

Tipp

Zum Tafelspitz passt als Beilage Blattspinat. Der traditionelle Apfelmerrettich soll erst nach der MAD III dazu gereicht werden. Statt Tafelspitz eignen sich auch andere Teile vom Rind (Kavalierspitz, Brustkern) zum Kochen. Mit gekochtem Rindfleisch, Nudeln und Gemüse erhalten Sie auch einen wunderbaren Suppentopf.

Gebratene Lammschulter

Kochzeit: ca. 40 Minuten • 2 Portionen

» Backofen auf 200 Grad vorheizen. Fleisch waschen und mit Küchenkrepp gut abtrocknen. Kräuter hacken, mischen und mit Öl verrühren. Das Fleisch damit einreiben, dann salzen und pfeffern.

» Das geschnittene Wurzelgemüse in eine feuerfeste Form (Kasserolle) mit niedrigem Rand legen und Olivenöl darübergeben, Fleisch daraufsetzen. Die Lammschulter im Backofen etwa 30–40 Minuten (je nach Größe) braten. Während der Bratzeit nach und nach etwas heiße Gemüsebrühe über Gemüse und Fleisch geben. Etwa 10 Minuten vor Ende der Bratzeit Weißwein über die Lammschulter gießen. Den Braten etwa 10 Minuten im abgeschalteten Backofen nachziehen lassen. Danach in zwei Portionen teilen und das Gemüse dazu anrichten.

Lebensmittelverträglichkeit

- L Pflanzencreme statt Sahne
- F Weißwein, Tomaten, Brokkoli, Rotwein, Preiselbeeren und Orangenfilets (Tipp) weglassen, Wurzelgemüse ohne Karotten
- G Glutenfrei
- H Jungwein statt Weißwein, Tomaten, Blattspinat und Rotwein (Tipp) weglassen

Tipp

Auf gleiche Weise können Sie auch andere Fleischteile zubereiten. Es geht hier vor allem um die fettsparende Küchentechnik. Sie können so auch einen Wildbraten machen. In diesem Fall nimmt man dann Lorbeerblätter, Pfefferkörner und Wacholderbeeren zum Würzen der Bratensauce und zuletzt eine kleine Menge Rotwein. Zum Garnieren eignen sich Preiselbeeren und Orangenfilets.

Zutaten

Verwenden Sie Bioprodukte:

200 g	Lammschulter
je 1/2 TL	Majoran-, Oregano- und Thymianblätter
1 EL	Rapsöl und Olivenöl
	Meersalz
	weißer, gemahlener Pfeffer
1/4 l	Gemüsebrühe
60 ml	trockener Weißwein
2 EL	süße Sahne
400 g	Wurzelgemüse
1 TL	Minzblätter

Pro Portion:
kcal 175 • KH 5,9 • EW 22,6 • F 4,5

Qualitätsmerkmale von Fleisch und Fisch

Qualität ist wichtig. Pflege, Haltung und Fütterung sind deshalb ausschlaggebend für besten Geschmack und innere Wertigkeit! Verwenden Sie daher nur Biofleisch und Fisch aus reinen Gewässern.

Kalbfleisch und Rind

Kälber aus artgerechter Tierhaltung, die einer Milchmast unterzogen wurden, sind am günstigsten. Das Fleisch soll saftig, weiß bis rosafarbig sein und eine lebhafte Farbe aufweisen, mit feinen Fettäderchen leicht durchzogen und mit Daumen und Zeigefinger leicht eindrückbar sein. Fleisch von alten Tieren ist dunkelrot bis braun. Beim Zubereiten wird es trocken und fällt zusammen. Vor der Zubereitung 1–2 Tage mit Folie abgedeckt im Kühlschrank liegen lassen!

Geflügel

Wenn möglich frisch gestochenes Freiland-Geflügel kaufen. Junge Tiere weisen weichen knorpeligen Brustkorb auf, feinporige Haut, geschmeidige Fußhaut, spitze Krallen. In der MAD sind erlaubt: junges Huhn, Truthahn, Wildgeflügel.

Fisch

Fischfleisch besitzt einen hohen Gehalt an Omega-3-Fettsäuren, leicht verdaulichem Eiweiß und Mineralsalzen, in frischem Zustand auch an Vitaminen. Mit wenigen Ausnahmen (Aal, Hering, Schleie) zählt der Fisch zu den leicht verdaulichen Nahrungsmitteln, sofern die fettsparende und werterhaltende Zubereitung stimmt. Frische Fische zeigen klare Augen, rote Kiemen, festes Fleisch und festsitzende Schuppen. Der Fisch muss frisch riechen! Für die MAD besonders geeignet: Forellen, Seezunge, Hecht, Zander, Barsch, Saibling und Scholle.

Zubereitung und Lagerung

Wenn Fleisch verzehrt wird, so sollte beachtet werden:

- Das frische Fleisch immer einen Tag vor Gebrauch einkaufen und zum „Reifen" in den Kühlschrank legen. Mit Folie zugedeckt wird das Fleisch weich und mürbe.
- Erst kurz vor Gebrauch das Fleisch portionieren und salzen. Vakuumverpacktes Fleisch einen Tag vor Gebrauch öffnen, um es auszulüften.
- Beim Einfrieren von Schlachtfleisch dieses vorher „reifen" lassen und dann erst dem Haushalt angepasst portionsweise in Folie verpackt oder verschweißt schockfrieren.
- Fleisch niemals im Ofen oder gar im Mikrowellenherd auftauen, sondern über Nacht in den Kühlschrank legen, damit es langsam auftaut.
- Um den Säuregehalt des Fleisches zu neutralisieren, keine reduzierten, stark eingekochten Knochen- oder Fleischsaucen, sondern basische Gemüse- und Kräutersaucen reichen.
- Die Portionen von Fleisch oder Fisch sollten wesentlich kleiner, die basischen Beilagen wie Kartoffeln und zartes Gemüse dafür größer sein ($^2/_3$ Beilage, $^1/_3$ Fleisch oder Fisch).
- Frisch gebratene Steaks oder Schnitzel müssen im Ofen warmgehalten werden, wenn in derselben Pfanne die Sauce gemacht wird, sonst wird jedes noch so gute Fleisch zäh!

Hühnertopf mit Gemüse

Kochzeit: ca. 30 Minuten • 2 Portionen

» Fenchelknolle halbieren und in 1 cm dicke Scheiben schneiden. Die Selleriestangen abziehen, waschen und ebenfalls in 1 cm breite Stücke teilen. Möhren und Petersilienwurzel schälen, waschen und in Würfel schneiden.

» Petersilie waschen, trocken schwenken, Stiele abschneiden. Die Blättchen beiseite legen; das geschmorte Huhn wird vor dem Servieren damit bestreut.

» Das Huhn innen und außen unter fließendem kalten Wasser gründlich abspülen. In vier Stücke teilen und diese mit Öl im Schmortopf rundum bräunen. Dann die Geflügelstücke herausnehmen, die Butter und das vorbereitete Gemüse in den Schmortopf geben und unter mehrmaligem Wenden kurz anbraten. Wein dazugießen und den Bratenfond unter Rühren mit einem Kochlöffel vollkommen lösen. Die Geflügelstücke wieder auf das Gemüse legen, Lorbeerblatt und Rosmarin dazugeben und den Schmortopf schließen. Das Huhn mit Gemüse bei schwacher Hitze etwa 30 Minuten schmoren, mit Pfeffer aus der Mühle und etwas Salz nachwürzen.

Lebensmittelverträglichkeit

- L Laktosefreie Butter und Bio-Streuwürze
- F Weißwein weglassen, mehr Rüben statt Karotten
- G Glutenfrei
- H Jungwein statt Weißwein

Verwenden Sie Bioprodukte:

Zutaten Gemüse

- 1 kleine Fenchelknolle
- 2 Stangen-Sellerie
- 100 g Karotten
- 100 g gelbe Rübchen
- 1 kleine Petersilienwurzel oder Pastinake
- 1 TL Petersilienblättchen

Zutaten Hühnertopf

- 250 g Hühnerfleisch oder ½ junges Huhn
- Meersalz
- 1 EL Rapsöl
- weißer, gemahlener Pfeffer
- 1 EL Butter
- ¼ l Gemüsebrühe
- ⅛ l trockener Weißwein
- 1 Lorbeerblatt
- ½ TL Bio-Streuwürze
- 1 Rosmarinzweig

Pro Portion:
kcal 367 • KH 15,1 • EW 24,7 • F 18,6

Roastbeef mit feinem Gemüse

Verwenden Sie Bioprodukte:

Zutaten Roastbeef

250 g gut abgelegenes Roastbeef
weißer, gemahlener Pfeffer
1 EL Rapsöl
Meersalz

Zutaten feines Gemüse

250 g Wurzelgemüse mit Fenchel
100 g Tomatenwürfel
100 g Champignons
100 g Mangold
1 EL Butter
1 EL Olivenöl
1 EL Majoranblätter und Kerbel
100 g Sauerrahm

Pro Portion:
kcal 222 • KH 15,5, • EW 30,2 • F 8,3

Kochzeit: ca. 30 Minuten • 2 Portionen

» Fleisch waschen und mit Küchenkrepp abtrocknen. Mit Salz und Pfeffer würzen. Backofen auf 200 Grad vorheizen. Bratenpfanne mit Öl bestreichen. Das Fleisch auf beiden Seiten kurz anbraten und mit der Pfanne in den vorgeheizten Backofen schieben und etwa 15 Minuten rosa braten. Gibt das Fleisch auf Fingerdruck nach, ist es innen noch blutig; reagiert es nur noch leicht auf Fingerdruck, ist es innen nur noch rosa. Danach Fleisch aus der Pfanne nehmen, in Alufolie einschlagen und kurz ruhen lassen. Vor dem Anrichten am besten in dünne Scheiben schneiden.

» Das geschnittene Gemüse mit Öl und Butter in einer Kasserolle anschwitzen und mit wenig Gemüsebrühe in 10 Minuten zugedeckt weich dünsten. Champignon- und Tomatenwürfel erst in den letzten 2 Minuten zugeben. Oder das Gemüse im Kocheinsatz weich dämpfen und die Champignons extra anbraten und dazu geben. Kleines Wurzelgemüse kann auch im Ganzen gedämpft werden.

Lebensmittelverträglichkeit

- L Laktosefreie Butter, Pflanzencreme statt Sauerrahm
- F Mehr Würzelgemüse statt Tomatenwürfel, Balsamico (Tipp) weglassen
- G Glutenfrei
- H Mehr Wurzelgemüse statt Tomatenwürfel, Zucchini statt Mangold, Balsamico und Parmesan (Tipp) weglassen

Tipp

Sehr sauber ausgelöste Gustostücke von den besten Teilen, aber auch größere Fischstücke können sauber verpackt eingefroren und mit der Aufschnittmaschine als Carpaccio hauchdünn geschnitten werden. Mit gutem Olivenöl, Balsamico-Essig und Parmesan ist dieses stets ein köstliches Vorspeisengericht.

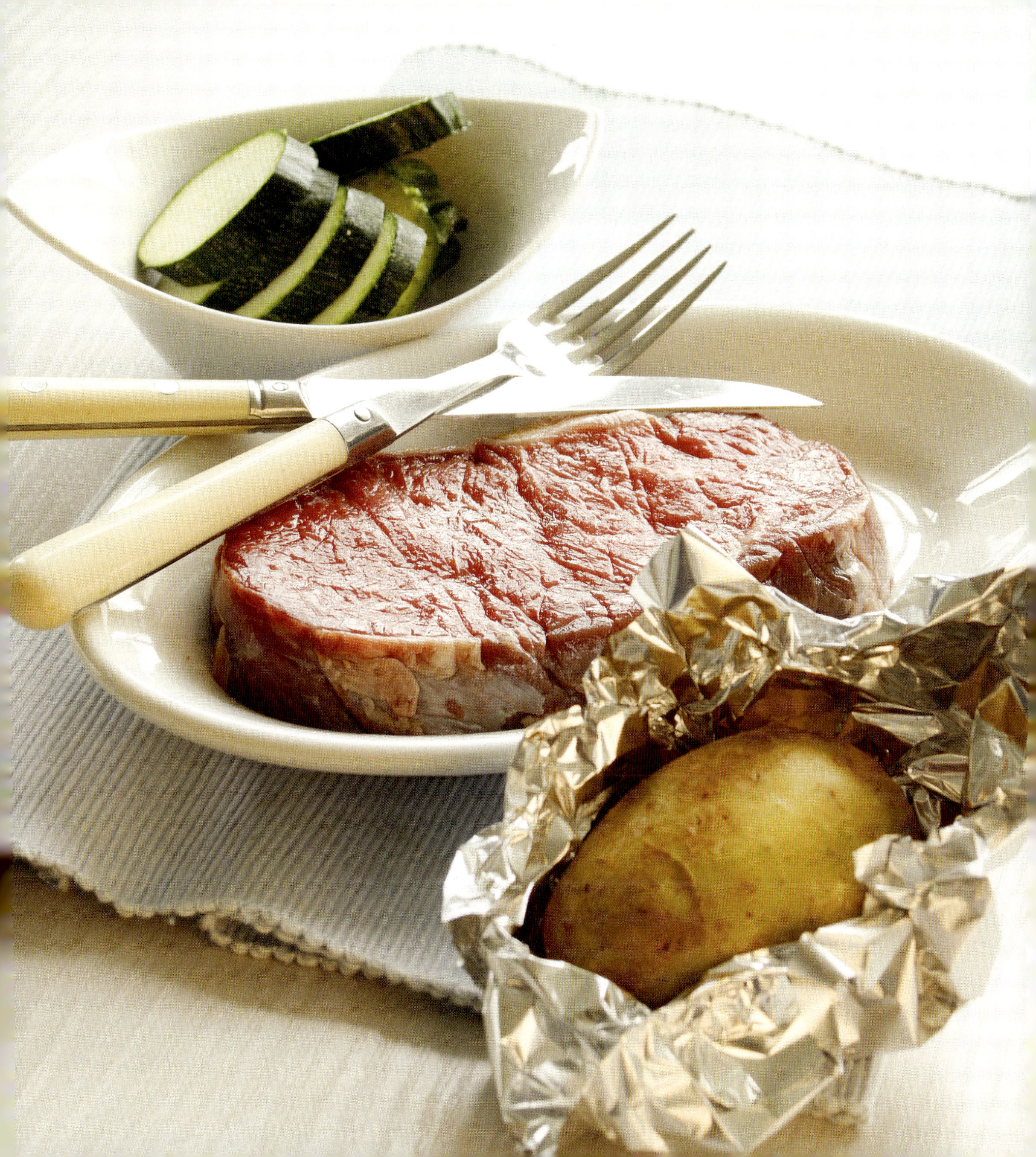

Abendessen der Milden Ableitungsdiät II

Das Abendessen der MAD II bleibt unverändert wie bei der MAD I. Bei stärkerem Hunger sind jedoch weiterhin Basensuppen (siehe S. 33 f.) sowie auch die folgenden Öl-Quark-Aufstriche erlaubt.

Für sämtliche, nun folgende Aufstriche eignet sich genauso frischer Schafs- oder Ziegenquark (Topfen). Vegetarier nehmen fein zerdrückten Tofu-Frischkäse. Bei Laktoseintoleranz gibt es sämtliche Milchprodukte und Käse auch ohne Milchzucker.

Kräuterquark I

Zutaten

Verwenden Sie Bioprodukte:

250 g Magerquark, Schafs- oder Ziegenquark (Topfen)
2 EL saure Sahne
2 EL Lein-, Hanf- oder Rapsöl
1 TL gemahlener Kümmel
1 TL frische Kresse oder andere Küchenkräuter
Meersalz

Pro Portion:
kcal 86 • KH 3,0 • EW 8,9 • F 4,1

Kochzeit: ca. 5 Minuten • 4 Portionen

» Alle Zutaten gründlich mischen. Dieser Aufstrich hält, in einer Schüssel mit Klarsichtfolie zugedeckt, tagelang im Kühlschrank. Am besten mit einem kleinen Eisportionierer anrichten.

Lebensmittelverträglichkeit

- L Laktosefreier Quark, Pflanzencreme statt Sahne
- F Fruktosefrei
- G Glutenfrei
- H Histaminfrei

Tipp

Sie können für die Aufstriche auch in Öl eingelegte Frischkräuter verwenden. Da der Aufstrich im Kühlschrank fest wird, vor Gebrauch stets mit Wasser verdünnen und aufrühren.

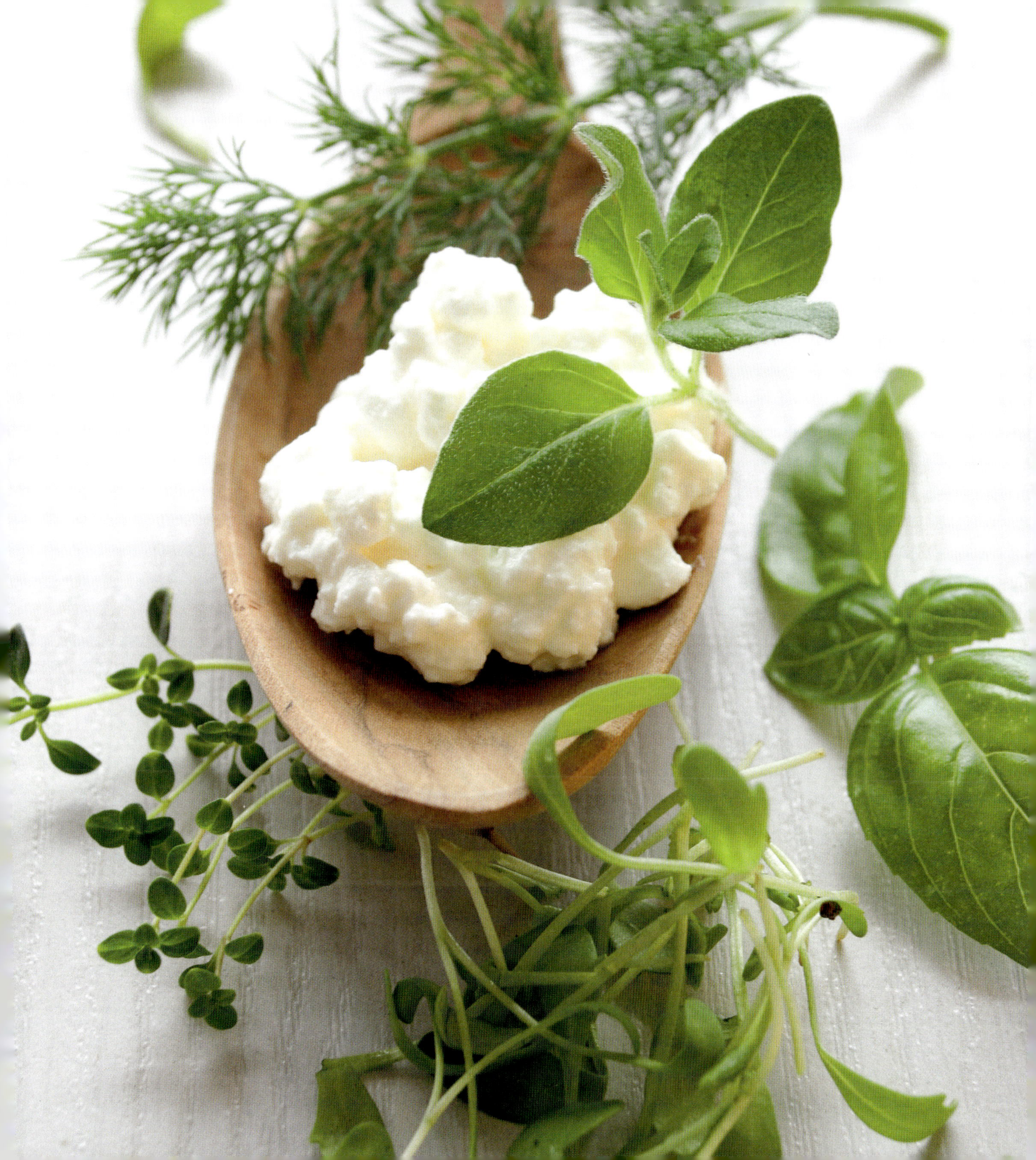

Kräuterquark II

Zutaten

Verwenden Sie Bioprodukte:

150 g Magerquark, Schafs- oder Ziegenquark (Topfen)
100 g Hüttenkäse oder Frischkäse
2 EL saure Sahne
1 TL frische Thymianblätter
1 TL frisches, gehacktes Basilikum
2 EL Lein-, Hanf- oder Rapsöl
Meersalz

Pro Portion:
kcal 93 • KH 2,7 • EW 8,7 • F 5,1

Kochzeit: ca. 5 Minuten • 4 Portionen

» Alle Zutaten in einer großen Schüssel mit einem Kochlöffel gut verrühren. Würzen, frische Kräuter dazumischen und mit einem Eisportionierer in kleinen Schälchen anrichten. Mit Basilikumblättchen garnieren.

Lebensmittelverträglichkeit

- L Laktosefreier Quark und Hüttenkäse/Frischkäse, Pflanzencreme statt saurer Sahne
- F Fruktosefrei
- G Glutenfrei
- H Histaminfrei

Kräuterquark III

Zutaten

Verwenden Sie Bioprodukte:

150 g Magerquark, Schafs- oder Ziegenquark (Topfen)
100 g Gervais
2 EL saure Sahne
2 EL Pflanzenöl
1 TL frische, gehackte Sauerampferblättchen oder Kresse
1 TL Kräuterpesto
Meersalz

Pro Portion:
kcal 90 • KH 2,8 • EW 9,6 • F 4,3

Kochzeit: ca. 5 Minuten • 4 Portionen

» Alle Zutaten in einer größeren Schüssel miteinander verrühren.

Lebensmittelverträglichkeit

- L Laktosefreier Quark und Gervais, Pflanzencreme statt saurer Sahne
- F Fruktosefrei
- G Glutenfrei
- H Histaminfrei

Tipp

Ab MAD III bringen frischer, feinst gehackter Ingwer, Kardamon, Peperoni und Galgant etwas Schärfe in die Aufstriche. Das fördert das Verdauungsfeuer.

Kräuterquark IV

Kochzeit: ca. 5 Minuten • 4 Portionen

» Alle Zutaten gründlich mischen. Achten Sie immer darauf, dass der Aufstrich nicht direkt aus dem Kühlschrank kommt, wenn Sie ihn essen.
Sie können das Rezept mit verschiedenen kaltgepressten Ölen oder frischen Kräutern variieren.

Lebensmittelverträglichkeit

- L Laktosefreier Quark und Hüttenkäse, Pflanzencreme statt saurer Sahne
- F Fruktosefrei
- G Glutenfrei
- H Histaminfrei

Zutaten

Verwenden Sie Bioprodukte:

150 g Magerquark, Schafs- oder Ziegenquark (Topfen)
100 g Hüttenkäse
2 EL saure Sahne
2 EL Pflanzenöl
1/4 TL gemahlener Kümmel
1 TL frisches, gehacktes Dillkraut oder andere Frischkräuter
Meersalz

Pro Portion:
kcal 93 • KH 2,7 • EW 8,7 • F 5,1

Kräuterquark V

Kochzeit: ca. 5 Minuten • 4 Portionen

» Alle Zutaten in einer größeren Schüssel miteinander verrühren.

Lebensmittelverträglichkeit

- L Laktosefreier Quark, Gervais und Hüttenkäse, Pflanzencreme statt Rahm
- F Fruktosefrei
- G Glutenfrei
- H Histaminfrei

Zutaten

Verwenden Sie Bioprodukte:

150 g Magerquark, Schafs- oder Ziegenquark (Topfen)
50 g Gervais
50 g Hüttenkäse
6 EL süßer Rahm
1 TL frisches, gehacktes Kerbelkraut
1 TL Basilikumpesto
2 EL Leinöl
Meersalz

Pro Portion:
kcal 122 • KH 2,7 • EW 8,5 • F 8,5

Kräuterquark VI

Zutaten

Verwenden Sie Bioprodukte:

250 g Magerquark, Schafs- oder Ziegenquark (Topfen)
2 EL saure Sahne
2 EL Pflanzenöl
1 TL frisches, gehacktes Kerbelkraut
1 TL frische, gehackte Majoranblättchen oder Pesto
Meersalz

Pro Portion:
kcal 86 • KH 3,0 • EW 8,9 • F 4,1

Kochzeit: ca. 5 Minuten • 4 Portionen

» Alle Zutaten in einer großen Schüssel gut verrühren und abschmecken. Mit einem Eisportionierer in kleinen Schälchen anrichten.

Lebensmittelverträglichkeit

- L Laktosefreier Quark, Pflanzencreme statt saurer Sahne
- F Fruktosefrei
- G Glutenfrei
- H Histaminfrei

Tipp

So bereiten Sie sich Kräuter-Pesto zu, das Sie benutzen können, wenn Sie keine frischen Kräuter bekommen: Zerkleinern Sie frische Kräuter mit Öl und Salz im Mixglas, füllen Sie es in ein Schraubglas und gießen Sie einen Finger breit Olivenöl darüber. Lagern Sie das Pesto im Kühlschrank und halten Sie es immer mit Öl bedeckt.

Gewürze und Kräuter

Bereits Lenin sagte. „Sellerie und Petersilie gehören zu den vegetabilischen Großmächten unserer Küche." Gewürze und Kräuter aus biologischem Anbau sind also besonders wirksam und reich an Duft- und Aromastoffen. Letztere beleben die Geruchs- und Geschmacksorgane, regen die Drüsen des Verdauungsapparates an und entfalten wertvolle spezielle Wirkungen. Daher rechnet man sie zu den lebenswichtigen Vitalstoffen. Bei Verwendung von Bio-Streuwürze achten Sie bitte stets darauf, dass keine Laktose, Glutamat und Hefe darin enthalten sind.

Die Kunst des Würzens

Die Kunst des Würzens besteht darin, eine Speise mit dem zu ihr passenden Hauch von Würze so einzuhüllen, dass ihr wesentlicher Eigengeschmack diskret betont, nicht aber verzerrt, überwürzt, verfälscht, verdrängt oder unterdrückt wird. Richtig gewählte und mit Fingerspitzengefühl dosierte Gewürze fördern und entlasten spürbar die Tätigkeit der Verdauungsorgane, steigern die Bekömmlichkeit der Speisen und wirken vielfach noch als wohltuende Arznei. Seit Jahrtausenden haben sich Würz- und Heilkräuter, wie sie etwa im Mittelalter in Klostergärten liebevoll gepflegt wurden, als Heilmittel hervorragend bewährt. Auch heute sollte man lernen, sie wieder richtig einzusetzen, nicht zuletzt anstelle von Medikamenten.
Im Allgemeinen sollten die besonders scharfen Gewürze wie Salz, Glutamat und Geschmacksverstärker viel mehr gemieden und die wertvollen heimischen Gewürze vielseitiger benutzt werden. Gerade nach Darmreinigungs- und Ableitungskuren ist das Empfindungsvermögen verfeinert. Es erfasst besser den Eigengeschmack der Lebensmittel und vermag das Wohltuende der passenden heimischen Würzkräuter besser zu würdigen.

Meersalz, Ursalz oder Steinsalz

Es beinhaltet im Gegensatz zum handelsüblichen Speisesalz oder Kochsalz zahlreiche wichtige Spurenelemente. Es sollte unbedingt bevorzugt werden. Für Binnenländer mit Einfuhrverbot von Meersalz werden Vollsalze (z. B. Ischler Vollsalz) und auch Steinsalze empfohlen, nicht jedoch industrialisiertes Kochsalz. Auch Meer- oder Vollsalz soll mit Fingerspitzengefühl verwendet werden. Es ist jedoch falsch, es weitgehend oder völlig zu meiden.

Gartenkräuter

Neben ihrem Reichtum an Duft- und Aromastoffen zählen sie zu den wichtigsten Vitamin-C-, Mineralstoff- und Basenspendern. Sie sollen möglichst frisch sein, also erst kurz vor Verwendung geerntet und zubereitet (fein gehackt oder mitgemixt) werden. Ideal ist ein kleiner Kräutergarten oder ein Blumentrog auf dem Balkon. Fast das ganze Jahr hindurch kann man sich einjährige Kräuter wie Gartenkresse, Bohnenkraut, Kerbel, Porree, Dillkraut, Basilikum, Majoran halten. Mehrere Winter hindurch halten sich wie Petersilie, Estragon, Pfefferminze, Zitronenmelisse, Schnittlauch, Thymian oder Liebstöckel.

Zubereitung

Falls nötig unter fließendem Wasser abspülen, ausschütteln, fein schneiden oder hacken (Hack- oder Wiegemesser). Mit der fertigen Basensuppe und Basensauce mitmixen, nicht mitkochen. Unmittelbar vor dem Servieren den Speisen zufügen.

Trocknen von frischen Kräutern

Kräuter vor der Blütezeit abschneiden, waschen, zusammenbinden, hängend oder liegend an kühlem, dunklem Ort trocknen lassen. Nach dem Trocknen grob oder fein rebeln oder pulverisieren und in Glas-, Porzellan- oder Steingutbehältern gut verschließen. Zum Trocknen geeignet: Majoran, Thymian, Rosmarin, Melisse, Pfefferminze, Beifuß, Estragon, Liebstöckel, Bohnenkraut, Basilikum, Oregano.

Achtung: Getrocknete Kräuter müssen immer längere Zeit mitkochen, wobei man frische Küchenkräuter erst kurz vor dem Garwerden der Speisen beifügt. Daraus hergestelltes Kräuterpesto eignet sich für sämtliche Aufstriche und Gerichte in der MAD.

Herstellen von Kräuterpesto

Frische Kräuterblätter abzupfen oder klein schneiden, mit ausreichend Vollsalz mischen und ganz leicht in ein Glas (mit Schraubverschluss) pressen. Dann Öl aus Erstpressung darübergießen, bis der Ölrand 1 cm übersteht. Nun in den Kühlschrank stellen und nach Bedarf teelöffelweise zu den verschiedenen Quarkmischungen, Kräutersaucen oder Basensuppen geben. Noch einfacher geht es, wenn Sie die frischen Kräuter mit etwas Öl und reichlich Salz im Mixer zu einer dicken Paste pürieren und in kleine Gläser mit Schraubverschluss abfüllen. Im Kühlschrank aufbewahren! Eine weitere Möglichkeit besteht im Einfrieren der abgezupften Kräuter in kleinen Boxen. Gut gekühlt halten die Kräuter monatelang und schmecken wie frisch. Besonders empfehlenswert: Majoran, Oregano, Thymian, Basilikum, Estragon, Minze, Melisse.

Tipp

Balancehelfer nach der MAD

Kühlende Gewürze wie beispielsweise Minze können „heiße“ Lebensmittel „abkühlen“. Schärfe verteilt die Energien und löst Blockierungen im Organismus.
Fühlen Sie in sich also einen Hitzestau, so kann ein wenig Schärfe Zerstreuung und Entspannung bewirken. Eine kühlende Zutat aus dem Kräutergarten bewirkt Ausgleich und Wohlbehagen (siehe Mayr, P., Wieser, A.: Energy Cuisine. Karl F. Haug Verlag, Stuttgart 2005).

Günstige Menü-Zusammenstellung der MAD II

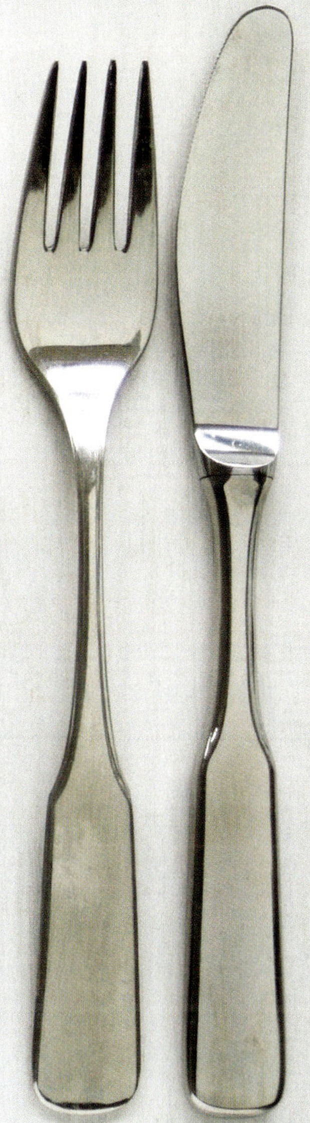

Nach den Regeln der Trennkost:

Sellerie-Basensuppe und Polentaschnitte mit Gemüse Seite 39, 94

Kartoffel-Basensuppe und Buchweizenkrapferln mit Thymiansauce Seite 36, 96

Fenchel-Basensuppe und Folienkartoffeln mit Gemüseletscho Seite 40, 100

Basensuppe mit Milch und gebratener Kalbsrücken mit Gemüse Seite 41, 110

Kartoffel-Basensuppe mit Spinat und Kartoffelauflauf Seite 40, 53

Spargel-Basensuppe und Hirse-Gemüse-Topf Seite 42, 98

Karotten-Basensuppe und Kartoffelschnitzel mit Wurzelgemüse Seite 36, 99

Kartoffel-Gemüse-Basensuppe und Seezungenfilet mit Gemüsegratin Seite 38, 105

Kartoffel-Basensuppe und Maistortillas mit Gemüse-Ratatouille Seite 36, 102

Basensuppe mit Petersilienwurzel und Kartoffel-Reibekuchen Seite 44, 104

Sellerie-Basensuppe und Hühnerfrikassee mit Basensauce Seite 39, 80

Karotten-Basensuppe mit Kartoffelauflauf Seite 36, 53

Kartoffel-Basensuppe mit Spinat und Kartoffellaibchen mit Minzesauce Seite 40, 61

Basensuppe mit Milch und Polentaknödel mit Gartengemüse Seite 41, 60

Spargel-Basensuppe und Hirseschnitzel mit Karotten Seite 42, 68

Kartoffel-Basensuppe und Auberginen-Gemüsetopf Seite 36, 67

Basensuppe mit Petersilienwurzel und Tofu-Bällchen im Gemüsebett Seite 44, 62

Basensuppe mit Thymian und Fenchel mit Polenta Seite 45, 63

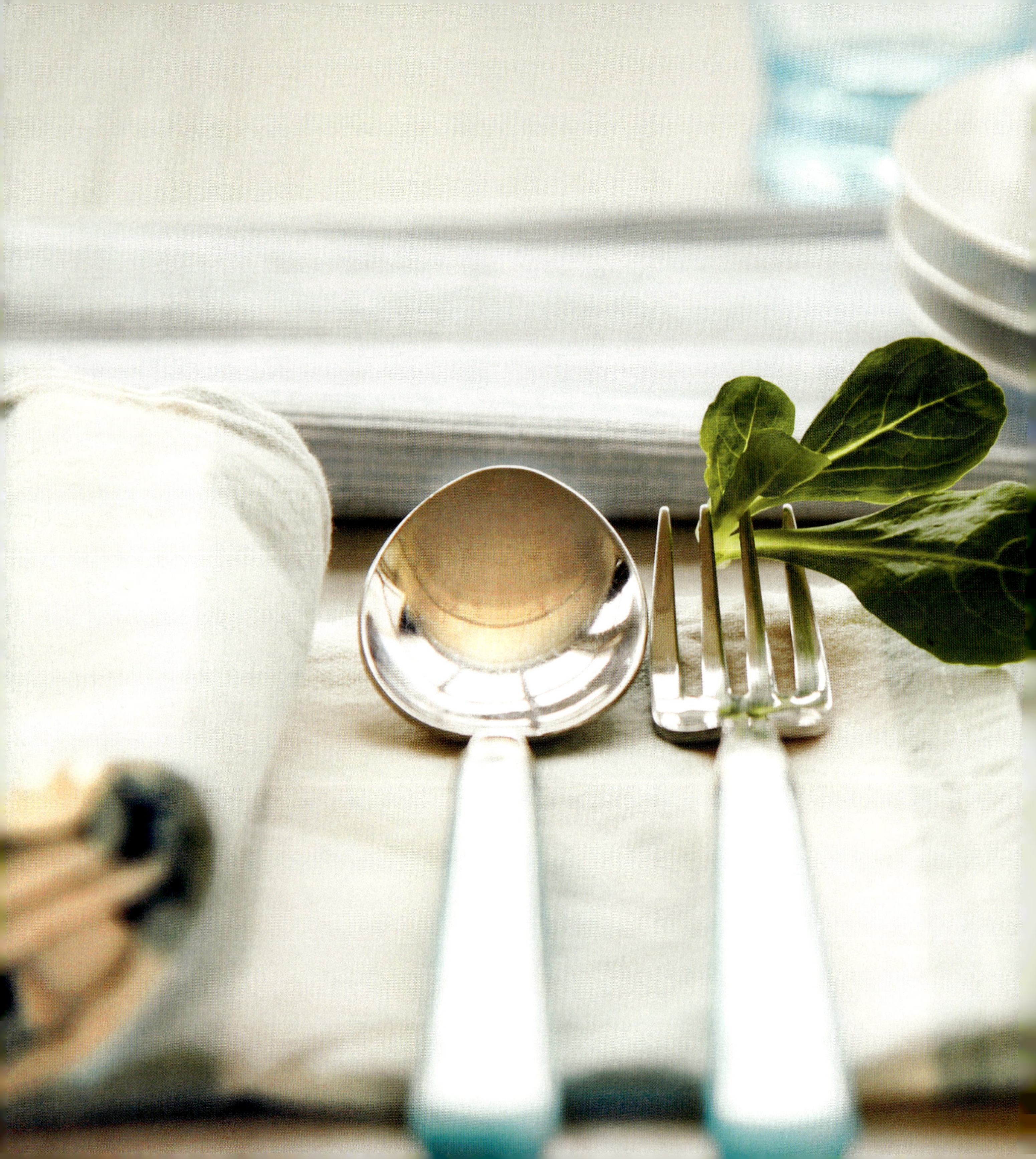

Die Milde Ableitungsdiät III

Mit der dritten Stufe der MAD sind Sie bereits auf dem besten Weg zur zukünftigen Dauerkost. Etwas größere Portionen und eine Auswahl an gelegentlich genossenen Desserts stellen bereits höhere Ansprüche an die Verdauungsleistung. Sie können weiterhin das Trennkostprinzip einhalten, aber auch ab und zu Kartoffeln mit Fisch und Fleisch kombinieren.

Frühstück der Milden Ableitungsdiät III

Zur Auswahl stehen alle bereits in der MAD I und II empfohlenen Frühstücksgerichte, wobei jetzt zusätzlich zur Auswahl stehen:

- neue Öl-Eiweiß-Aufstriche oder
- Linomel-Misch-Gerichte (Linomel ist eine im Reformhaus beziehbare Leinöl-Honig-Mischung, die aufgrund ihrer Bekömmlichkeit und ihres guten Geschmacks auch von Säuglingen gut vertragen wird).

Die Öl-Eiweiß-Aufstriche der MAD III sind vielfältig einsetzbar. Genießen Sie sie nicht nur zum Frühstück, sondern auch zum Mittag- oder Abendessen. Servieren Sie dazu Kursemmel oder warm gedämpfte Kartoffelscheiben, Pellkartoffeln oder Gemüsegerichte. Die Aufstriche sind 2–3 Tage im Kühlschrank haltbar, sollten aber ab und zu mit etwas Wasser verdünnt und gut durchgerührt werden. Richten Sie sie mit einem Eisportionierer oder einem Spritzsack appetitlich an. Garnieren Sie jedoch nur mit Zutaten, die auch im Aufstrich enthalten sind.

Öl-Quark-Kräuter-Aufstrich

Zutaten

Verwenden Sie Bioprodukte:

100 g Magerquark, Schafs- oder Ziegenquark (Topfen)
100 g Magergervais
4 EL Vorzugsmilch
4 EL Lein-, Hanf- oder Rapsöl
je 2 TL gehacktes Kerbelkraut, Basilikum oder Kräuterpesto
Meersalz

Pro Portion:
kcal 88 • KH 2,5 • EW 7,1 • F 5,4

Zubereitungszeit: ca. 5 Minuten • 4 Portionen

» Quark und Gervais mit Milch, Öl, frischen Kräutern und Gemüse vermischen und mit Salz abschmecken.

Lebensmittelverträglichkeit

- L Laktosefreier Quark, Gervais und Milch
- F Rüben statt Karotten, Zitronensaft weglassen (Tipp)
- G Glutenfrei
- H Zitronensaft und Walnüsse weglassen (Tipp)

Tipp

Statt Kräutern können Sie auch 2–4 gedämpfte Karotten verwenden. Verfeinern Sie den Aufstrich mit Zitronensaft und 20 g geröstetem, gemahlenem Sesam oder Walnüssen.

Gofio-Aufstrich mit Trockenfrüchten

Kochzeit: ca. 5 Minuten • 4 Portionen

» Alle Zutaten gut vermischen. Reste in einem verschraubbaren Glas im Kühlschrank aufbewahren. Mit Wasser ist der Aufstrich länger haltbar. Statt mit Trockenfrüchten kann der Aufstrich auch mit 80 g Mandeln oder Erdnussmus und 1 TL Bienenhonig verfeinert werden.

Lebensmittelverträglichkeit

- L Laktosefreie Milch, Reis- oder Sojamilch
- F Trockenfrüchte, Mandeln, Erdnussmus und Bienenhonig weglassen
- G Glutenfrei
- H Mandeln und Erdnussmus weglassen

Zutaten

Verwenden Sie Bioprodukte:

150 g Tofu natur
70 g Gofio-Maismehl
130 ml Milch oder Wasser
150 g eingeweichte, fein geschnittene Trockenfrüchte
Vollsalz

Pro Portion:
kcal 180 • KH 35,5 • EW 3,8 • F 2,1

Kürbiskernaufstrich

Kochzeit: ca. 10 Minuten • 4 Portionen

» Kürbiskerne in einer Pfanne rösten und auskühlen lassen. Danach im Cutter fein zerhacken. Quark und Sahne beifügen und gut mischen. Mit Öl, Salz und Pfeffer abschmecken.

Lebensmittelverträglichkeit

- L Laktosefreier Quark, Pflanzencreme statt Sahne
- F Fruktosefrei
- G Glutenfrei
- H Histaminfrei

Zutaten

Verwenden Sie Bioprodukte:

250 g Quark (Topfen)
50 g Kürbiskerne
100 ml Sahne
2 TL Kürbiskernöl
Meersalz
Pfeffer

Pro Portion:
kcal 137 • KH 3,8 • EW 4,6 • F 8,3

Maroniaufstrich

Zutaten

Verwenden Sie Bioprodukte:
- 250 g Maronipüree (tief gefroren)
- 50–100 ml Sahne
- Meersalz

Pro Portion:
kcal 116 • KH 26,0 • EW 2,5 • F 2,6

Kochzeit: ca. 10 Minuten • 4 Portionen

» Geschälte Maroni dämpfen oder kochen, bis sie weich sind. In den Cutter geben und mit Sahne mixen. Leicht salzen. Kann gut 2–3 Tage aufbewahrt werden. Wenn der Aufstrich fest wird, mit Wasser verdünnen.

Lebensmittelverträglichkeit
- L Pflanzenmilch statt Sahne
- F Fruktosefrei
- G Glutenfrei
- H Histaminfrei

Avocadoaufstrich

Zutaten

Verwenden Sie Bioprodukte:
- 2 Avocados
- 175 g Schafsjoghurt
- Meersalz
- Pfeffer
- 1 gekochtes Ei

Pro Portion:
kcal 110 • KH 2,2 • EW 3,5 • F 11,8

Kochzeit: ca. 15 Minuten • 4 Portionen

» Avocado schälen und in einer Schüssel mit einer Gabel zerdrücken. Mit Schafsjoghurt, Salz und Pfeffer gut verrühren. Nach Belieben mit einem gekochten, gehackten Ei verfeinern.

Lebensmittelverträglichkeit
- L Laktosefreier Schafsjoghurt
- F Fruktosefrei
- G Glutenfrei
- H Statt Avocados gedämpftes Wurzelgemüse

Tofu-Oliven-Aufstrich

Kochzeit: ca. 10 Minuten • 4 Portionen

» Oliven im Cutter fein zerhacken. Geschnittenen Schafskäse, Tofu und Olivenöl zugeben und nochmals kräftig mixen. Mit Salz und Pfeffer abschmecken.

Lebensmittelverträglichkeit

- L Laktosefreier Schafskäse
- F Fruktosefrei
- G Glutenfrei
- H Histaminfrei

Zutaten

Verwenden Sie Bioprodukte:

- 150 g entsteinte Oliven
- 50 g Schafskäse
- 3 EL Olivenöl
- 250 g Tofu
- Meersalz
- Pfeffer

Pro Portion:
kcal 135 • KH 2,2 • EW 7,7 • F 11,1

Fischaufstrich

Kochzeit: ca. 10 Minuten • 4 Portionen

» Alle Zutaten im Cutter zu einer feinen Masse verarbeiten und gut abschmecken.

Lebensmittelverträglichkeit

- L Pflanzencreme statt Sahne
- F Fruktosefrei
- G Glutenfrei
- H Frischer Wildlachs oder Saibling statt Thunfisch, geräuchertem Forellen- und Saiblingsfilet

Zutaten

Verwenden Sie Bioprodukte:

- 100 g Thunfisch oder Graved Lachs
- 100 g geräuchertes Forellen- oder Saiblingsfilet
- 50–100 ml Sahne
- Meersalz
- Pfeffer

Pro Portion:
kcal 115 • KH 1,0 • EW 11,3 • F 7,0

Vitamin-Aufstrich

Zutaten

Verwenden Sie Bioprodukte:

- 300 g Karotten
- 100 g Knollensellerie
- 1 EL Sesamsamen
- 1 EL Sesamöl
- Meersalz
- Pfeffer

Pro Portion:
kcal 65 • KH 7,6 • EW 2,1 • F 4,0

Kochzeit: ca. 10 Minuten • 4 Portionen

» Karotten und Sellerie schälen, klein schneiden, dämpfen und danach auskühlen lassen. Mit Sesamsamen und -öl im Mixer fein pürieren und mit Salz und Pfeffer abschmecken.

Lebensmittelverträglichkeit

- L Laktosefrei
- F Gelbe Rüben statt Karotten
- G Glutenfrei
- H Histaminfrei

Rote-Rüben-Aufstrich

Zutaten

Verwenden Sie Bioprodukte:

- 250 g gekochte rote Rüben
- 125 g Quark (Topfen)
- 50 ml Sahne
- 1 TL Essig
- Meersalz
- Pfeffer
- geriebene Muskatnuss
- gemahlener Kümmel

Pro Portion:
kcal 71 • KH 5,9 • EW 5,5 • F 2,3

Kochzeit: ca. 10 Minuten • 4 Portionen

» Rote Rüben schälen und im Cutter fein pürieren. Quark und Sahne beifügen und nochmals kräftig mixen. Mit Salz, Pfeffer und Muskatnuss abschmecken und mit etwas Kümmel verfeinern.

Lebensmittelverträglichkeit

- L Laktosefreier Quark, Pflanzencreme statt Sahne
- F Fruktosefrei
- G Glutenfrei
- H Essig weglassen

Putenbrustaufstrich

Kochzeit: ca. 10 Minuten • 4 Portionen

» Putenfleisch in kleine Würfel schneiden und im Cutter mit der Sahne fein pürieren. Mit Pfeffer nachwürzen.

Lebensmittelverträglichkeit

- L Pflanzencreme statt Sahne
- F Fruktosefrei
- G Glutenfrei
- H Frisches Rinderfilet statt Putenbrust

Zutaten

Verwenden Sie Bioprodukte:

250 g geräucherte Putenbrust
150 ml Sahne
gemahlener Pfeffer

Pro Portion:

kcal 105 • KH 1,0 • EW 12,0 • F 6,0

Leinöl-Schafskäse-Aufstrich

Kochzeit: ca. 10 Minuten • 4 Portionen

» Alle Zutaten gut vermischen und im Kühlschrank aufbewahren.

Lebensmittelverträglichkeit

- L Laktosefreier Quark/Hüttenkäse/Gervais/saure Sahne/Joghurt (Tipp) und Schafskäse, Pflanzencreme statt Sahne
- F Obst, Gemüse- und Obstsaft (Tipp) weglassen
- G Glutenfrei
- H Histaminfrei

Zutaten

Verwenden Sie Bioprodukte:

250 g Quark (Topfen)
100 g Schafskäse
4 EL Leinöl
4 EL Sahne
Meersalz
Pfeffer

Pro Portion:

kcal 122 • KH 1,8 • EW 8,1 • F 9,7

Tipp

Viele Aufstriche können durch Beigabe von Frischkräutern wie: Brunnenkresse, Bachkresse, Oregano, Basilikum, Rucola, Dillkraut, Ingwer, Majoran, Muskatnuss usw. variiert werden. Nach Kurende kommen auch kleine Mengen Gemüse und Obst in Betracht. Außerdem können in kleinen Mengen frisch gepresste Gemüse- oder Obstsäfte eingerührt und anstelle des Quarks Hüttenkäse, Gervais, saure Sahne oder Joghurt verwendet werden.

Hafer- oder Dinkelbrei

Zutaten

Verwenden Sie Bioprodukte:

6 EL Hafer- oder Dinkelflocken
½ l Vorzugsmilch
Meersalz
50 g gehackte Mandeln

Pro Portion:
kcal 206 • KH 15,9 • EW 8,3 • F 12,2

Kochzeit: ca. 15 Minuten • 4 Portionen

» Hafer- oder Dinkelflocken in Milch einrühren, aufkochen lassen und unter Rühren 2–3 Minuten kochen, dann Mandeln zugeben. Nochmals kurz aufkochen und ca. 10 Minuten nachquellen lassen.

Lebensmittelverträglichkeit

- (L) Laktosefreie Milch
- (F) Hirseflocken statt Hafer- oder Dinkelflocken, Mandeln weglassen, Varianten (Tipp) weglassen
- (G) Hirseflocken statt Hafer- oder Dinkelflocken
- (H) Mandeln weglassen, Varianten (Tipp) weglassen

Tipp

Varianten

Man bereitet oben angeführten Grundbrei und gibt als Geschmacksverbesserungen in den noch heißen Brei beispielsweise:

- 3 EL frisch gepressten Karotten-, Apfel- oder Orangensaft oder
- ½ zerdrückte Banane, 1 TL Mandelmus, Kastanienpüree, Walnusspaste
- nach Kurende ½ geriebenen Apfel

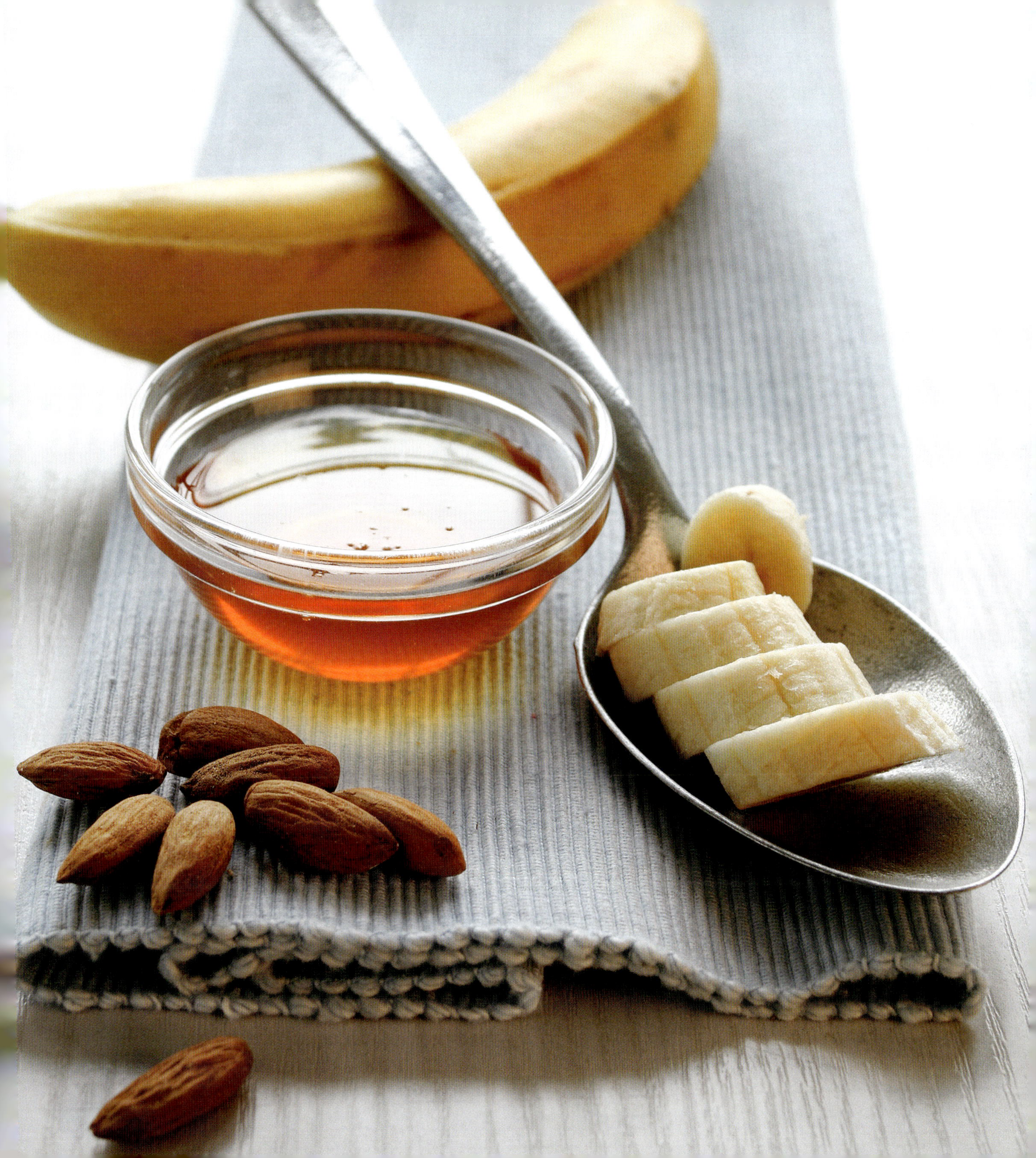

Linomel-Sanddorn-Müsli

Zutaten

Verwenden Sie Bioprodukte:

- 2 EL Linomel (geschroteter Leinsamen mit Berberitze und Honig)
- 3 EL Leinöl
- 2 EL Vorzugsmilch
- 100 g Magerquark (Topfen)
- 150 g Sauerrahm
- 1 TL Honig
- 2 EL honiggesüßter Sanddorn
- 1 Banane

Pro Portion:
kcal 189 • KH 14,2 • EW 7,7 • F 11,1

Kochzeit: ca. 5 Minuten • 4 Portionen

» Je ½ EL Linomel in vier Schüsselchen geben, darauf die in kleine Scheiben geschnittene Banane legen und darüber die folgende Creme schichten:

» Leinöl, Milch, Quark, Sauerrahm und Honig gut vermengen und auf den Bananenscheiben anrichten, Sanddornsaft darübergießen.

Lebensmittelverträglichkeit

- L Laktosefreien Quark und Milch, Pflanzencreme statt Sauerrahm
- F Nicht geeignet!
- G Glutenfrei
- H Honig und Sanddorn weglassen

Gofio-Müsli

Zutaten

Verwenden Sie Bioprodukte:

- 3 EL gerösteter, gemahlener Mais
- 300 ml Wasser
- 200 ml Milch
- 1 Banane
- 1 TL Honig
- Vollsalz

Pro Portion:
kcal 149 • KH 27,7 • EW 3,7 • F 2,3

Kochzeit: ca. 5 Minuten • 4 Portionen

» Gofio mit Wasser kalt anrühren, Milch dazugeben und 2–3 Minuten unter Rühren kochen. Danach mit zerdrückter Banane vermischen. Honig zugeben und etwas salzen.

Lebensmittelverträglichkeit

- L Laktosefreie Milch
- F Banane, Honig sowie Äpfel, Trauben, Mango und Nüsse (Tipp) weglassen
- G Glutenfrei
- H Nüsse (Tipp) weglassen

Tipp

Nach Kurende kann dieses Müsli auch mit fein geschnittenen Äpfeln, Trauben, Mango und Nüssen serviert werden. Wird der gekochte Brei mit Obst gut vertragen, steht dem Übergang zu einem Frischkornmüsli nichts mehr im Weg.

Mittagessen der Milden Ableitungsdiät III

Die Basensuppen

Das zur Verwendung kommende Biogemüse darf nun schon anspruchsvoller sein und mit etwas Butter angeschwitzt werden. Dadurch ist der Geschmack noch besser. Langsam kann man sich nach Ende der MAD III an die Stufen 4 und 5 der Basensuppen (siehe S. 170 f.) herantasten. Bei diesen wird zusätzlich etwas Zwiebelgemüse und Lauch verwendet.

Basensuppe Astrid

Kochzeit: ca. 15 Minuten • 4 Portionen

» Das würfelig geschnittene Gemüse und Kartoffeln in Butter oder Pflanzenöl kurz anschwitzen. Aufgießen mit Brühe, salzen und zugedeckt garen lassen. Suppe mit fein geschnittenem Kerbel und Basilikum im Mixglas pürieren und mit einem Schuss Weißwein, Rahm und Salz abschmecken. Mit frischen Basilikumblättern und Kerbel garnieren.

Lebensmittelverträglichkeit

- L Laktosefreie Butter, Pflanzencreme statt Rahm
- F Weißwein weglassen
- G Glutenfrei
- H Jungwein statt Weißwein

Zutaten

Verwenden Sie Bioprodukte:

1 l	Gemüsebrühe oder Wasser
150 g	geschälte Kartoffeln (mehlige Sorte)
1 EL	Butter
100 g	Blumenkohl
	Basilikum
	Kerbelkraut
	Weißwein
	Meersalz
2 EL	Rahm
	geriebene Muskatnuss

Pro Portion:
kcal 60 • KH 68,0 • EW 1,2 • F 2,7

Kräuter-Basensuppe

Zutaten

Verwenden Sie Bioprodukte:

- 1 l Gemüsebrühe oder Wasser
- 250 g geschälte, gewürfelte Kartoffeln (mehlige Sorte)
- 1 EL Butter
- 1 EL Majoranblättchen
- Meersalz
- 1 TL Thymianblättchen oder 1 EL Kräuterpesto
- 2 EL Sauerrahm
- geriebene Muskatnuss

Pro Portion:
kcal 77 • KH 9,0 • EW 1,6 • F 3,7

Kochzeit: ca. 15 Minuten • 4 Portionen

» Butter in einen Topf geben und die geschälten, klein geschnittenen Kartoffeln zugeben, mit Salz würzen, mit Flüssigkeit aufgießen und zugedeckt garen. Etwas Muskatnuss zugeben. Am besten mit etwas verrührtem Sauerrahm und Frischkräutern oder Pesto im Mixglas zu einer cremigen Suppe mixen. Abschmecken und mit frischen Majoranblättern garnieren.

Lebensmittelverträglichkeit

- L Laktosefreie Butter, Pflanzencreme statt Sauerrahm
- F Fruktosefrei
- G Glutenfrei
- H Histaminfrei

Basensuppe mit Sellerie

Zutaten

Verwenden Sie Bioprodukte:

- 1 l Gemüsebrühe
- 100 g geschälte Kartoffeln (mehlige Sorte)
- 150 g Sellerieknolle
- 1 EL Butter
- 1 Bund Kerbelkraut oder 1 EL Kräuterpesto
- Meersalz
- geriebene Muskatnuss
- gehackte Garten- oder Bachkresse
- 2 EL Sauerrahm

Pro Portion:
kcal 63 • KH 5,5 • EW 1,7 • F 3,7

Kochzeit: ca. 15 Minuten • 2 Portionen

» Butter, Raps- oder Olivenöl in einen Topf geben und die geschälten Kartoffeln und Sellerie in Würfel geschnitten kurz anschwitzen lassen, salzen, mit Gemüsebrühe aufgießen, zugedeckt garen lassen. Nach dem Garen die Suppe mit verrührtem Sauerrahm und viel Kerbelkraut mixen, mit Salz und Muskatnuss abschmecken. Mit Kresse bestreuen.

Lebensmittelverträglichkeit

- L Laktosefreie Butter und Bio-Streuwürze, Pflanzencreme statt Sauerrahm
- F Fruktosefrei
- G Glutenfrei
- H Histaminfrei

Hauptspeisen der Milden Ableitungsdiät III

Außer den bereits angeführten und nachfolgenden Rezepten dürfen weiterhin keine Rohkostsalate, Obst und Gemüsesäfte, dafür aber gekochte Gemüsesalate serviert werden. Es eignen sich auch leicht angebratene Zucchinischeiben, Auberginescheiben, Champignons, gedämpfte Karotten, Rüben, Fenchel, Mangoldspinat, wenig gedämpfter Blumenkohl, Brokkoli oder Artischocken – alles veredelt mit besten kaltgepressten Pflanzenölen.

In bescheidener Menge kann all dies zusätzlich vor oder statt der Basensuppe gegessen werden. Angemacht werden solche Vorspeisen auch mit besten Essigsorten, Meersalz, etwas gemahlenem Pfeffer und Pflanzenölen. Um die Verdauungsleistung zu erhöhen, kann man die Trennkostbasis fallweise verlassen und zu Fleisch- und Fischgerichten statt Gemüse Kartoffeln als Beilage geben.

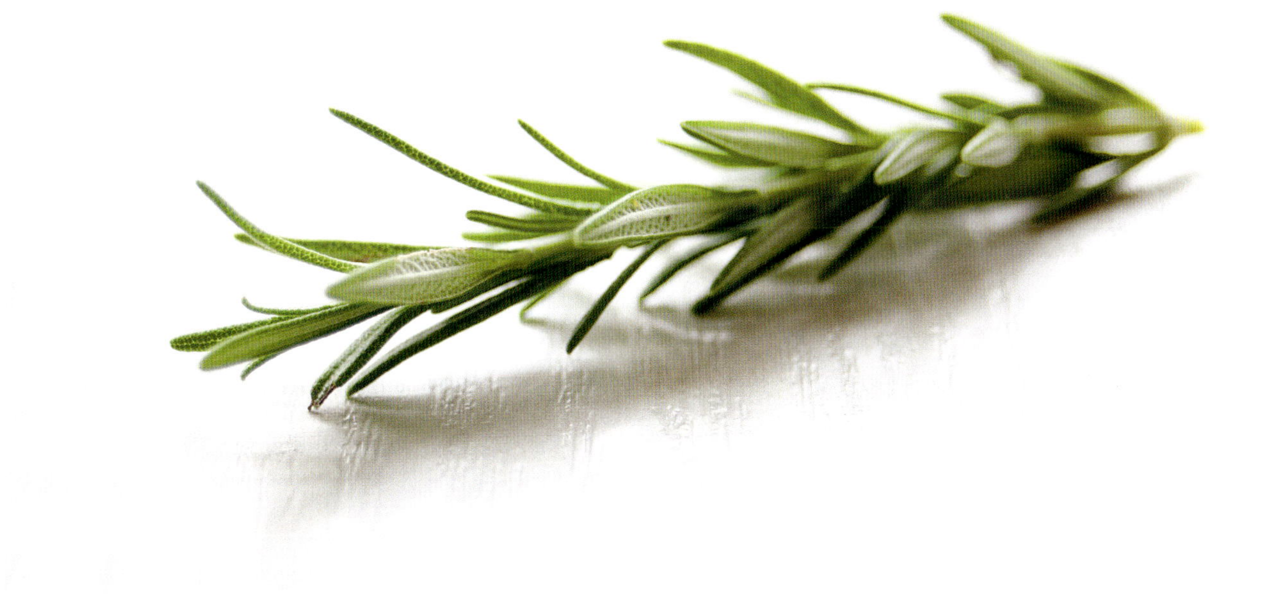

Hirse-Frikadellen mit Gemüse

Verwenden Sie Bioprodukte:

Zutaten Hirse-Frikadellen

100 g Hirse
300 ml Wasser
40 g Magerquark (Topfen)
20 g geriebener Hartkäse
Meersalz
1 EL Majoranblätter

Zutaten Kräutersauce

2 EL Sauerrahm
1 EL Kräuterpesto
Meersalz

Zutaten Gemüse

300 g Wurzelgemüse wie Karotten, Sellerie, Petersilienwurzel, Rüben
Meersalz
geriebene Muskatnuss
3–4 EL Basensauce
2 EL Oreganoblättchen

Pro Portion:
kcal 276 • KH 42,1 • EW 13,8 • F 5,2

Kochzeit: ca. 40 Minuten • 2 Portionen

» Hirse mit Wasser aufkochen, 10 Minuten leicht kochen lassen und zugedeckt bei reduzierter Hitze ca. 20 Minuten dünsten lassen. Die Hirse kann auch in ausreichend Wasser gekocht und abgeseiht werden. Quark, Käse und grob geschnittene Majoranblätter daruntermischen und aus der Masse vier Frikadellen formen. Die Frikadellen in einer beschichteten Pfanne beidseitig goldgelb braten oder in einer Form oder auf dem Backblech im vorgeheizten Ofen bei 200 Grad heiß machen.

» Sauerrahm glatt rühren, salzen und mit Kräuterpesto vermischen.

» Wurzelgemüse in eine Form schneiden und im Kocheinsatz über Dampf nicht zu weich garen. Sollte noch eine Basensuppe oder Sauce vom Vortag übrig sein, so kann man 3–4 EL zum Anschwenken des Gemüses verwenden. Ansonsten kann auch eine geringe Menge vom gedämpften Gemüse mit etwas Gemüsebrühe im Mixer zu einer sämigen Sauce püriert werden. Gewürzt wird mit wenig Meersalz, Frischkräutern und Muskatnuss.

Lebensmittelverträglichkeit

- L Laktosefreier Quark und Mozzarella (Tipp), Pflanzencreme statt Sauerrahm
- F Karotten und Tomaten (Tipp) weglassen
- G Glutenfrei
- H Frischkäse statt Hartkäse, Tomaten (Tipp) weglassen

Tipp

Sie können auch Couscous, Perlweizen oder Bulgur als Grundmasse für die Frikadellen nehmen. Dabei ist aber auf erhöhten Flüssigkeitsbedarf bei der Zubereitung zu achten. Die Masse muss eine leicht formbare Konsistenz aufweisen. Geriebener Käse, Frischkräuter oder fein geschnittenes gedämpftes Gemüse schaffen immer wieder neue Kreationen, z. B. belegt mit Tomatenscheiben und Zucchini oder mit Mozzarella gratiniert.

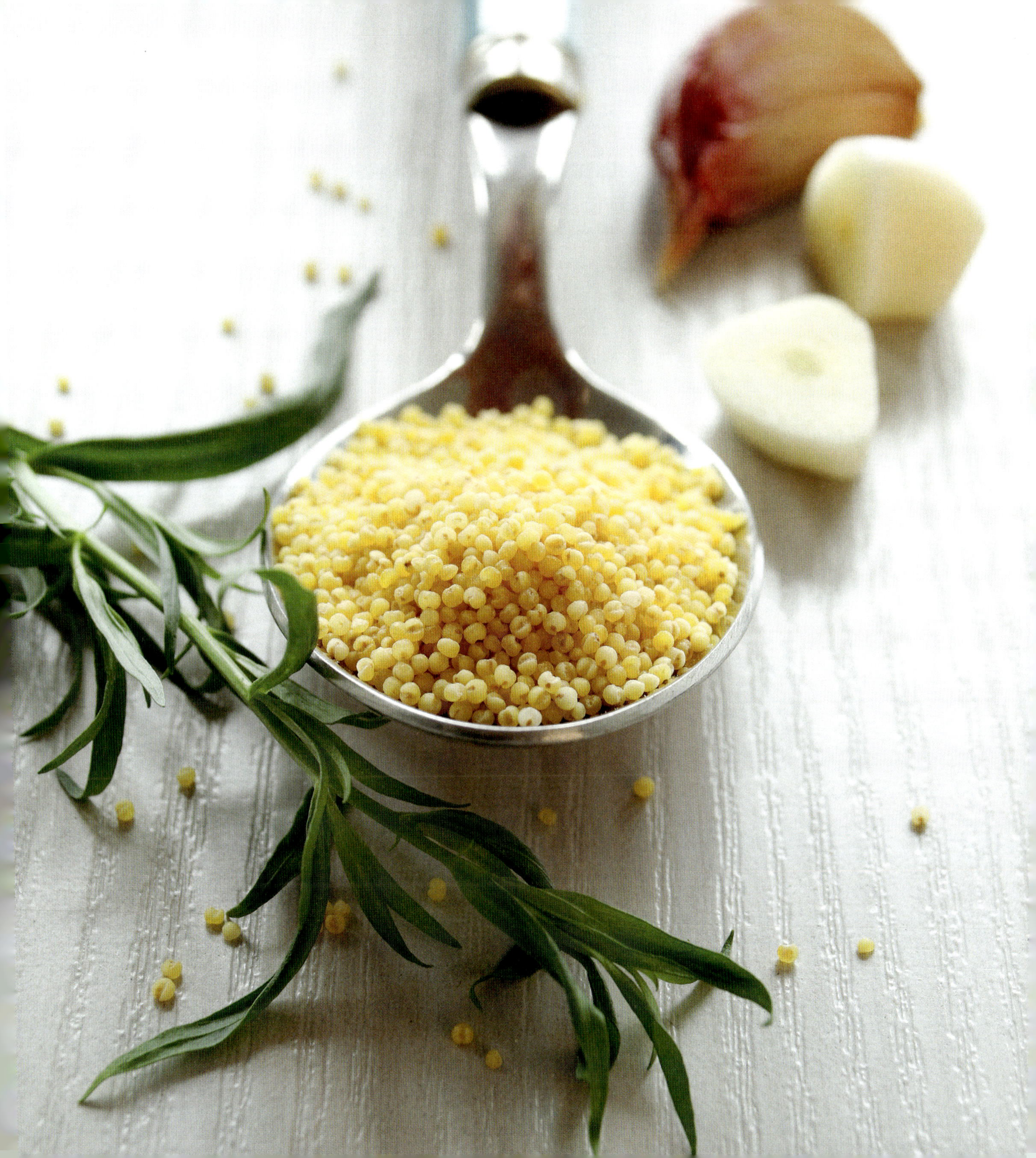

Polentaring mit Fenchel Milanese

Verwenden Sie Bioprodukte:

Zutaten Polentaring

200 g	geschrotete Polenta oder Maisgrieß
300–400 ml	Wasser
	Meersalz
1 TL	Küchenkräuter

Zutaten Fenchel Milanese

500 g	Fenchel
100 g	Tomaten
100 g	Zucchini
1 EL	Butter
1/4 l	Gemüsebrühe
	Meersalz
	gemahlene Galgant-Wurzel
1 TL	Basilikumblätter
125 ml	Basensauce (Rezept S. 80)

Pro Portion:
kcal 463 • KH 83,0 • EW 16,3 • F 6,3

Kochzeit: ca. 20 Minuten • 2 Portionen

» Fenchel entstielen, halbieren (Schalen für Gemüsebrühe verwenden), Strunk herausnehmen und in Streifen schneiden. Tomaten schälen, entkernen und grob würfeln. Zucchini putzen, waschen und in dickere Scheiben schneiden. Butter in eine große Pfanne geben und Fenchel und Zucchini darin kurz anschwitzen, mit Gemüsebrühe nach und nach auffüllen und zugedeckt etwa 10 Minuten weich garen. Dabei muss die Flüssigkeit nahezu vollständig verdunsten. Tomatenwürfel zugeben, mit Salz, Galgant-Wurzel und fein geschnittenen Basilikumblättern würzen. Basensauce (Rezept S. 80) daruntermischen und zum Polentaring servieren. Falls keine Sauce vorhanden, etwas vom gedämpften Gemüse mit Gemüsebrühe im Mixglas zu einer dicklichen Sauce pürieren und wieder zum Gemüse mischen.

» Polenta in einer Kasserolle anschwitzen, salzen und mit Wasser auffüllen. Einmal aufkochen, Kochplatte ausschalten und zugedeckt ca. 20 Minuten ausdämpfen lassen. Mit einer Gabel gut auflockern. Die noch feuchte Polenta in einen kleineren, mit heißem Wasser ausgespülten Reisring pressen und auf zwei vorgewärmte Teller stürzen. Das Fenchelragout teilweise in den Polentaring einfüllen. Mit abgezupften Küchenkräutern garnieren.

Lebensmittelverträglichkeit

- L Laktosefreie Butter
- F Tomaten weglassen
- G Glutenfrei
- H Tomaten weglassen

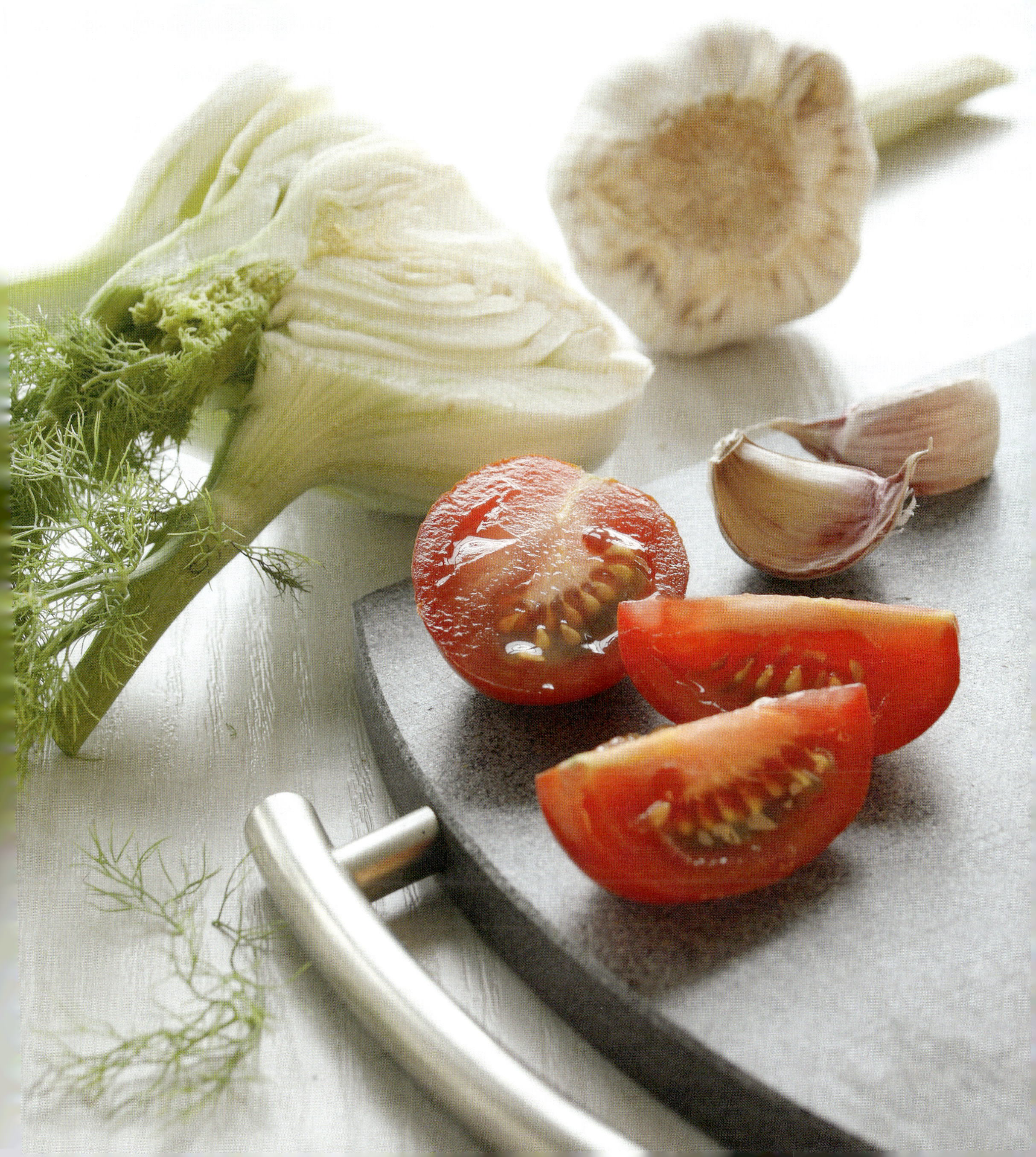

Buchweizenring mit Zucchini-Champignonragout

Verwenden Sie Bioprodukte:

Zutaten Buchweizenring

100 g Buchweizen
200–300 ml Gemüsebrühe
Meersalz
125 ml Basensauce (Rezept S. 96)

Zutaten Zucchini-Champignonragout

350 g Zucchini
150 g Champignons
1 EL Butter
60 ml Gemüsebrühe oder Wasser
Meersalz
geriebene Muskatnuss
1 EL gehackte Küchenkräuter
2 EL Sahne
125 ml Kräuter-Basensauce oder dicke Basensuppe (Rezept S. 66)

Pro Portion:
kcal 276 • KH 43,1 • EW 9,8 • F 6,8

Kochzeit: ca. 25 Minuten • 2 Portionen

» Buchweizen waschen, abtropfen lassen, anschwitzen und mit Gemüsebrühe auffüllen. Einmal aufkochen, Kochplatte zurückschalten und zugedeckt bei wenig Hitze etwa 20–25 Minuten ausdünsten lassen, bis das Getreide weich ist. Dann erst salzen, mit der Gabel auflockern und die Basensauce untermischen.

» Zucchini putzen, waschen und in dickere Scheiben schneiden, Champignons putzen, waschen, abtropfen und halbieren, größere vierteln. Zucchini und Champignons nacheinander in einer großen Pfanne mit Butter anschwitzen, mit Gemüsebrühe nach und nach auffüllen und zugedeckt einige Minuten dünsten lassen, bis die Flüssigkeit verdunstet und das Gemüse weich ist. Mit Basensauce vermischen und mit Salz, Muskatnuss, Frischkräutern und Sahne abschmecken.

Lebensmittelverträglichkeit

- L Laktosefreie Butter, Pflanzencreme statt Sahne
- F Fruktosefrei
- G Glutenfrei
- H Histaminfrei

Tipp

Das gleiche Gericht kann auch mit Reis zubereitet werden. Nehmen Sie aber einen Basmati- oder Parboiled Reis dazu. Nach Kurende probieren Sie den Reis im Silberhäutchen. Wird dieser vertragen, dann erst wagen Sie sich an Vollkornreis heran, der eine sehr hohe Verdauungsleistung verlangt. Achten Sie bei den Reissorten auf ihre unterschiedliche Qualität.

Dinkel-Ravioli mit Gemüsefüllung

Kochzeit: ca. 20 Minuten • 2 Portionen

» Mehl, Ei, Olivenöl, Spinat, Wasser und Salz miteinander vermengen und zu einem glatten, mittelfesten Teig kneten. Mit Folie zudecken und kurze Zeit gekühlt ruhen lassen. Das Gemüse putzen, schälen, in sehr kleine Würfelchen schneiden und diese im Kocheinsatz über Dampf weich garen. Mit Salz, Schafskäse und ⅔ der gehackten Kräuter abschmecken.

» Den Nudelteig dünn ausrollen und in ca. 10 cm breite und 50 cm lange Streifen schneiden. Die Hälfte mit etwas Eigelb und Wasser verrührt bestreichen und darauf in Abständen von ca. 3 cm je einen Teelöffel Füllung geben. Nun die freie Teigseite über die Füllung legen und gut an den Rändern andrücken. Auch zwischen den Gemüsefüllungen den Teig mit dem Handrücken fest andrücken. Nun Ravioli ausstechen und formen und diese in Salzwasser ca. 8–10 Minuten nicht zu stark köcheln lassen.

» Basensauce mit frisch gehackten Kräutern und Pflanzencreme mischen und warm machen. Die Ravioli aus dem Wasser nehmen, kurz auf Küchenkrepp abtropfen lassen. Auf vorgewärmten Tellern anrichten und mit der Basensauce begießen, mit geriebenem Parmesan und Küchenkräutern bestreuen.

Lebensmittelverträglichkeit

- L Laktosefreier Quark
- F Wurzelgemüse ohne Karotten
- G Buchweizen-, Amaranth-, Mais- oder Reismehl statt Dinkelmehl
- H Spinat und Parmesan weglassen

Verwenden Sie Bioprodukte:

Zutaten Dinkel-Ravioli

150 g	Dinkelmehl
1	Ei
1 TL	Olivenöl
60 ml	warmes Wasser
50 g	passierter Spinat
1	Eigelb
	Meersalz

Zutaten Gemüsefüllung

100 g	Wurzelgemüse
100 g	Schafsquark/ Quark (Topfen)
1 EL	gehackte Küchenkräuter oder Basilikum-Pesto
	Meersalz
	gemahlener Pfeffer
125 ml	Basensauce
2 EL	Pflanzencreme
30 g	Parmesan

Pro Portion:
kcal 421 • KH 52,2 • EW 18,6 • F 15,0

Pikante Kartoffelpizza

Verwenden Sie Bioprodukte:

Zutaten Kartoffelpizza

400 g geschälte Kartoffeln (mehlige Sorte)
1 Eigelb
½ EL Butter
Meersalz
geriebene Muskatnuss
weißer, gemahlener Pfeffer
1 TL Olivenöl

Zutaten für Tomatenconcassee

300 g Tomatenwürfel
½ EL Butter
Meersalz
Küchenkräuter
60 ml Kräuter-Basensauce (Rezept S. 66)

Zutaten zum Belegen

150 g Tomatenscheiben
100 g Schafskäse, magerer Hartkäse oder Büffel-Mozzarella
1 TL gehackte Oreganoblättchen
100 g Steinpilze oder Champignons

Pro Portion:
kcal 369 • KH 35,6 • EW 27,4 • F 12,1

Kochzeit: ca. 20 Minuten • 2 Portionen

» Kartoffeln grob reiben oder raspeln, salzen, fest ausdrücken und mit Eigelb, Muskat und Pfeffer vermischen. Eine beschichtete Pfanne oder den vorgeheizten, nicht zu heißen Plattengrill mit Öl bestreichen, die Kartoffelmasse halbieren, in zwei Portionen aufteilen und einlegen. Mit einer Spachtel etwa 1 cm stark breit drücken und beidseitig etwa 5 Minuten knusprig braun braten. Danach mit zerlassener Butter bestreichen. Die zwei Reibekuchen auf ein Backblech setzen und mit dem vorbereiteten Belag im Ofen überbacken.

» Die Tomatenwürfel in einer Pfanne mit Butter anschwitzen und mit allen Zutaten etwa 3–5 Minuten einkochen lassen, bis eine dickliche Sauce entsteht. Mit der Basensauce und klein geschnittenen Kräutern mischen und gut abschmecken.

» Die vorbereiteten Reibekuchen mit Tomatenconcassee bestreichen, mit blättrig geschnittenen, sautierten Pilzen, Kräutern, Tomatenscheiben und Mozzarellascheiben oder geriebenem Käse belegen, etwas salzen und im vorgeheizten Ofen bei 200 Grad Oberhitze etwa 10 Minuten überbacken. Mit Oreganoblättchen bestreuen und auf zwei Tellern anrichten.

Lebensmittelverträglichkeit

- L Laktosefreie Butter, Schafskäse und Mozzarella
- F Tomaten weglassen
- G Glutenfrei
- H Tomaten weglassen, Frischkäse statt Hartkäse

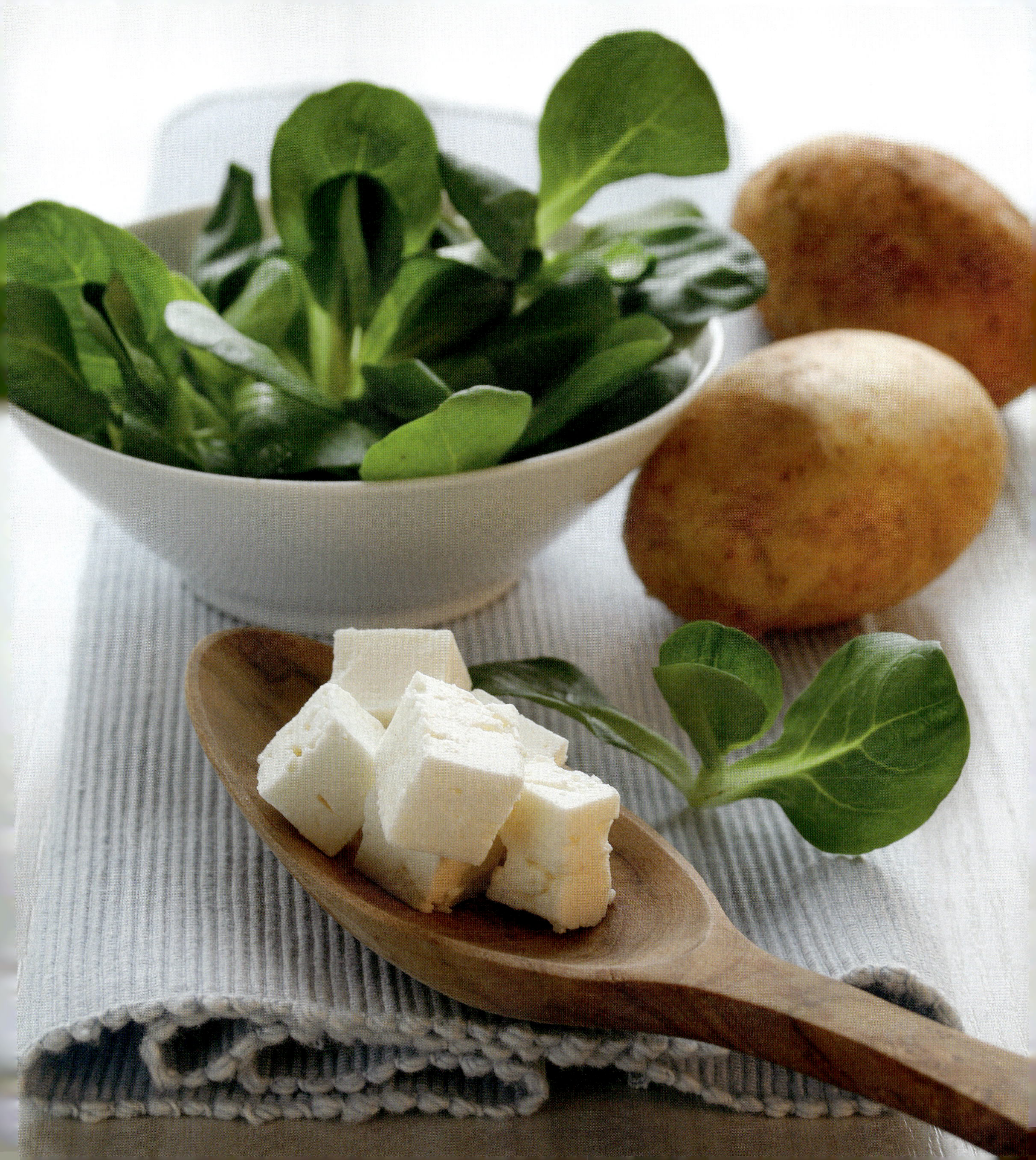

Hirsotto mit Schafskäse

Zutaten

Verwenden Sie Bioprodukte:

150 g Hirse
250 ml Gemüsebrühe
100 g Schafskäse oder Mozzarella
150 g Tomaten
200 g Zucchini
1 EL Butter
60 ml Kräuter-Basensauce (Rezept S. 66) oder dicke Basensuppe
1 TL frische Oreganoblättchen
Meersalz
geriebene Muskatnuss

Pro Portion:
kcal 414 • KH 55,0 • EW 28,9 • F 7,9

Kochzeit: ca. 20 Minuten • 2 Portionen

» Hirse waschen, abtropfen lassen, in Butter anschwitzen, mit Gemüsebrühe auffüllen und zugedeckt zuerst aufkochen, dann 10 Minuten kochen und bei kleinster Hitze zugedeckt ca. 15–20 Minuten ausdünsten lassen. Dann salzen und mit einer Zweizackgabel auflockern. Inzwischen Schafskäse grob reiben oder Mozzarella fein würfeln. Tomaten klein würfeln. Zucchini in dünne Scheiben schneiden und in einer Pfanne mit der restlichen Butter etwa 2–3 Minuten anschwitzen und zugedeckt kurz weich dünsten. Die erwärmte Basensauce zur heißen Hirse mischen, Käse und Oregano untermischen. Mit Hilfe eines Eisportionierers anrichten. Zucchinischeiben und Tomaten darübergeben. Mit Oreganoblättchen garnieren.

Lebensmittelverträglichkeit

- L Laktosefreier Schafskäse oder Mozzarella
- F Tomaten weglassen
- G Glutenfrei
- H Tomaten und Parmesan (Tipp) weglassen

Tipp

Geben Sie immer nur so viel Basensauce in die weiche Hirse, dass diese wie ein cremiges Risotto aussieht. Untergemischter Parmesan oder anderer geriebener Hartkäse sind Geschmackssache. Der Käse kann aber auch weggelassen und durch Zugabe von weich gedämpftem Gemüse ergänzt werden. Sehr schnell ist dieses Gericht fertig mit Couscous, Bulgur oder Perlweizen. Bei guter Verträglichkeit kann nach der MAD III auch Vollwertreis verwendet werden.

Gegrillte Auberginenscheiben

Kochzeit: ca. 30 Minuten • 2 Portionen

» Buchweizen waschen, abtropfen lassen, anschwitzen, mit Gemüsebrühe oder Wasser auffüllen, aufkochen, salzen und zugedeckt bei mäßiger Hitze etwa 15–20 Minuten weich dünsten. Dann in eine größere Schüssel umschütten und würzen. Champignons blättrig schneiden, in Butter anschwitzen und zugeben. Mozzarella in kleine Würfelchen schneiden (Hartkäse fein reiben) und mit dem Hüttenkäse und den Kräutern mischen. Aus der Masse vier fingerstarke Frikadellen formen und diese in einer beschichteten Pfanne anbraten oder auf ein gebuttertes Backblech legen, mit Backpapier zudecken und im Ofen warm machen.

» Auberginen kurz vor Verwendung dünn schälen und in 1 cm dicke Scheiben schneiden. Diese wenig salzen, mit einem Pinsel etwas Zitronensaft auftragen, beidseitig in Dinkelmehl tauchen und etwas abklopfen. Beschichtete Pfanne mit Öl bestreichen und die Auberginenscheiben bei mäßiger Hitze etwa 2 Minuten goldgelb braten. Zwischendurch umdrehen und zuletzt mit zerlassener Butter bepinseln. Mit Majoranpesto bestreichen und mit Oregano bestreuen. Basensauce dazu reichen.

Lebensmittelverträglichkeit

- L Laktosefreie Butter, Hüttenkäse und Mozzarella
- F Zucchini statt Aubergine, Zitronensaft weglassen
- G Buchweizenmehl statt Dinkelmehl
- H Zucchini statt Aubergine, Zitronensaft weglassen

Verwenden Sie Bioprodukte:

Zutaten Buchweizenfrikadellen

100 g	Buchweizen
ca. 150 ml	Wasser
80 g	Champignons
1 EL	Butter
60 g	Hüttenkäse
30 g	Mozzarella
	Meersalz
	Kerbelkraut

Zutaten Auberginenscheiben

1	mittelgroße Aubergine
	Zitronensaft
1 EL	Dinkelmehl
	Meersalz
1 TL	Majoranpesto
½ EL	Butter
1 TL	Öl
1 TL	gehackte Oreganoblättchen

Zutaten Sauce

siehe Rezept S. 82/96

Pro Portion:
kcal 283 • KH 31,9 • EW 15,5 • F 10,1

Maissoufflé mit pikantem Gemüse

Verwenden Sie Bioprodukte:

Zutaten Maissoufflé

- 120 g Maismehl
- 60 ml Milch
- 60 ml Rahm
- 2 Eier
- Meersalz
- Galgant-Wurzel oder geriebene Muskatnuss
- ½ TL Butter
- 1 Bund Majoranblätter

Zutaten pikantes Gemüse

- 150 g Tomaten
- 250 g Zucchini und Auberginen
- 50 g tiefgefrorene Maiskörner (Zuckermais)
- 100 g Champignons
- 1 TL gehackte Petersilie
- 1 EL Butter oder 1 EL Olivenöl
- 1 TL Sojasauce
- Meersalz
- 125 ml Kräuter-Basensauce (Rezept S. 66)

Pro Portion:
kcal 481 • KH 56,0 • EW 19,7 • F 19,5

Kochzeit: ca. 20 Minuten • 2 Portionen

» Eiweiß mit etwas Salz schmierig steif schlagen und kühl stellen. Eigelb mit Milch, Rahm und Galgant mindestens 5 Minuten mit dem Handmixer verrühren. Eischnee zur Dottermasse geben, Maismehl langsam einstreuen und dabei mit dem Schneebesen locker unterheben. Die Masse muss aussehen wie ein Biskuitteig und darf nicht zu fest sein. Je weniger Mehl, desto lockerer der Auflauf.

» Zwei kleinere Tassen mit zerlassener Butter auspinseln und die Masse einfüllen. Den Auflauf 12 Minuten im Kocheinsatz über Wasserdampf zugedeckt garen. Dann mit einem spitzen Messer Auflauf vom Rand lösen und aus der Form stürzen. Maisauflauf auf vorgewärmten Tellern mit pikanter Sauce anrichten und mit Majoranblättern garnieren.

» Tomaten in größere Würfel schneiden, Champignons halbieren, Auberginewürfel in einer großen Pfanne mit Butter anschwitzen, Zucchinischeiben und Champignons zugeben, kurze Zeit etwas anbräunen und so lange einkochen lassen, bis die Flüssigkeit verdunstet und das Gemüse weich ist. Tomatenwürfel, Maiskörner, vorbereitete Basensauce und Petersilie zugeben und mit Salz und Sojasauce abschmecken.

Lebensmittelverträglichkeit

- L Laktosefreie Milch und Butter, Pflanzencreme statt Rahm
- F Tomaten und Kürbisgemüse (Tipp) weglassen, mehr Zucchini statt Aubergine
- G Glutenfrei
- H Tomaten, Sojasauce und Kürbisgemüse (Tipp) weglassen, mehr Zucchini statt Aubergine

Tipp

Versuchen Sie diesen Auflauf auch einmal mit fein gemahlener Hirse. Die pikante Sauce kann auch mit Auberginen, Kürbisgemüse oder Zucchini gemacht werden.

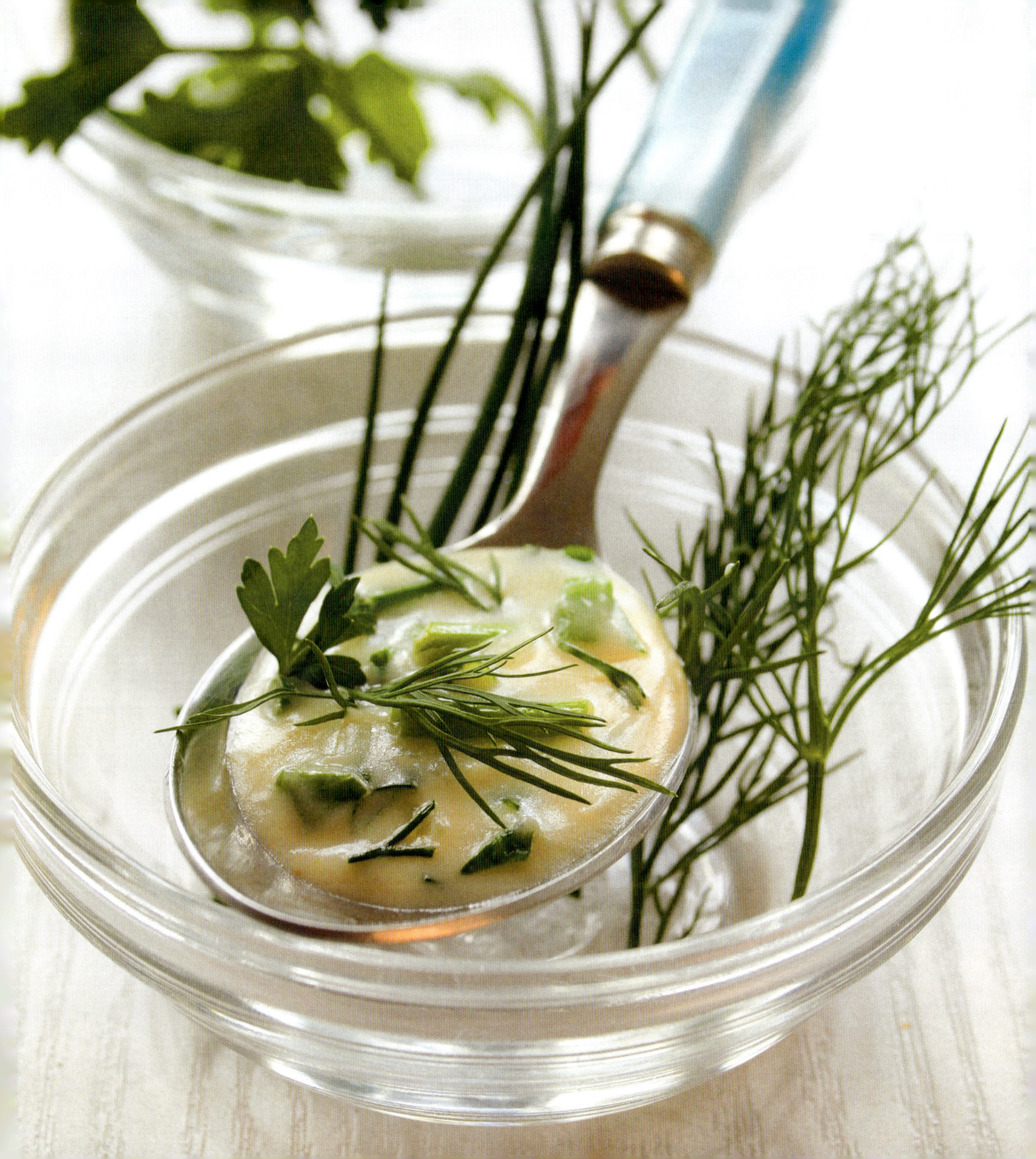

Kräuterlaibchen mit Kürbisgemüse

Verwenden Sie Bioprodukte:

Zutaten Kräuterlaibchen

300 g	ungeschälte Kartoffeln (mehlige Sorte)
1/2 EL	Butter
1 EL	geschnittene Küchenkräuter
	Meersalz
	gemahlener Pfeffer

Zutaten Kürbis-Zucchini-Gemüse

400 g	Muskat-Speisekürbis
150 g	Tomaten
200 g	Zucchini
1 EL	Butter oder 1 EL Olivenöl
1/2 EL	Basilikumblätter
	Meersalz
	geriebene Muskatnuss
1 EL	Sauerrahm
125 ml	Basensauce (Rezept S. 80)

Pro Portion:
kcal 216 • KH 31,4 • EW 6,9 • F 6,4

Kochzeit: ca. 70 Minuten • 2 Portionen

» Kartoffeln waschen und mit der Schale im Kocheinsatz über Dampf 60 Minuten weich garen, dann schälen, grob raspeln und zerlassene Butter, Salz, Kräuter und Pfeffer untermischen. Vier kleine, fingerstarke Laibchen formen und in einer beschichteten Pfanne goldgelb braten.

» Kürbis schälen, der Länge nach halbieren und mit einem Esslöffel entkernen. In 1 cm starke Streifen schneiden. Tomaten schälen, entkernen und in Würfel schneiden, Zucchini in Scheiben schneiden. Butter in einer größeren Pfanne schmelzen lassen, Kürbisgemüse und Zucchini darin leicht anbraten und zugedeckt kurze Zeit weich dünsten. Falls nötig, zwischendurch etwas Gemüsebrühe zugießen. Wenn das Gemüse weich ist, Tomatenwürfel und fein geschnittene Basilikumblätter untermischen und mit Vollsalz und frisch geriebener Muskatnuss würzen. Sauerrahm mit der Basensauce vermischen und unterrühren.

Lebensmittelverträglichkeit

- L Laktosefreie Butter, Pflanzencreme statt Sauerrahm
- F Tomaten weglassen, mehr Zucchini statt Kürbis
- G Glutenfrei
- H Tomaten weglassen

Nudelauflauf mit buntem Gemüse

Kochzeit: ca. 20 Minuten • 2 Portionen

» Mehl, Öl, Ei, Salz, Petersilie und Wasser miteinander vermengen und zu einem glatten, mittelfesten Teig kneten. Mit Folie abdecken und ca. 30 Minuten im Kühlschrank ruhen lassen. Den Teig dünn ausrollen und ca. ½ cm breite Nudeln schneiden. Die Nudeln immer wieder mit Mehl bestäuben, hochheben und durch die bemehlten Finger gleiten lassen. Im köchelnden Salzwasser ca. 5 Minuten al dente kochen. Nudeln herausnehmen, kalt abschrecken und in eine Schüssel geben.

» Das klein geschnittene Gemüse weich dämpfen und mit allen weiteren Zutaten (Champignons und Fenchel mit Grün) in einer Pfanne mit Butter anschwitzen, mit den Nudeln vermengen und in eine mit Butter ausgestrichene Auflaufform geben.

» Zuletzt noch Mozzarella klein würfeln darüberstreuen und im vorgeheizten Backofen bei 200 Grad ca. 10–15 Minuten überbacken. Wie eine Lasagne herausstechen, auf vorgewärmten Tellern anrichten und mit frischen Oreganoblättchen garnieren. Dazu servieren Sie etwas Kräuter-Basensauce (Rezept S. 66).

Lebensmittelverträglichkeit

- L: Olivenöl statt Butter, laktosefreier Mozzarella und Schafskäse, Pflanzencreme statt Sauerrahm
- F: Brokkoli, Karotten und Tomatenmark (Tipp) weglassen
- G: Buchweizen-, Mais- oder Reismehl statt Dinkelmehl
- H: Mangold, Tomatenmark und Spinat (Tipp) weglassen

Tipp

Beim selbst gemachten Nudelteig können fast alle Getreidesorten verwendet werden. Wenn statt Wasser Eier verwendet werden, ist der Teig naturgemäß noch feiner. Durch Zugabe von ca. 3 EL passiertem Spinat, Tomatenmark, fein gehackten Kräutern, Safran oder Rote Bete sehen die Nudeln immer anders aus. Auch die unterschiedliche Schnittweise kann für Abwechslung sorgen.

Verwenden Sie Bioprodukte:

Zutaten selbst gemachter Nudelteig

150 g	gemahlenes Dinkelmehl
1	Ei
1 TL	Olivenöl
60 ml	warmes Wasser
	Meersalz
1 TL	gehackte Petersilie und Oreganoblättchen
125 ml	Kräuter-Basensauce (Rezept S. 66)

Zutaten buntes Gemüse

70 g	Schafskäse
80 g	Fenchel mit Grün
80 g	Champignons
1 EL	Butter oder 1 EL Olivenöl
½ EL	gehackte Basilikumblätter
200 g	Brokkoliröschen mit Karotten oder Mangold
30 g	Mozzarella
2 EL	Sauerrahm
	Meersalz
	geriebene Muskatnuss

Pro Portion:
kcal 518 • KH 54,1 • EW 27,6 • F 20,9

Grünkern-Käsenockerln

Zutaten

Verwenden Sie Bioprodukte:

- 5 EL Butter
- 1 Ei
- 50 g Grünkernmehl oder
- 100 g Dinkel- oder Weizengrieß
- 1 EL gehacktes Kerbelkraut
- Meersalz
- 250 g Wurzelgemüse
- 125 ml Kräuter-Basensauce (Rezept S. 80)
- 30 g Schafskäse

Pro Portion:
kcal 393 • KH 25,8 • EW 10,4 • F 27,2

Kochzeit: ca. 20 Minuten • 2 Portionen

» Butter schaumig rühren und mit Eigelb verschlagen, salzen. Bei Grießnockerln das ganze Ei mit Butter und dem Grieß vermischen. Eiweiß mit einer Prise Salz zu steifem Schnee schlagen und mit dem Mehl zugleich unterheben. Die Masse 30 Minuten in den Kühlschrank stellen, mit zwei Esslöffeln kleine Nockerln formen und diese ca. 10 Minuten im köchelnden Salzwasser garen. Mit einem Netzschöpfer herausheben und in eine Form legen. Mit mildem Schafskäse bestreuen und im vorgeheizten Ofen bei 200 Grad kurz gratinieren. Dann mit dem weich gedämpften Gemüse, mit heißer Basensauce und frischen Kräutern servieren.

Lebensmittelverträglichkeit

- L Laktosefreie Butter und Schafskäse
- F Wurzelgemüse ohne Karotten
- G Amaranth- oder Quinoamehl statt Grünkernmehl, Maisgrieß statt Dinkel- oder Weizengrieß
- H Histaminfrei

Tipp

Bringen Sie etwas Abwechslung in Ihre Küche und verwenden Sie die Nockerln klein geformt als Einlage für eine schmackhafte Gemüsebouillon.

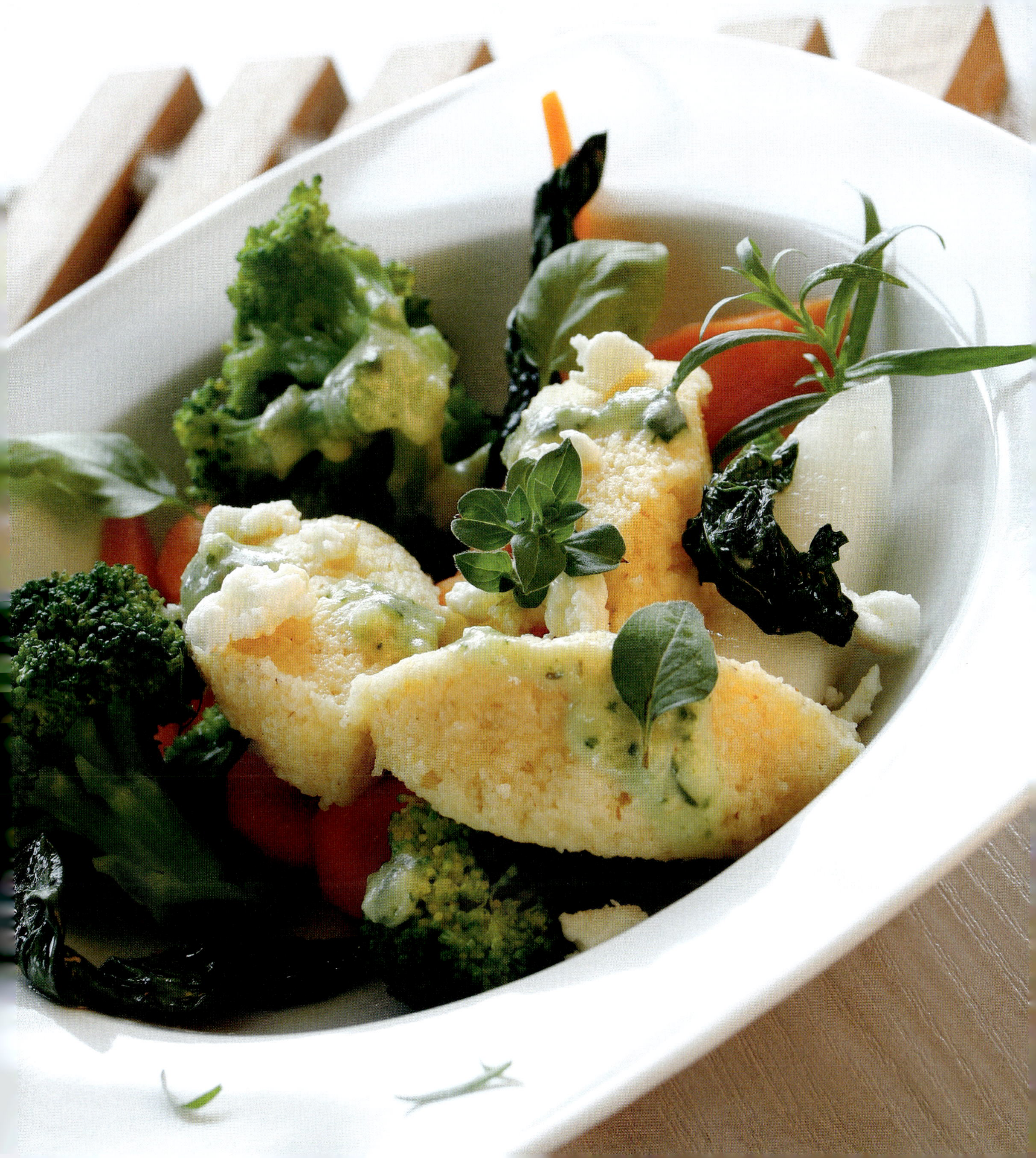

Hechtschnitte mit Sauerampfersauce

Verwenden Sie Bioprodukte:

Zutaten Wokgemüse

je 50 g	Karotten, Rüben, Petersilienwurzel, Zucchini, Fenchel
1 EL	geschnittene Kerbelblätter
125 ml	Gemüsebrühe
50 g	Sojasprossen
1 EL	Olivenöl
	Meersalz
	Pfeffer

Zutaten Sauerampfersauce

100 g	Wurzelgemüse
1 EL	Butter
350 ml	Gemüsebrühe oder Wasser
10 g	junge Sauerampferblätter oder Basilikum- oder Dill-Pesto
2 EL	Sahne
	Meersalz

Zutaten Hechtschnitte

200 g	Hechtfilet
½ EL	Butter
1 TL	Olivenöl
	Zitronensaft
	weißer, gemahlener Pfeffer
	Meersalz
1 EL	gehacktes Basilikum oder Pesto

Pro Portion:
kcal 281 • KH 23,7 • EW 22,0 • F 10,6

Kochzeit: ca. 30 Minuten • 2 Portionen

» Gemüse schälen und in Scheiben schneiden. Öl in die Wokpfanne geben und alles Gemüse anschwitzen. Zucchini erst nach 5 Minuten dazugeben. Mit etwas Gemüsebrühe 10 Minuten zugedeckt weich dünsten. Mit Salz und Pfeffer würzen und die Sojasprossen unterheben.

» Gemüsewürfel in Butter anschwitzen, salzen, mit Gemüsebrühe auffüllen und weich kochen lassen. Im Mixglas mit Sahne und klein geschnittenen Sauerampferblättern (Pesto) pürieren und nachwürzen.

» Zuerst Gemüse und Sauce, zuletzt den Fisch zubereiten. Hechtfilet mit Zitronensaft einpinseln, mit Pfeffer und Salz würzen, mit Basilikumstreifen bestreuen und in eine beschichtete Pfanne legen. Von beiden Seiten ca. 2 Minuten so braten oder grillen, dass der Fisch innen saftig bleibt. Auch darauf achten, dass es keine scharfe Kruste gibt (häufiger wenden). Den Fisch zuletzt mit zerlassener Butter beträufeln, Pesto daraufstreichen und mit dem Wokgemüse und der Sauce servieren.

Lebensmittelverträglichkeit

- L Laktosefreie Butter, Pflanzencreme statt Sahne
- F Zitronensaft weglassen, Wurzelgemüse ohne Karotten, mehr Rüben statt Karotten
- G Glutenfrei
- H Zitronensaft und Sojasprossen weglassen

Schollenfilet vom Grill

Kochzeit: ca. 15 Minuten • 2 Portionen

» Champignons oder Steinpilze putzen, mit einem feuchten Tuch abreiben und in Scheiben schneiden. Die halbe Menge der Butter in einer Pfanne schmelzen lassen, die geschnittenen Steinpilze oder Champignons kurz anbraten. Mit dem Fischfond ablöschen, die Flüssigkeit zur Hälfte einkochen, mit der Sahne auffüllen und noch einmal um die Hälfte einkochen lassen. Die erwärmte Basensauce untermischen. Mit Salz und Pfeffer abschmecken. Vor dem Servieren den Kerbel unter die Sauce ziehen.

» Schollenfilets mit Salz, Pfeffer und Basilikumstreifen würzen. Eine beschichtete Pfanne mit Olivenöl auspinseln. Schollenfilets auf beiden Seiten etwa 2–3 Minuten goldbraun braten. Wurzelgemüse klein schneiden und im Kocheinsatz dämpfen Blattspinat putzen, waschen, abtropfen und in einer Pfanne mit Butter zusammenfallen lassen. Mit Salz und Muskatnuss würzen.

Lebensmittelverträglichkeit

- L Laktosefreie Butter, Pflanzencreme statt Sahne
- F Wurzelgemüse ohne Karotten
- G Buchweizenbrösel statt Weißbrotbrösel (Tipp)
- H Mehr Wurzelgemüse oder Fenchel statt Blattspinat

Tipp

Statt der Schollenfilets können Sie auch jeden anderen grätenfrei filetierten Fisch nehmen. Sehr zarte Filets können Sie mit etwas Vollwertmehl bestäuben oder durch eine Panade (Weißbrotbrösel) ziehen, bevor sie gebraten oder gegrillt werden. Dadurch erhalten die Filets eine bessere Stabilität.

Verwenden Sie Bioprodukte:

Zutaten Pilz-Kerbel-Sauce

1 EL	Butter
50 ml	Fischfond
100 g	Champignons oder Steinpilze
3 EL	Sahne
	Meersalz
	weißer, gemahlener Pfeffer
1 Bund	gehackter Kerbel
125 ml	Kräuter-Basensauce (Rezept S. 156)

Zutaten Schollenfilet

200 g	Schollenfilet
	Meersalz
	weißer, gemahlener Pfeffer
1 TL	Olivenöl
200 g	Blattspinat
200 g	Wurzelgemüse
1 EL	gehacktes Basilikum

Pro Portion:
kcal 198 • KH 5,0 • EW 22,6 • F 9,5

Seezungenfilet mit Estragonsauce

Verwenden Sie Bioprodukte:

Zutaten Seezungenfilet

200 g Seezungenfilet
abgeriebene, ungespritzte Orangenschale
1 EL Olivenöl
Meersalz
50 ml Weißwein
gemahlener Pfeffer
2 weiße oder Rüben
1 Orange
2 kleine Zucchini
je 2 kleine Karotten und Petersilienwurzeln
1 kleine Fenchelknolle
1 TL gehacktes Basilikum
3 EL Basensauce (Rezept S. 156)

Zutaten Estragonsauce

200 ml Fischsud oder Gemüsebrühe
2 EL Sahne
Meersalz
weißer, gemahlener Pfeffer
1 EL gehackte Estragonblätter
1 TL Estragon-Essig
125 ml Kräuter-Basensauce (Rezept S. 156)

Pro Portion:
kcal 187 • KH 12,9 • EW 21,5 • F 5,1

Kochzeit: ca. 15 Minuten • 2 Portionen

» Seezungenfilets mit Zitronensaft beträufeln, mit einer Messerspitze abgeriebener Orangenschale und Basilikumstreifen bestreuen. Falls Sie die Seezunge im Ganzen gekauft haben, aus den Seezungengräten mit Wein, Sellerie, Karotten und Fenchel einen Fischsud machen.

» 200 ml Fischsud oder Gemüsebrühe bei starker Hitze zu ⅔ einkochen lassen. Die Sahne dazugießen und wieder kurz einkochen lassen, vom Herd nehmen. Mit Basensauce und Estragon-Essig mischen. Mit Salz, Pfeffer und den Estragonblättchen gut abschmecken.

» Rüben schälen, Fenchel putzen. Beides im Kocheinsatz über Dampf weich garen. Karotten und Petersilienwurzel putzen und im Kocheinsatz weich garen. Die Zucchini in zündholzstarke Streifen schneiden und weich garen. Orange schälen, die Haut entfernen und Filets zurechtschneiden.

» Öl in die Pfanne geben und die Seezungenfilets zart anbraten, vom Herd nehmen, zudecken und etwa 3 Minuten nachziehen lassen. Herausheben und warm halten. Nun das Gemüse, die Basensauce und die Orangenfilets in die Pfanne geben. Heiß schwenken und gut abschmecken.

Lebensmittelverträglichkeit

- L Pflanzencreme statt Sahne
- F Orangenschale, Weißwein, Orange, Karotten und Estragon-Essig weglassen
- G Glutenfrei
- H Orangenschale, Orange und Estragon-Essig weglassen, Jungwein statt Weißwein

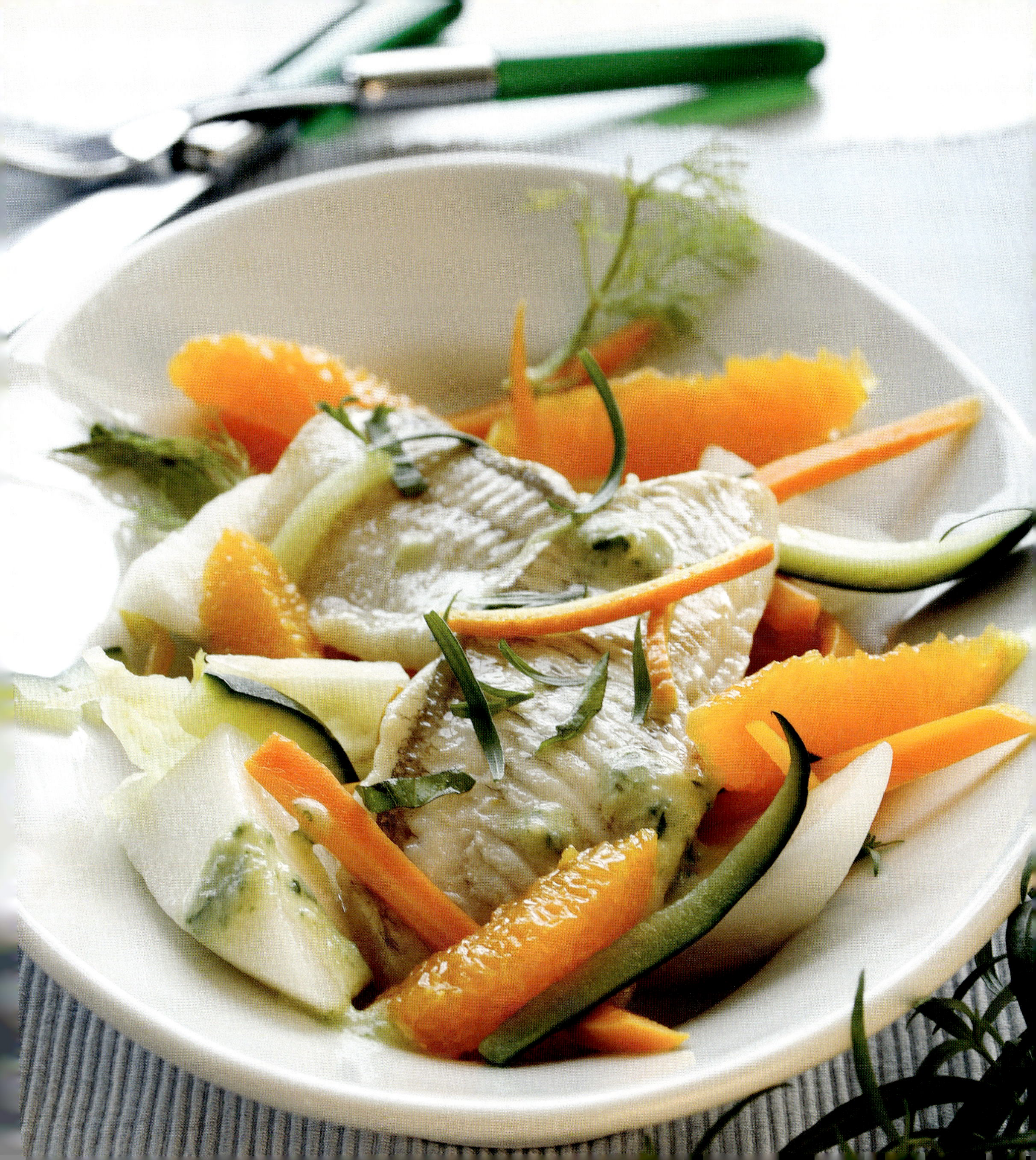

Felchenfilet mit Lachs in Mangold

Verwenden Sie Bioprodukte:

Zutaten Filet

- 2 Felchenfilets (je 100 g)
- 2 Lachsfilets (je 30 g)
- Meersalz
- gemahlener Pfeffer
- 4 große Mangoldblätter
- 200 g kleine Kartoffeln oder Gemüse

Zutaten Sauce

- 50 ml junger Weißwein
- 50 ml Fischfond oder Gemüsebrühe
- 150 g Tomatenwürfel
- 1 Bund gehacktes Basilikum oder Pesto
- 60 ml Basensauce (Rezept S. 156)
- 4 EL Sahne

Pro Portion:
kcal 214 • KH 11,7 •
EW 20,6 • F 8,4

Kochzeit: ca. 15 Minuten • 2 Portionen

» Zuerst Kartoffeln oder Gemüse weich dämpfen. Mangoldblätter waschen, im Kocheinsatz kurz dämpfen. Blätter einzeln auf einem feuchten Küchentuch ausbreiten und den Strunk herausschneiden.

» Felchenfilets mit Basilikum, Salz und Pfeffer leicht würzen, mit Pesto bestreichen. Auf beide Filethälften je eine dünne Lachsscheibe legen. Die Filets einzeln in je zwei Mangoldblätter wickeln und im Kocheinsatz 5–7 Minuten dämpfen.

» Für die Sauce den Weißwein, Sahne und Fischfond bis zur leichten Dickflüssigkeit einkochen. Tomatenwürfel und Basensauce zugeben und mit Basilikumstreifen nachwürzen.

» Die gefüllten Filets schräg anschneiden, mit der Sauce auf heißen Tellern anrichten, mit Basilikum garnieren. Dazu geben Sie die Kartoffeln.

Lebensmittelverträglichkeit

- L Pflanzencreme statt Sahne
- F Weißwein und Tomatenwürfel weglassen
- G Glutenfrei
- H Mangold und Tomatenwürfel weglassen

Tipp

Bei auftauchender Verdauungsschwäche im Alltag servieren Sie statt Kartoffeln nur Gemüse zu Fisch- oder Fleischgerichten, dann wird das Essen noch leichter bekömmlich sein.

Rinderroulade gefüllt mit Gemüse

Kochzeit: ca. 15 Minuten • 2 Portionen

» Fleisch flach drücken und gleichmäßig dünn ausklopfen. Suppengrün putzen, waschen und zuschneiden. Auf jedes Fleischstück eine längs halbierte Karotte und Petersilienwurzel und Suppengrün legen. Nach Größe der Fleischstücke zuschneiden und zusammenfügen. Majoran, Thymian, Pfeffer und Salz mischen und auf das Fleisch und Gemüse streuen. Die Schnitzel zu Rouladen aufrollen (überstehendes Gemüse an den Enden kappen) und mit Küchengarn binden oder mit Holzstäbchen oder Rouladenklammern feststecken.

» Das Öl in einem Schmortopf erhitzen, Rouladen anbraten und mit der Hälfte der heißen Gemüsebrühe umgießen. Die Rouladen zugedeckt 20–30 Minuten schmoren lassen, bis das Fleisch weich ist. Nach und nach die restliche Gemüsebrühe zufügen. Rouladen herausnehmen und warm halten. Flüssigkeit einkochen lassen oder einen Teil davon abgießen und die vorgefertigte Majoransauce unterrühren. Die Sauce darf keinesfalls zu dünn werden! Zur Roulade passen Selleriepüree, diverses Gemüse oder Brokkoli mit Karotten gedämpft.

Lebensmittelverträglichkeit

- L Laktosefrei
- F Mehr Rüben statt Karotten
- G Glutenfrei
- H Histaminfrei

Tipp

Garen Sie die Rouladen auch im Kocheinsatz über Wasserdampf ca. 30 Minuten. Streichen Sie genauso als Füllung auch eine gut gewürzte Hackfleischmasse auf die Schnitzel. Die Füllung an den Enden glatt streichen. Die Garzeiten verkürzen sich bedeutend, wenn Sie zarte Fleischteile verwenden. Sie können die Rouladen im Übrigen auch in etwas verdünnter Basensauce weich schmoren lassen!

Zutaten

Verwenden Sie Bioprodukte:

2	Scheiben Rindfleisch (je 100 g)
1 Bund	Suppengrün
je 1	kleine Karotte und Petersilienwurzel
je 1 TL	Majoran- und Thymianblätter
	weißer, gemahlener Pfeffer
	Meersalz
1 EL	Rapsöl
$\frac{1}{4}$ l	heiße Gemüsebrühe
125 ml	Majoran-Basensauce (Rezept S. 82)
	einige Majoranblättchen

Pro Portion:
kcal 197 • KH 10,6 • EW 22,8 • F 6,8

Lammkarree mit Minzensauce und Mangold

Verwenden Sie Bioprodukte:

Zutaten Lammkarree

1	Lammkarree mit Knochen (400 g; Sehnen und Knochen für die Natursauce verwenden)
	Meersalz
	gemahlener Pfeffer
250 g	Wurzelgemüse
1 TL	Rapsöl
2 Zweige	Thymian
125 ml	Basensauce (Rezept S. 157)

Zutaten Mangold

250 g	Mangold
100 g	Tomatenwürfel
30 g	Sojasprossen
1 EL	Olivenöl
4 EL	Pflanzencreme
	Meersalz
	geriebene Muskatnuss
½ EL	Butter

Pro Portion:
kcal 288 • KH 28,6 • EW 25,7 • F 5,5

Kochzeit: ca. 10 Minuten • 2 Portionen

» Bereiten Sie eine Thymian- oder Minzensauce auf Gemüse- oder Kartoffelbasis (Rezept S. 157) zu und geben den beim Braten abgelaufenen Saft dazu.

» Alle Zutaten vorbereiten. Sauber geputztes Lammkarree mit Salz, Thymian und Pfeffer würzen. Mit Öl bestreichen und in einer beschichteten Pfanne ca. 10–15 Minuten zart rosa garen. Dabei niemals zu viel Hitze verwenden. Bei zu wenig Hitze beginnt es allerdings zu dünsten. Das Lammkarree oder Filet immer wieder drehen. Das geputzte Wurzelgemüse klein schneiden, auf ein Backblech setzen oder in eine feuerfeste Form geben und das gewürzte Lammkarree daraufsetzen. Alles bei 200 Grad in den vorgeheizten Backofen schieben. Von Zeit zu Zeit mit etwas Gemüsebrühe begießen. Das rosa gegarte Fleisch nach etwa 15 Minuten herausnehmen, in Alufolie wickeln und warmhalten. Bratensaft mit Gemüse und Gemüsebrühe einkochen. Sie können nun entweder einen Teil des Gemüses mit Gemüsebrühe zu einer schmackhaften Sauce mixen oder das Gemüse so dazu reichen. Auch kleine Kartoffelstückchen können mitgegart werden.

» Grob geschnittenen Mangold in einer Pfanne mit Öl anschwitzen, mit Salz und Muskat würzen und mit etwas Gemüsebrühe 10 Minuten weich dünsten. Pflanzencreme zugeben und 2 Minuten einkochen lassen. Tomatenwürfel und Sojasprossen unterheben.

Lebensmittelverträglichkeit

- L Laktosefreie Butter
- F Wurzelgemüse ohne Karotten, Tomaten weglassen
- G Glutenfrei
- H Tomaten und Sojasprossen weglassen

Hühnerfrikadellen auf spanische Art

Kochzeit: ca. 20 Minuten • 2 Portionen

» Brötchen in kleine Stücke brechen, mit Gemüsebrühe oder kaltem Wasser übergießen und etwa 5 Minuten einweichen. Oliven klein würfeln. Das Brötchen ausdrücken und mit Oliven, Oreganoblättchen, Hackfleisch und Gewürzen vermengen. Öl in einer beschichteten Pfanne erhitzen. Aus dem Fleischteig zwei große oder vier kleine Frikadellen formen und diese von beiden Seiten goldgelb anbraten, die Hitze zurückschalten und zugedeckt insgesamt ca. 8–10 Minuten nachziehen lassen, damit das Fleisch gar wird.

» Tomate waschen, abtrocknen und in vier Scheiben schneiden. Die Tomatenscheiben mit den Sardellenringen auf die Frikadellen legen, mit Schafskäse bestreuen, Pfanne zudecken und kurze Zeit garen, bis der Käse schmilzt. Auf zwei vorgewärmten Tellern anrichten.

» Den Bratenfond in der Pfanne mit dem Rotwein lösen. Auberginenwürfel zugeben und Flüssigkeit zur Hälfte einkochen. Das Tomatenmark mit den Tomatenwürfeln und dem Oregano verrühren, unter die Rotweinsauce mischen, alles einmal aufkochen lassen und mit der Basensauce mischen. Noch einmal abschmecken. Frikadellen mit der Sauce umgießen.

Zutaten

Verwenden Sie Bioprodukte:

1	altbackenes Brötchen
5	gefüllte, grüne Oliven
30 g	Schafskäse
200 g	püriertes Hühner- oder Putenfleisch
	weißer, gemahlener Pfeffer
	Meersalz
1 EL	Rapsöl
1	Tomate
4	Sardellenringe
30 ml	trockener Rotwein
100 g	Auberginenwürfel
1 EL	Tomatenmark
50 g	Tomatenwürfel
1 EL	gehackte Oreganoblätter
60 ml	Basensauce (Rezept S. 66/156)

Pro Portion:
kcal 334 • KH 19,0 • EW 29,2 • F 14,1

Lebensmittelverträglichkeit

- L Laktosefreier Schafskäse
- F Tomate, Tomatenmark, Rotwein, Brokkoli und Karotten weglassen, Zucchini statt Aubergine
- G Glutenfrei
- H Tomate, Tomatenmark, Sardellenringe, Rotwein, Mangold und Spinat weglassen, Zucchini statt Aubergine

Tipp

Bereiten Sie Kalb, Rind, Wild oder Lamm oder eine Mischung der genannten Sorten ebenso zu. Auf 100 g Fleisch rechnet man ca. 90 ml Flüssigkeit, die zur Hälfte aus Sahne und Gemüsebrühe bestehen kann. Aus dieser Masse können gut gewürzt auch Fleischbällchen geformt und 10 Minuten in Salzwasser gekocht werden.

Das Fett

Beim Nahrungsfett unterscheidet man in lebensunfreundliche und lebensfreundliche Fette.

Lebensunfreundliche Fette

Dies sind Fette, bei denen wertvolle Anteile durch industrielle Bearbeitung, Konservierung, Härtung, hohe Erhitzung, Sterilisation, chemische Stabilisation usw. zerstört worden sind. Zu diesen nicht empfohlenen Industriefetten gehören Margarinen, gebleichte Salatöle, Mayonnaisen, Fette in Back- und Wurstwaren, in Fisch- und anderen Konserven, alle minderwertigen Öle wie Fette in vielen Gaststättenbetrieben und besonders alle mehrfach erhitzten Fette (Fritierfette-Transfette). Tierische Fette, vor allem Schweine- und Gänsefett sowie Depotfett anderer Tiergattungen, auch Rindertalg und Nierenfett, sind sehr cholesterinreich.

Lebensfreundliche Fette

Lebensfreundliche Fette sind weitgehend naturbelassen und reich an hoch ungesättigten Fettsäuren. Dazu gehören alle guten, kaltgepressten Pflanzenöle und Butter. Mit lebensfreundlichen Fetten braucht man nicht sehr sparsam umzugehen, da sie im Gegensatz zu Industriefetten auch von Magen-, Leber- und Gallenkranken gut vertragen werden. Außerdem machen sie nicht dick, weil sie die innere Atmung und Verbrennung aktivieren. Hoch ungesättigte Fettsäuren helfen mit, einen erhöhten Cholesterinspiegel zu senken und werden zur Vorbeugung und Behandlung verschiedener Herz- und Kreislaufschäden, Leber- und Gallenleiden, Arterienverkalkung und nach Budwig zur Krebsvorsorge und -therapie empfohlen.

Welche Fette werden besonders empfohlen?

Empfohlen werden naturbelassene, kaltgepresste Pflanzenöle, die aus unerhitzter, nicht stark gerösteter Saat gewonnen worden sind. Sie beinhalten die lebenswichtigen, hoch ungesättigten Fettsäuren. Letztere spielen besonders bei der Atmung der Körperzellen eine wesentliche Rolle. Die Fett-Expertin Dr. J. Budwig empfiehlt vor allem das Leinöl, das die besonders sauerstofffreundliche hoch ungesättigte Linolensäure enthält und mit Abstand das beste Verhältnis von Omega-3- zu Omega-6-Fettsäuren enthält.[15] Aber auch bestes Hanf-, Raps- und Walnussöl sowie natives Olivenöl extra (einfach ungesättigt) sind als hochwertige Öle sehr zu empfehlen, falls sie, was auf jeder Packung vermerkt sein muss, naturbelassen, somit kaltgepresst und reich an mehrfach ungesättigten Omega-3-Fettsäuren sind.

Aufstrichfett

Als Aufstrichfett empfiehlt sich besonders die naturbelassene Leinölmargarine „Diäsan" oder „Alsan-S". Gute Landbutter, sparsam verwendet, ist empfehlenswert, sie enthält wenig ungesättigte Fettsäuren, aber ihre gesättigten Fettsäuren sind außerordentlich leicht aufspaltbar und gut verdaulich. Daher ist Butter als lebendiges Fett sehr wertvoll und ergänzungsweise zu empfehlen. Kaltgepresste Öle sollen nur für Salate, Dressings und Marinaden oder zum Veredeln fertig gekochter Speisen verwendet werden. Keinesfalls sollen sie stark erhitzt werden. Damit ist jedes Backen von Speisen in schwimmendem Fett genauso wie das scharfe Anbraten von Fleisch oder Fisch zu meiden. Es wäre schade um die Qualität.

Erhitzen von Fett in der Pfanne

Durch Erhitzen von Pflanzenölen mit hohem Gehalt an mehrfach ungesättigten Fettsäuren (z. B. Linolsäure) entstehen Transfettsäuren ab etwa 130 Grad. Die Temperatur beträgt beim Bratprozess bis zu 200 Grad. Zum Erhitzen ist es günstiger, handelsübliche, warm gepresste Öle wie etwa Rapsöl bei Fleisch und Olivenöl bei Fisch zu verwenden. Verwenden Sie grundsätzlich Konsumfette sparsam beim Kochen, damit Sie die Möglichkeit haben, mit wertvollen kaltgepressten Pflanzenölen oder mit zerlassener Butter die fertigen Speisen vor dem Anrichten zu veredeln.

15 Budwig, J.: Öl-Eiweißkost. Hyperion Verlag, Freiburg/Br.
Rauch, E., Mayr, P.: Die Kohlenhydratfalle. Karl F. Haug Verlag, Stuttgart (2003).
Mayr, P., Wieser, A.: Energy-Cuisine. Karl F. Haug Verlag, Stuttgart (2005).

Es gibt speziell beschichtete Pfannen, in denen völlig ohne Fett gebraten oder gegrillt werden kann. Grundsätzlich sollten Sie immer mit sehr wenig Fett zubereiten, um so die Möglichkeit zu haben, mit wertvollen Pflanzenfetten die fertigen Speisen anzureichern bzw. zu veredeln, ohne die tägliche Fettrelation zu überschreiten. Sie liegt bei 70 g, wobei nur die Hälfte in sichtbarer Form zugeführt werden darf. Die andere Hälfte ist in versteckter Form in den Lebensmitteln enthalten.

Wirkung naturbelassener Fette

Die beste Wirkung naturbelassener Fette erzielt man durch:

- ausschließliche Einnahme der empfohlenen, hochwertigen kaltgepressten Öle und Fette unter Vermeidung aller Industriefette bei unerhitzter Anwendung,
- Vermeidung aller Speisen und Getränke mit Geschmacksverstärker, Glutamat und künstlichen Konservierungsmitteln,
- kombinierte Einnahme von Öl mit wertvollem Eiweiß, da Eiweiß die Fette wasserlöslicher, bekömmlicher und besser resorbierbar macht (z. B. Quark mit Leinöl vermischt).

In der MAD werden bei unerhitzter Anwendung ausschließlich naturbelassene Fette und gute Landbutter empfohlen, auch Sauerrahm- oder Süßrahmbutter. Der geringe Cholesteringehalt der Butter wird ausgeglichen durch Weglassen von Innereien, weniger Fleisch, Fisch und Eier.

Hühnerbrüstchen mit Bärlauchsauce

Verwenden Sie Bioprodukte:

Zutaten Gemüsekrapferl

250 g Sellerieknolle
100 g Wurzelgemüse
1 EL Butter
Meersalz
geriebene Muskatnuss

Zutaten Bärlauchsauce

100 g geschälte Kartoffeln (mehlige Sorte) oder Gemüse
1 EL Butter
1 Bund Bärlauchblätter oder 1 TL Bärlauchpesto
Rosmarin
Thymian
300 ml Gemüsebrühe oder Wasser
2 EL Rahm
Meersalz
weißer, gemahlener Pfeffer

Zutaten Hühnerbrüstchen

2 Hühner- oder Putenbrüstchen (je 100 g)
1 TL Rapsöl
Meersalz
½ EL Butter
1 Rosmarinzweig

Pro Portion:
kcal 314 • KH 28,0 • EW 28,5 • F9,2

Kochzeit: ca. 30 Minuten • 2 Portionen

» Selleriestücke 10–15 Minuten im Kocheinsatz weich garen und grob aufstampfen. Mit Salz, Muskat, und Butter abschmecken und die ebenfalls weich gedämpften Wurzelgemüsewürfel untermischen. Mit einem Eisportionierer Krapfen anrichten.

» Für die Sauce Kartoffeln oder Gemüse klein schneiden, in Butter kurz anschwitzen, mit Gemüsebrühe auffüllen und gar kochen. Mit Rahm, Salz und in Streifen geschnittenem Bärlauch im Mixglas fein pürieren. Ein paar Bärlauchstreifen zum Garnieren zurückbehalten. Die Sauce darf nicht zu dick sein, falls nötig mit etwas Gemüsebrühe verdünnen.

» Brüstchen mit wenig Salz und Rosmarin würzen, mit Öl bestreichen und in einer beschichteten Pfanne bei mäßiger Hitze ca. 10–15 Minuten halb zugedeckt garen. Dabei häufiger wenden. Zuletzt Haut abziehen, Brüstchen mit Butter bepinseln, schräg anschneiden und auf etwas Bärlauchsauce setzen. Die Gemüsekrapferl dazu anrichten.

Lebensmittelverträglichkeit

- L Laktosefreie Butter, Pflanzencreme statt Rahm
- F Wurzelgemüse ohne Karotten
- G Glutenfrei
- H Histaminfrei

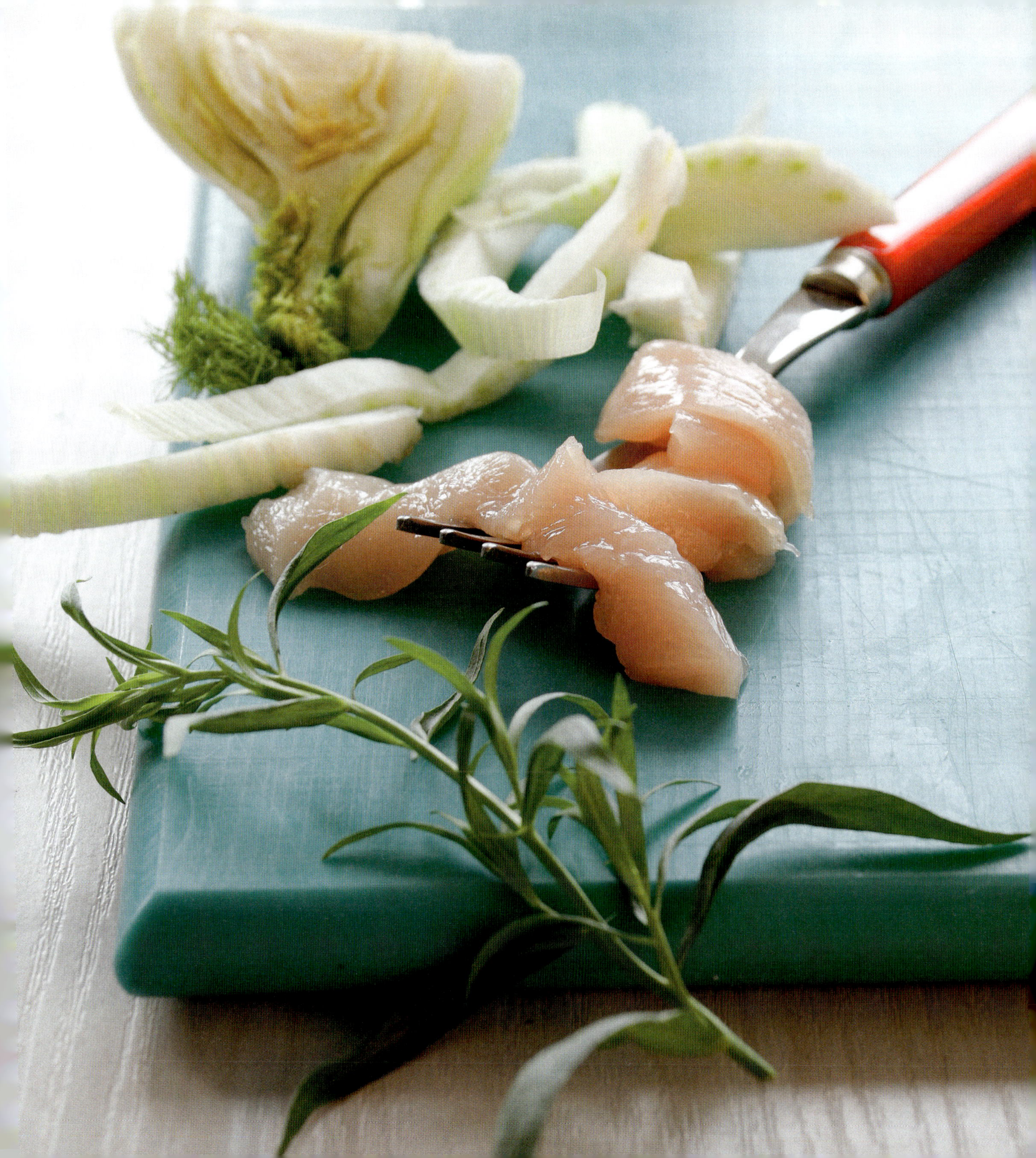

Rinderfilet mit Gemüsepüree

Verwenden Sie Bioprodukte:

Zutaten Rinderfilet

200 g Lende/Rinderfilet
150 g Wurzelgemüsestreifen
150 g Champignons
100 g Tomatenwürfel
1 EL Olivenöl
Meersalz
weißer, gemahlener Pfeffer
1 TL Majoran- und Thymianblättchen
1 EL Butter
2 EL süße Sahne
60 ml Basensauce (Rezept S. 166)

Zutaten Gemüsepüree

300 g Wurzelgemüse

Pro Portion:
kcal 282 • KH 16,6 • EW 25,4 • F 12,2

Kochzeit: ca. 15 Minuten • 2 Portionen

» Fleisch in dünne Scheibchen schneiden. Für das Gemüsepüree Gemüse im Kocheinsatz über Dampf weich garen, pürieren und gut abschmecken. Champignons putzen und vierteln. Öl in einer großen, beschichteten Pfanne erhitzen, das Fleisch etwa 2 Minuten rosa anbraten, würzen und warm stellen. Dann die Butter in die Pfanne geben und die Champignons und Gemüsestreifen unter mehrmaligem Rühren darin goldgelb braten. Salzen und pfeffern.

» Die Tomatenwürfel und Kräuter zufügen, alles mischen und bei schwacher Hitze zugedeckt noch weitere 2–3 Minuten dünsten. Die Sahne und die dicke Basensauce untermischen und das Fleisch vor dem Servieren unterheben. Achten Sie darauf, dass es Saft lässt und die Sauce dadurch verdünnt. Mit dem Gemüsepüree anrichten.

Lebensmittelverträglichkeit

- L Laktosefreie Butter, Pflanzencreme statt süßer Sahne
- F Tomatenwürfel weglassen, Wurzelgemüse ohne Karotten
- G Glutenfrei
- H Tomatenwürfel weglassen

Tipp

Zu festes Gemüsepüree wird nach längerem Stehenlassen mit etwas Basensauce oder Gemüsebrühe verdünnt, bis die gewünschte Konsistenz erreicht ist!

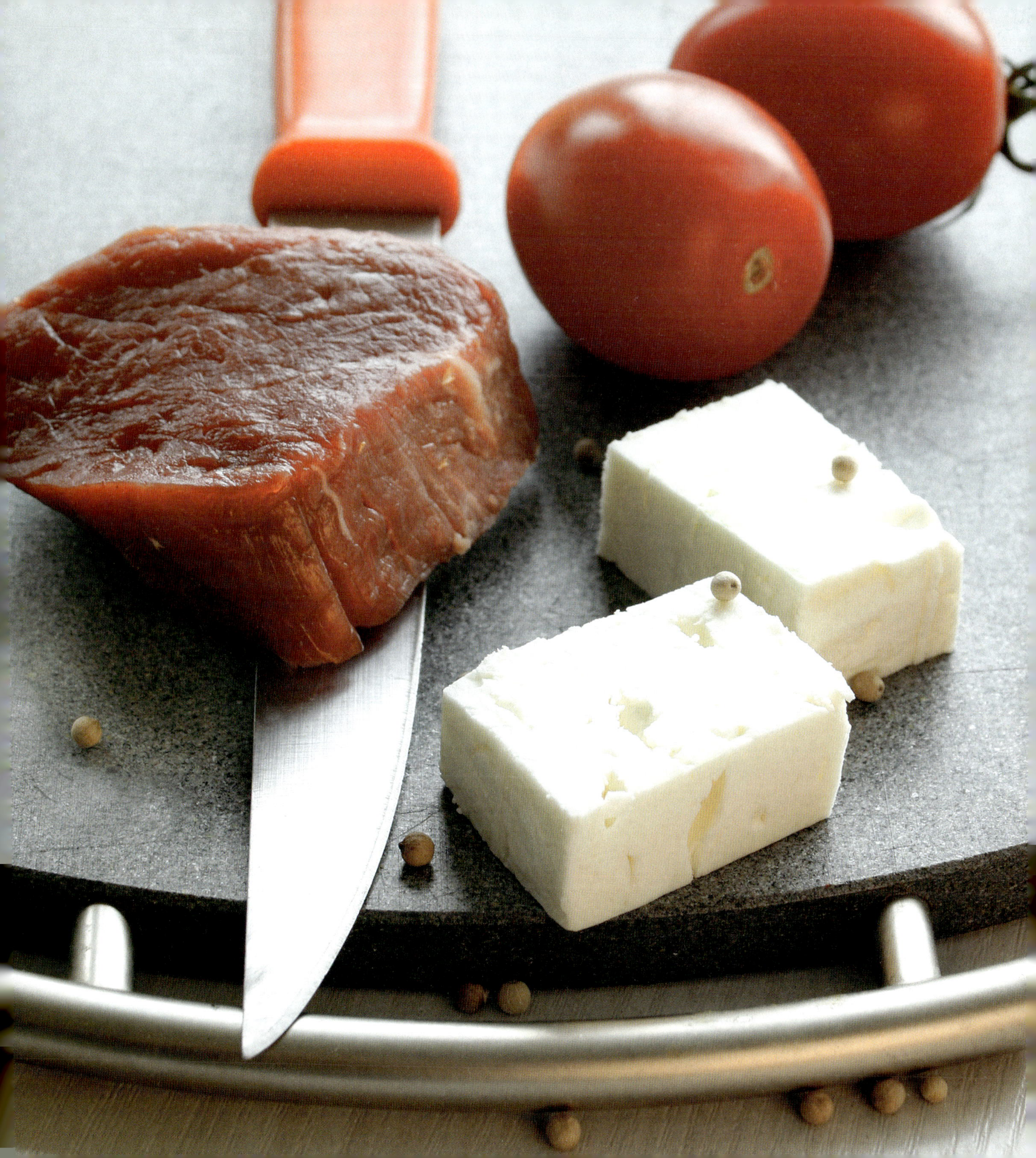

Grundzubereitung der Basensuppe Stufe 4

Zutaten

Verwenden Sie Bioprodukte:

50 g	Lauch oder Zwiebeln
50 g	Kartoffeln (mehlige Sorte)
50 g	Sellerie oder Fenchel
50 g	Blumenkohl oder Brokkoli
50 g	Karotten
50 g	Petersilienwurzeln oder Pastinaken
1 l	Gemüsebrühe oder 1 l Wasser mit 1–2 TL Bio-Streuwürze
1 EL	Butter
2 EL	Sahne
	Meersalz
	geriebene Muskatnuss
1 EL	Gartenkräuter
1–2 TL	Sojasauce

Pro Portion:
kcal 56 • KH 4,0 • EW 1,6 • F 3,8

Kochzeit: ca. 15 Minuten • 4 Portionen

» Im Unterschied zu Variante 1–3 kann man auch schon etwas Zwiebel oder Lauch verwenden und mischt mehrere Gemüsesorten miteinander. Butter und Sahne können, müssen aber nicht verwendet werden. Bei dieser Zubereitungsform kann das Zwiebelgemüse mit dem klein geschnittenen Gemüse und den Kartoffeln bereits in Butter angeschwitzt werden. Dabei darf das Gemüse keine Farbe nehmen, es verbessert sich aber das Aroma. Dann wird mit Gemüsebrühe aufgefüllt, alles weich gekocht, im Mixglas püriert, gewürzt und abgeschmeckt.

» Verschiedene Gemüsemischungen, kombiniert mit ein paar Kartoffeln, lassen die Suppe immer wieder anders schmecken. Frische Bio-Gartenkräuter oder in Öl eingelegte, gefrostete oder getrocknete Kräuter runden den Geschmack ab. Zusätzlich kann die Suppe mit Sahne, Sauerrahm, kaltgepresstem Öl oder Butter angereichert werden.
Bei Sauerrahm nicht mehr kochen, sonst gerinnt die Suppe.

» Geschälte Kartoffeln und geputztes und geschältes, klein geschnittenes Gemüse in einem Kochtopf mit Butter anschwitzen, mit Gemüsebrühe (oder Wasser mit 1–2 TL Bio-Streuwürze) auffüllen, salzen und weich kochen. Im Mixglas mit Küchenkräutern und Sahne fein pürieren. Anrichten und mit abgezupften Frischkräutern garnieren.

Lebensmittelverträglichkeit

- L Laktosefreie Butter und Bio-Streuwürze, Pflanzencreme statt Sahne
- F Gelbe Rüben statt Karotten, Apfelwürfel (Tipp) weglassen
- G Glutenfrei
- H Sojasauce weglassen

Tipp

Mit frischem Ingwer, Galgant-Wurzel, Kardamon oder Peperoni bringen Sie auch etwas Feuer in die Suppe. Auch mitgekochte Apfelwürfel und Curry passen gut als Abwechslung.

Grundzubereitung der Basensuppe Stufe 5

Kochzeit: ca. 15 Minuten • 4 Portionen

» Diese Form der Zubereitung ist nach der Kur bzw. in der MAD III wohl die schmackhafteste. Man stellt bereits mehr Anforderungen an die Verdauungsleistung und verwendet Schalotten, Zwiebeln oder Knoblauch sowie schwerer verdauliche Gemüse. Es bleibt zwar bei der gleichen Küchentechnik – und doch gibt es immer wieder eine andere Suppe.
Wenn das Gemüse in feine, gleichmäßig große Würfel geschnitten wird, kann die Suppe auch ungemixt als klare Gemüsesuppe gegessen werden.

» Fein geschnittene Schalotten, Zwiebeln oder Lauch und kleinstgeschnittene Knoblauchzehe in 1 EL Rapsöl, Olivenöl oder in 1 EL Butter anschwitzen. Klein geschnittene Gemüsemischung zugeben und wieder kurz anschwitzen. Mit Gemüsebrühe auffüllen, salzen und weich kochen, mit Muskatnuss, Gartenkräutern und 2 EL Rahm abschmecken. Die Suppe klar essen und mit ein paar geschnittenen und entkernten Tomatenwürfeln garnieren oder im Mixglas (wie bei Variante 1–4) eine pürierte Basensuppe zubereiten. Mit Frischkräutern garnieren.

Zutaten

Verwenden Sie Bioprodukte:

- 50 g Blumenkohl, Fenchel oder Pastinaken
- 50 g Kohlrabi, weiße Rüben, Schwarzwurzeln oder Spargel
- 50 g Brokkoli, Mangold, Spinat oder Tomaten
- 50 g Kartoffeln (mehlige Sorte), Sellerie oder Petersilienwurzeln
- 50 g Wirsing, Kohl, Kohlsprossen oder Zucchini
- 50 g Schalotten, Zwiebeln, Lauch oder Paprikaschote
- 2 Knoblauchzehen oder
- 1 Bund Bärlauch
- 1 l Gemüsebrühe

Pro Portion:
kcal 57 • KH 5,0 • EW 1,4 • F 3,7

Lebensmittelverträglichkeit

- L Laktosefreie Butter
- F Brokkoli, Tomaten und Paprika weglassen
- G Glutenfrei
- H Mangold, Spinat und Tomaten weglassen

Tipp

Als Faustregel gilt: Pro Liter Gemüsebrühe verwenden Sie insgesamt 250–300 g frisches Gemüse inklusive Kartoffeln. Bei Kürbis und Karotten bis 500 g. Nehmen Sie bei der Gemüse-Kartoffelmischung immer $^2/_3$ von dem Gemüse, das der Suppe den Namen gibt. Etwas dicker gehalten (ohne Kartoffeln) können Sie aus diesem Rezept einen idealen Gemüseeintopf machen, zu dem Sie noch etwas weich gekochte Hirse, Reis oder Nudeln hinzufügen können.

Gekochte Salate und Blattsalat mit Kräuterdressing

Zutaten

Verwenden Sie Bioprodukte:

- 80 g Zupfsalat, Kopfsalat, Feldsalat oder Kaisersalat
- 2 EL Sauerrahm
- 2 EL Pflanzenöl
- 1 EL weißer Balsamico, naturreiner Apfelessig oder
- 1 TL Zitronensaft
- 1 TL gehacktes Kerbelkraut, Garten- oder Bachkresse
- 100 g Karotten
- Meersalz

Pro Portion:
kcal 85 • KH 1,3 • EW 1,7 • F 8,1

Zubereitungszeit: ca. 10 Minuten • 2 Portionen

» Salat putzen, waschen, gut abtropfen lassen. Alle Zutaten in einer Schüssel gut vermischen, mit dem halben Dressing anmachen und in zwei Schüsseln anrichten. Restliches Dressing darüber verteilen und mit frischem Kerbelkraut oder Kresse garnieren. Sie können den Salat auch mit Öl und Essig anrichten.

Lebensmittelverträglichkeit

- (L) Pflanzencreme statt Sauerrahm
- (F) Apfelessig und Zitronensaft weglassen, Rüben statt Karotten
- (G) Glutenfrei
- (H) Balsamico, Apfelessig und Zitronensaft weglassen

Tipp

Falls erwünscht, kann bei MAD III mit einer bescheidenen Menge gekochtem Salat begonnen werden. Erst nach Beendigung der MAD III folgen Blattsalate, angemacht mit Pflanzenölen, Meersalz und edelsten Essigsorten. Denken Sie daran, dass rohe Salate und Obst zur Rohkost gehören und blähungsfreudig sind. Daher sollten Sie Salate auch in der Normalkost immer nur mittags zu sich nehmen. Am Abend eignen sich alle gekochten Gemüse und Antipasti mit Olivenöl.

Desserts

Nachtische sollen nur gelegentlich, aber keineswegs täglich genossen werden. Sie können bei Empfindlichen oft Unordnung im Stoffwechsel bewirken. Die angeführten Nachtische basieren auf basischen Milchprodukten und sind daher bsonders leicht. Die Rezepte sind wegen des Zuckergehaltes so dosiert, dass man gerade ein kleines Dessertglas pro Person erhält. Anstelle von Honig können auch Vollzucker, brauner Feinkristallzucker, Fruchtdicksaft oder Süßstoff verwendet werden. Wegen der leichten Vergärungstendenz aller Desserts sollten diese nicht am Abend konsumiert werden. Jede Süßspeise muss auch mit einer kleinen Prise Salz versehen sein. Dadurch wird der Eigengeschmack hervorgehoben. Sämtliche Cremes gelingen mit Gelantineblättern, am besten. Agar-Agar (Gerüstsubstanz der Rotmeeresalge) ist eine Alternative dazu, macht aber die Creme nicht so glatt und schmeckt leicht salzig.

Achtung: All jene, die eine Fruktoseintoleranz haben, müssen vorerst auf sämtliche nun folgende Nachtische verzichten, da meist Nüsse, Honig, Zucker und Früchte enthalten sind!

Weincreme

Zubereitungszeit: ca. 10 Minuten • 4 Portionen

» Eigelb, Honig, Wein, 1 Prise Salz und Agar-Agar[16] oder das in kaltem Wasser 3 Minuten eingeweichte und ausgedrückte Gelatineblatt mit einem Schneebesen in einem kleinen Schneekessel über Wasserbad erst warm und dann kalt schlagen. Geschlagenen Rahm mit dem Schneebesen zügig untermengen und die Creme zu ⅔ mit einem Löffel in kleine sektkelchähnliche Gläser füllen. 60 Minuten im Kühlschrank steif werden lassen. Zum Garnieren 1 Tupfer Sahne, 1 EL geröstete Hafernüssli und halbierte entkernte Weintrauben verwenden. Sie können auch kleine Biskuitwürfelchen in die Gläser geben, bevor Sie die Creme einfüllen.

Lebensmittelverträglichkeit

- L Pflanzencreme statt Schlagrahm
- F Nicht geeignet!
- G Biskuitwürfel aus Hirse oder Buchweizen
- H Jungwein statt Weißwein

Zutaten

Verwenden Sie Bioprodukte:

1	Eigelb
30 g	Bienenhonig oder Rohzucker
½ TL	Agar-Agar oder
1	Blatt Speisegelatine
60 ml	lieblicher Weißwein
125 ml	Schlagrahm
	Vollsalz

Pro Portion:
kcal 87 • KH 7,0 • EW 2,0 • F 4,6

16 Agar-Agar ist ein pflanzliches Geliermittel aus dem Meer, das reichlich Spurenelemente enthält. Es ist 6–7-mal quellfähiger als tierische Gelatine. 1 gestrichener TL Agar-Agar = 2 Blatt Speisegelatine

Kastanienreis

Zutaten

Verwenden Sie Bioprodukte:

120 g	Edelkastanien (auch tiefgefroren)
25 g	Bienenhonig oder Rohzucker
½ TL	Zitronensaft
125 ml	Schlagrahm
4	Sauerkirschen
1 TL	Rum
	Vollsalz
4	Blätter Zitronenmelisse oder Minze

Pro Portion:
kcal 110 • KH 17,0 • EW 1,7 • F 3,6

Zubereitungszeit: ca. 10 Minuten • 4 Portionen

» Gefrorenen Kastanienreis 60 Minuten vorher auftauen. Frische Kastanien einritzen und im Ofen braten. Schälen und passieren. Mit einer Prise Salz, Honig und etwas Rum zu einem Püree verarbeiten. Püree und Schlagrahm vermischen und mit Hilfe eines Spritzssackes oder mit einem Löffel in kleine Gläser füllen.

» Mit je einem Tupfer Sahne, einer Sauerkirsche und einem Blatt Zitronenmelisse garnieren.

Lebensmittelverträglichkeit

- L Pflanzencreme statt Schlagrahm, laktosefreie Milch (Tipp)
- F Nicht geeignet!
- G Glutenfrei
- H Zitronensaft und Rum weglassen

Tipp

Am schnellsten geht das Dessert mit fertig gekauftem Kastanienreis (tiefgefroren), Maronipüree oder geschälten, gefrosteten Maroni im Ganzen. Vom Geschmack her ist allerdings beides nicht zu vergleichen mit frischen Edelkastanien. Sollte das Kastanienpüree zu dick sein, mit Milch verdünnen.

Zitronencreme

Zubereitungszeit: ca. 10 Minuten • 4 Portionen

» Eigelb mit Honig, wenig Zitronenschale, Zitronensaft und das in Weißwein erwärmte Agar-Agar oder die zuvor in kaltem Wasser eingelegte und ausgedrückte Gelatine mit dem Schneebesen in einem kleinen Schneekessel über Dampf cremig schlagen, dann über kaltem Wasser kalt rühren. Eiweiß mit einer Prise Salz zu schmierigem Schnee schlagen und zusammen mit dem Rahm mit einem Schneebesen unter die Creme heben.
Zu ⅔ in kleine Flötengläser abfüllen und zum Steifwerden ca. 60 Minuten in den Kühlschrank stellen. Danach mit einem Tupfer Sahne, mit je einem Zitronenfilet und zwei Blatt Zitronenmelisse garnieren.

Zutaten

Verwenden Sie Bioprodukte:

- 1 Ei
- 30 g Bienenhonig oder Rohzucker
- Zitronenschale
- 30 ml Zitronensaft
- 3 EL Weißwein
- ½ TL Agar-Agar oder
- 1 Blatt Speisegelatine
- 125 ml Schlagrahm
- Meersalz
- 8 Blätter Zitronenmelisse

Pro Portion:
kcal 97 • KH 8,7 • EW 3,2 • F 4,8

Lebensmittelverträglichkeit

- L Pflanzencreme statt Schlagrahm
- F Nicht geeignet!
- G Löffelbiskuit aus Hirse oder Buchweizen
- H Zitronensaft weglassen, Jungwein statt Weißwein

Tipp

Orangen oder Mandarinen eignen sich für dieses Rezept genauso gut. Zu dieser erfrischenden Sommercreme können Sie auch kleine Stückchen Löffelbiskuit dazugeben.

Vanillecreme

Zutaten

Verwenden Sie Bioprodukte:

- 125 ml Milch
- 20 g Bienenhonig oder Rohzucker
- 1 TL gemahlenes Agar-Agar oder
- 2 Blatt Speisegelatine
- 1 Ei
- 125 ml Schlagrahm
- 1 Msp. echtes Vanillepulver
- 4–8 Zitronenmelisse- oder Minzeblätter
- Vollsalz

Pro Portion:
kcal 97 • KH 6,6 • EW 4,3 • F 6,0

Zubereitungszeit: ca. 10 Minuten • 4 Portionen

» Milch, Honig, Agar-Agar oder die in kaltem Wasser eingeweichten und ausgedrückten Gelatineblätter, Eigelb und Vanillepulver in einem kleinen Schneekessel über Wasserbad auf ca. 70 Grad erwärmen, unter ständigem Rühren über kaltem Wasser kalt rühren. Eiweiß mit einer Prise Salz zu Schnee schlagen und mit dem geschlagenen Rahm kurz vor dem Abstocken der Creme einrühren.

» Vier kleine Gläser zu ⅔ füllen und mit je einem Tupfer Schlagrahm und Minzeblättchen garnieren oder in ausgeölte Förmchen geben, zwei Stunden im Kühlschrank durchkühlen lassen, danach lockern und auf Dessertteller stürzen. Mit beliebiger Fruchtsauce und etwas Schlagrahm, Zitronenmelisse oder Minze garniert anrichten.

Lebensmittelverträglichkeit

- L Laktosefreie Milch, Pflanzencreme statt Schlagrahm
- F Nicht geeignet!
- G Glutenfrei
- H Erdbeeren (Tipp) weglassen

Tipp
Diese Creme können Sie in verschiedene Geschmacksrichtungen bringen, indem Sie vor dem Einfüllen der Creme in die Gläser je 1 EL Fruchtmark aus Erdbeeren oder anderen Beeren geben. Jede hausgemachte Marmelade kann mit etwas Wasser verdünnt zur passenden Fruchtsauce umgestaltet werden oder man püriert frische oder gefrorene Beeren im Mixglas. Diese wiederum können mit geviertelten Früchten gemischt werden.

Grapefruitcreme

Zubereitungszeit: ca. 10 Minuten • 4 Portionen

» Eigelb mit Honig, Grapefruitsaft, Weißwein und Agar-Agar in einem kleinen Schneekessel über Dampf cremig schlagen. Crememasse kühl stellen.

» Eiweiß mit einer Prise Salz zu Schnee schlagen und mit dem geschlagenen Rahm zugleich unter die Crememasse mischen. In vier kleine Gläser zu ⅔ einfüllen und 30–60 Minuten in den Kühlschrank stellen. Mit einem Tupfer Sahne, Grapefruitspalten und Minzblättchen garnieren.

Lebensmittelverträglichkeit

- L Pflanzencreme statt Schlagrahm
- F Nicht geeignet!
- G Glutenfrei
- H Grapefruitsaft weglassen, Jungwein statt Weißwein

Tipp

Der Grapefruitsaft kann auch zur Hälfte mit Apfelsaft (oder mit gekauftem Soja-Vanilledessert) gemischt werden. Sollten Sie gar keine Zeit zum Kochen haben, so gibt es mittlerweile auf Sojabasis viele verschiedene Desserts bzw. Cremes, die Sie gut lagern und in allen Geschmacksrichtungen bekommen können.

Zutaten

Verwenden Sie Bioprodukte:

1	Eigelb
1	Eiweiß
25 g	Bienenhonig oder Rohzucker
100 ml	Grapefruitsaft
2 EL	Weißwein
1 TL	Agar-Agar oder 2 Blatt Gelatine
125 ml	Schlagrahm
	Vollsalz
4–8	Minzblätter

Pro Portion:
kcal 97 • KH 8,5 • EW 3,5 • F 4,8

Joghurt-Pudding

Zutaten

Verwenden Sie Bioprodukte:
- 50 g Fruchtmark (pürierte Erdbeeren, Himbeeren, Aprikosen, Mango oder gute Marmelade)
- 120 g Mager- oder Schafsjoghurt
- 10 g Bienenhonig oder Rohzucker
- 1 EL Orangensaft
- 1–2 Blatt Speisegelatine
- 60 ml Schlagrahm
- 1 EL Schlagrahm zum Garnieren
- Zitronenmelisseblätter

Pro Portion:
kcal 46 • KH 4,7 • EW 2,4 • F 1,8

Zubereitungszeit: ca. 10 Minuten • 4 Portionen

» Geschälte und entkernte Früchte im Mixer pürieren. Das Mark mit Joghurt und Honig verrühren. Den Fruchtsaft erwärmen, darin die vorher in kaltem Wasser eingeweichte und ausgedrückte Gelatine auflösen und die noch warme Flüssigkeit tröpfchenweise unter ständigem Rühren in die Joghurtmasse mischen. Schlagrahm aufschlagen und mit dem Schneebesen unterziehen. In vier kleine, mit Pflanzenöl ausgestrichene Puddingformen füllen und im Kühlschrank 1–2 Stunden fest werden lassen. Aus den Formen auf Dessertteller stürzen und mit etwas Schlagrahm, je 1 TL Fruchtmark, Beeren und Zitronenmelisseblättchen garnieren.

Lebensmittelverträglichkeit
- L Laktosefreier Joghurt, Pflanzencreme statt Schlagrahm
- F Nicht geeignet!
- G Glutenfrei
- H Orangensaft und Beeren weglassen

Schnelle Joghurtcreme

Zutaten

Verwenden Sie Bioprodukte:
- 120 g Schafs- oder Ziegenjoghurt
- 1 Banane
- ½ Apfel
- 1 TL Zitronensaft
- 4–8 Minze- oder Zitronenmelisseblätter
- 20 g Bienenhonig oder Rohzucker

Pro Portion:
kcal 44 • KH 8,5 • EW 1,6 • F 0,1

Zubereitungszeit: ca. 5 Minuten • 4 Portionen

» Joghurt in eine Glasschüssel geben. Banane und Apfel schälen, reiben und zugeben. Mit Honig und Zitronensaft abschmecken und die Masse verteilt in vier Glasschalen anrichten. Mit Minzeblättern garnieren und sofort servieren.

Lebensmittelverträglichkeit
- L Laktosefreier Joghurt
- F Nicht geeignet!
- G Glutenfrei
- H Zitronensaft weglassen

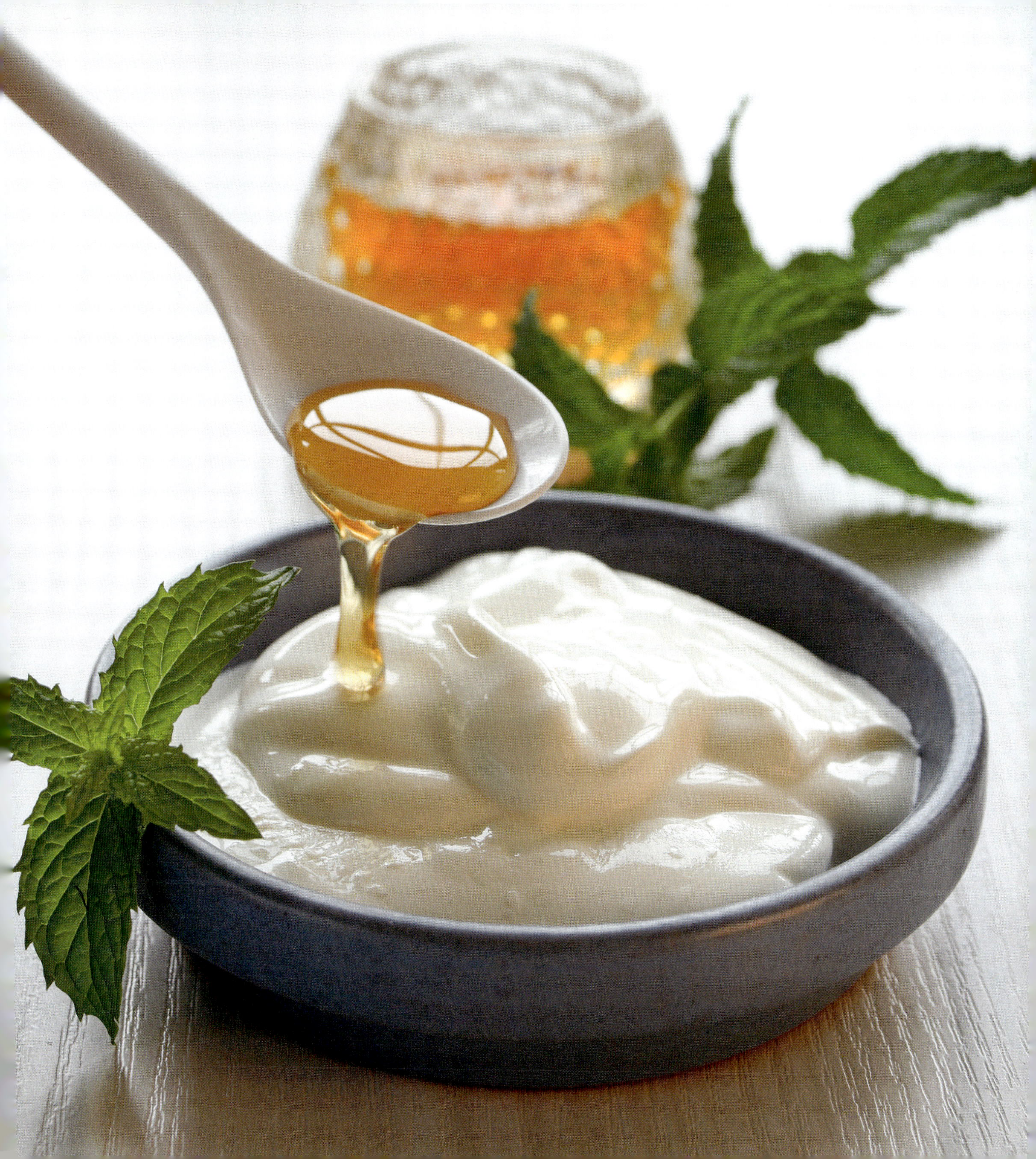

Tiramisu-Creme ohne Ei

Zutaten

Verwenden Sie Bioprodukte:

- 20 g Bienenhonig oder Rohzucker
- 80 g Mascarpone
- 50 g Sauerrahm
- 30 g Schlagrahm
- Vanille
- je 1 TL Rum und Zitronensaft
- Kaffeepulver
- Kakaopulver
- 4 Löffelbiskuite
- Vollsalz

Pro Portion:
kcal 118 • KH 6,9 • EW 3,2 • F 8,5

Zubereitungszeit: ca. 10 Minuten • 4 Portionen

» Sauerrahm, Honig und Mascarpone im Schneekessel mit einem Schneebesen gut verrühren. Mit Vanille, Rum, Salz und Zitronensaft abschmecken und zuletzt steif geschlagenen Schlagrahm unterheben. Die Creme zur Hälfte in vier kleine Gläser oder Schalen füllen, mit je zwei halbierten und kurz in Kaffee getränkten Biskuits belegen und mit restlicher Creme auffüllen. Kurze Zeit in den Kühlschrank stellen, vor dem Servieren mit je einem Tupfer Rahm und etwas Kakaopulver oder Zimt garnieren.

Lebensmittelverträglichkeit

- L Laktosefreier Mascarpone und Sauerrahm, Pflanzencreme statt Schlagrahm
- F Nicht geeignet!
- G Hirse- oder Buchweizenbiskuit statt Löffelbiskuit
- H Rum, Zitronensaft und Kakaopulver weglassen

Tipp

Dies ist eine gute Möglichkeit, die rohen Eier zu umgehen, die in einer klassischen, italienischen Tiramisu-Creme enthalten sind. Sie können auch ein Hirsebiskuit backen und die Creme auf den ausgekühlten Boden streichen. In diesem Fall verdoppeln Sie die oben angeführte Menge und lassen zusätzlich noch 2–3 Blatt Gelatine in heißem Rum und Zitronensaft aufgelöst, tröpfchenweise unter Rühren in die Creme laufen.

Schokolade-Dessertcreme

Zutaten

Verwenden Sie Bioprodukte:
125 ml Milch
1 TL Agar-Agar gemahlen oder
2 Blatt Speisegelatine
1 Eigelb
1 Eiweiß
125 ml Schlagrahm
Vanillearoma
50 g Zartbitterschokolade
(80 % Kakaoanteil)
Vollsalz
8 g Schokoladenspäne zum
Garnieren

Pro Portion:
kcal 137 • KH 9,5 • EW 5,9 •
F 8,5

Zubereitungszeit: ca. 10 Minuten • 4 Portionen

» Milch, Agar-Agar (oder die eingeweichte und ausgedrückte Gelatine), Eigelb, Vanille und Schokolade in einem Schneekessel mit einem Schneebesen über Wasserdampf zu einer Creme schlagen, unter Rühren auf ca. 70 Grad erhitzen, dann im kalten Wasser kalt rühren. Das Eiweiß mit einer Prise Salz zu Schnee schlagen und zusammen mit dem geschlagenen Rahm kurz vor dem völligen Abstocken der Creme einrühren. In vier kleine Gläser oder Schalen füllen, etwa 60 Minuten in den Kühlschrank stellen, mit einer Schlagrahmrosette und Schokoladenspänen garnieren.

Lebensmittelverträglichkeit

- L Laktosefreie Milch, Pflanzencreme statt Schlagrahm, Schokoladenspäne weglassen
- F Nicht geeignet!
- G Glutenfrei
- H Zartbitterschokolade und Schokoladenspäne weglassen

Tipp

Schokolade mit sehr hohem Kakaoanteil (70 %) ist besonders empfehlenswert. Der Glücksbotenstoff Serotonin sorgt für Wohlbefinden. Sie können dazu auch weiße Schokolade verwenden. Zum Garnieren passt sehr gut ein kleiner Zweig frischer Zitronenmelisse oder Minzeblättchen.

Quarkpudding

Zutaten

Verwenden Sie Bioprodukte:

- 50 g Joghurt
- 40 g streichfähiger Mager- oder Schafsquark (Topfen)
- 1 EL Sauerrahm
- 2 Blatt Speisegelatine
- 80 g Schlagrahm
- Zitronensaft und -schale
- Vollsalz
- 1/4 Vanilleschote
- 20 g Bienenhonig oder Rohzucker
- 4–8 Zitronenmelisseblätter
- 40 g Erdbeermark
- 50 g Erdbeeren

Pro Portion:
kcal 62 • KH 5,6 • EW 3,0 • F 3,1

Zubereitungszeit: ca. 10 Minuten • 4 Portionen

» Joghurt, Sauerrahm, Honig, Quark, Vanille, 1 Prise Salz, Zitronensaft und etwas geriebene Schale miteinander vermischen. Die 5 Minuten in kaltem Wasser eingeweichten und ausgedrückten Gelatineblätter zugeben. Halbsteif geschlagenen Schlagrahm zuletzt unterheben. In vier mit Pflanzenöl ausgestrichene Förmchen füllen und 60 Minuten durchkühlen lassen. Dann auf vier Dessertteller stürzen und mit je 1 EL Fruchtmark, geschnittenen Erdbeeren und je einem kleinen Zweig Zitronenmelisse garnieren.

Lebensmittelverträglichkeit

- L Laktosefreier Joghurt, Quark und Sauerrahm, Pflanzencreme statt Schlagrahm
- F Nicht geeignet!
- G Glutenfrei
- H Zitronensaft/-schale und Erdbeeren weglassen

Apfelcreme

Zutaten

Verwenden Sie Bioprodukte:

- 250 g säuerliche Äpfel oder Apfelmus
- 60 ml Schlagrahm
- elnlge Tropfen Zitronensaft
- Vollsalz
- 4–8 Minze- oder Zitronenmelisseblätter

Pro Portion:
kcal 50 • KH 7,8 • EW 0,7 • F 1,8

Zubereitungszeit: ca. 10 Minuten • 4 Portionen

» Äpfel schälen, entkernen und würfeln. Im Kocheinsatz mit Zitronensaft weich dämpfen, dann mit Mixer pürieren und die Masse erkalten lassen. Zuletzt steif geschlagenen Schlagrahm mit einem Schneebesen unterheben und in vier kleine Gläser füllen. Kurz kühl stellen, dann mit Sahne, Minze oder Zitronenmelisse garnieren. Die Apfelschalen verwenden Sie zu einem Apfelschalentee weiter (siehe S. 233).

Lebensmittelverträglichkeit

- L Pflanzencreme statt Schlagrahm
- F Nicht geeignet!
- G Glutenfrei
- H Zitronensaft weglassen

Nusscreme

Zubereitungszeit: ca. 10 Minuten • 4 Portionen

» Milch, Honig, Agar-Agar (oder das kurz in kaltem Wasser eingeweichte und gut ausgedrückte Blatt Speisegelantine), Eigelb und Vanille in einem Schneekessel über Wasserdampf mit einem Schneebesen schlagen, auf ca. 70 Grad erhitzen und dann kühl stellen. Nüsse fein mahlen und zugeben. Das Eiweiß mit Salz zu Schnee schlagen und zusammen mit dem geschlagenen Rahm kurz vor dem Abstocken der Creme in diese einrühren.
In vier Gläser oder Schälchen füllen und mit je einem Tupfen Schlagrahm, Zitronenmelissenblätter und Nüssen garnieren.

Lebensmittelverträglichkeit

- L Laktosefreie Milch, Pflanzencreme statt Schlagrahm
- F Nicht geeignet!
- G Glutenfrei
- H Walnüsse (Tipp) weglassen

Tipp

Statt Walnüssen können Sie auch Mandeln, Pinienkerne oder Pistazien nehmen. Die Walnüsse sind besonders empfehlenswert, da sie die wichtigen Omega-3-Fettsäuren beinhalten.

Zutaten

Verwenden Sie Bioprodukte:

125 ml	Milch
20 g	Bienenhonig oder Rohzucker
1 TL	Agar-Agar oder
1	Blatt Speisegelatine
1	Eigelb
1	Eiweiß
30 g	Walnüsse
125 ml	Schlagrahm
	Vanillearoma
	Vollsalz
4–8	Zitronenmelissenblätter

Pro Portion:
kcal 136 • KH 7,1 • EW 6,1 • F 9,3

Fruchtcreme

Zutaten

Verwenden Sie Bioprodukte:

60 ml	Milch
20 g	Bienenhonig oder Rohzucker
1/2 TL	Agar-Agar oder
1/2	Blatt Speisegelatine
1	Eigelb
1	Eiweiß
60 ml	Schlagrahm
	Vanillearoma
60 g	Erdbeeren
60 g	Banane
	Vollsalz
	Zitronenmelisseblätter

Pro Portion:
kcal 90 • KH 10,7 • EW 3,3 • F 3,7

Zubereitungszeit: ca. 10 Minuten • 4 Portionen

» Milch, Honig, Agar-Agar (oder die eingeweichten und ausgedrückten Gelatineblätter), Eigelb und Vanille zu einer Creme schlagen, d. h. in einem Schneekessel über Wasserdampf auf ca. 70 Grad erhitzen und danach über kaltem Wasser kalt rühren. Das Eiweiß mit Salz zu schmierig steifem Schnee schlagen und mit dem geschlagenen Rahm zusammen unmittelbar vor dem völligen Abstocken der Creme in diese einrühren. Creme in Gläser füllen, im Kühlschrank kurze Zeit absteifen lassen und mit etwas klein geschnittenen Früchten und Zitronenmelisse garnieren. Sie können auch Erdbeeren und Banane in feine Scheibchen oder Würfelchen schneiden und auf den Boden der vier Gläser verteilen.

Lebensmittelverträglichkeit

- L Laktosefreie Milch, Pflanzencreme statt Schlagrahm
- F Nicht geeignet!
- G Glutenfrei
- H Erdbeeren weglassen

Soja-Himbeercreme

Zutaten

Verwenden Sie Bioprodukte:

100 g	Himbeeren
20 ml	Schlagrahm
20 g	Bienenhonig oder Rohzucker
4–8	Minze- oder Zitronenmelisseblätter
200 ml	Soja-Vanilledessert

Pro Portion:
kcal 56 • KH 8,2 • EW 2,1 • F 1,6

Zubereitungszeit: ca. 5 Minuten • 4 Portionen

» Frische oder gefrostete Beeren zum Teil mit Honig pürieren oder ganz lassen. Soja-Vanilledessert mit den Beeren verrühren. Einen Teil der Beeren zuunterst auf vier Gläser verteilen, Sojasauce darübergeben und mit Schlagrahm und 1–2 Blättchen Zitronenmelisse garnieren.

Lebensmittelverträglichkeit

- L Pflanzencreme statt Schlagrahm
- F Nicht geeignet!
- G Glutenfrei
- H Histaminfrei

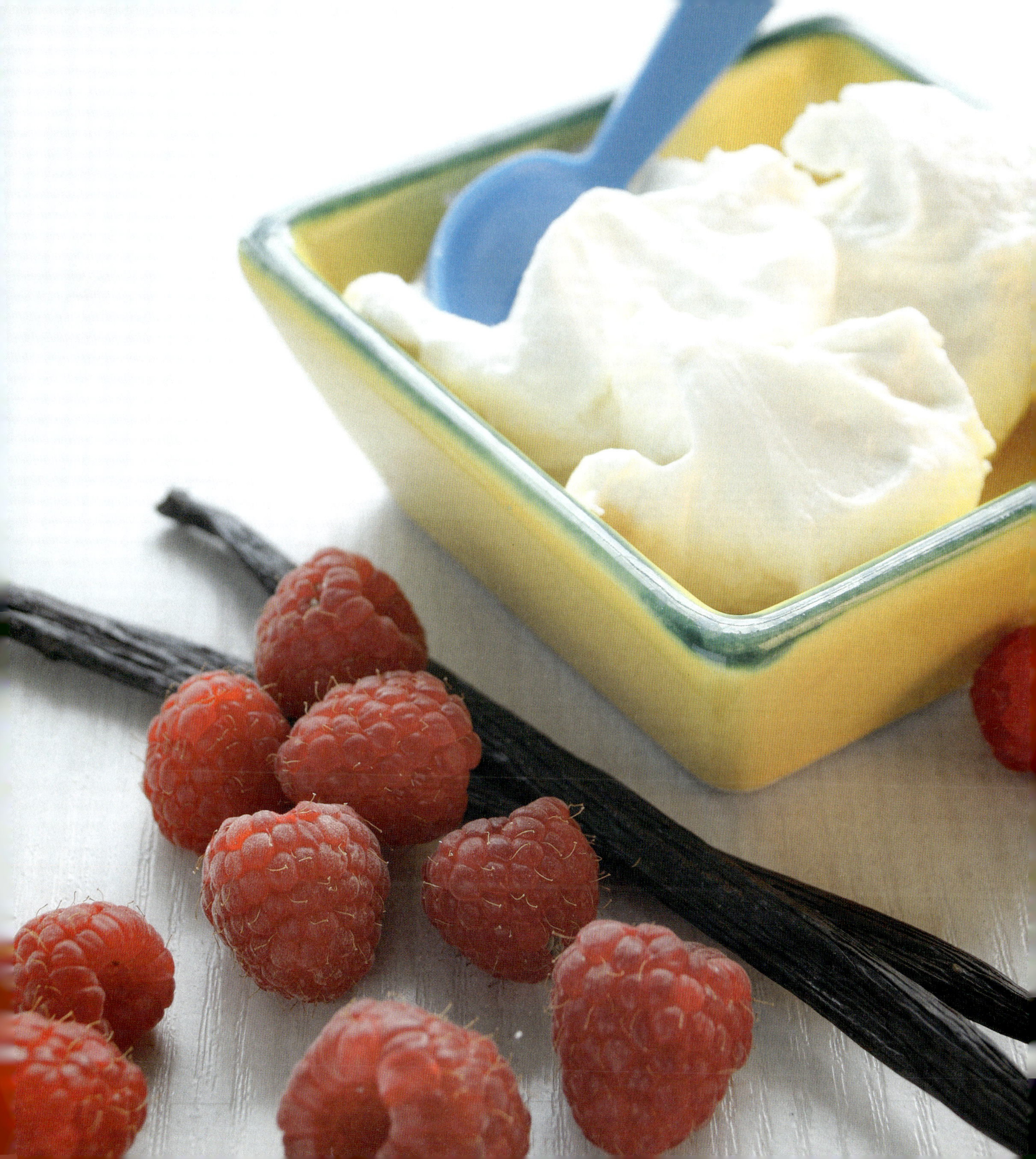

Mohnsoufflé mit Weinschaum

Verwenden Sie Bioprodukte:

Zutaten Mohnsoufflé

2 Eigelbe
2 Eiweiß
40 ml Rahm
40 ml Milch
2 TL Bienenhonig oder Rohzucker
30 g Dinkelvollwertmehl
60 g gemahlener Mohn
Vollsalz

Zutaten Weinschaum

1 Eigelb
60 ml Weißwein
½ EL Roh-Rohrzucker oder
15 g Honig

Pro Portion:
kcal 230 • KH 16,5 • EW 12,7 • F 9,3

Zubereitungszeit: ca. 15 Minuten • 4 Portionen

» Das Eiweiß mit etwas Salz steif schlagen. Eigelb mit Rahm, Milch und Honig schaumig rühren. Die beiden Massen zusammengeben und zuletzt das Mehl und den Mohn mittels Schneebesen untermengen. Die Masse zu etwa ⅔ in mit Butter ausgepinselte Förmchen füllen und im Wasserbad im Backofen bei 200 Grad zugedeckt etwa 10–12 Minuten garen. Danach herausnehmen, rundum mit einem Messer lockern, aus den Förmchen stürzen und sofort mit etwas Weinschaum servieren.

» Für den Weinschaum Eigelb mit Weißwein und Rohrzucker im Schneekessel mit dem Schneebesen über Wasserdampf gut schaumig rühren. Um ein Abstocken vom Ei zu vermeiden, unter 70 Grad bleiben.

Lebensmittelverträglichkeit

- L Pflanzencreme statt Rahm, laktosefreie Milch
- F Nicht geeignet!
- G Buchweizenvollwertmehl statt Dinkelvollwertmehl, Kuchenbrösel aus Buchweizen
- H Jungwein statt Weißwein, Nüsse (Tipp) weglassen

Tipp

Sie können statt Mohn ebenso Nüsse oder Kuchenbrösel verwenden. Dadurch ergeben sich weitere Geschmacksvarianten.

Abendessen der Milden Ableitungsdiät III

Das Abendessen der MAD III zeigt keine wesentlichen Veränderungen zu MAD I und MAD II. Empfohlen werden bei Bedarf weitere Varianten von Quark-Aufstrichen, unter Verwendung basenspendender Lebensmittel wie Milch, Rahm und Frischkräutern. Auch hier können sämtliche Aufstriche mit 1–2 EL bestem kaltgepresstem Lein-, Raps-, Hanf-, Walnuss- und Olivenöl angereichert werden. Auch beim Übergang auf Normalkost bleiben die Gerichte der MAD weiterhin empfehlenswert, besonders an Tagen, an denen die Verdauungsleistung geschwächt ist. Gerade dann tun die leicht bekömmlichen Speisen der MAD gut.

Creme Wörthersee – Aufstrich I

Zubereitungszeit: ca. 5 Minuten • 4 Portionen

» Quark mit der Gabel in einer Schüssel zerdrücken. Oregano, Basilikum und Kümmel, Salbeiblätter oder andere Küchenkräuter gehackt zugeben. Milch und Paprikapulver unter die Quarkmasse rühren. Portionsweise mit einem Eisportionierer in Schälchen anrichten und mit Frischkräutern garnieren.

Lebensmittelverträglichkeit

- (L) Laktosefreier Quark und Milch
- (F) Fruktosefrei
- (G) Glutenfrei
- (H) Histaminfrei

Tipp

Falls verträglich, kann etwas fein geschnittener Zwiebel, Knoblauch und Gewürzgurke dazugemischt werden, jedoch nicht am Abend.

Zutaten

Verwenden Sie Bioprodukte:

250 g	Mager-, Schafs- oder Ziegenquark (Topfen)
1/2 TL	gehackte Oreganoblättchen
1/2 TL	gehackte Basilikumblättchen
3	gehackte Salbeiblätter
1/4 TL	Paprikapulver (edelsüß)
1/2 TL	gemahlener Kümmel
60 ml	Milch
	Meersalz

Pro Portion:

kcal 74 • KH 3,4 • EW 7,4 • F 3,3

Creme Wörthersee – Aufstrich II

Zutaten

Verwenden Sie Bioprodukte:
- 250 g Hüttenkäse
- 1 TL gehacktes Kerbelkraut
- 60 ml Milch
- 30 g Mandelmus oder Kräuterpesto
- Meersalz

Pro Portion:
kcal 75 • KH 2,6 • EW 8,5 • F 3,2

Zubereitungszeit: ca. 5 Minuten • 4 Portionen

» Alle Zutaten zu einem cremigen Aufstrich verrühren und mit einem Eisportionierer anrichten. Diese Aufstriche können bei Bedarf mit 2–3 EL Pflanzenöl zu wahren Kraftbomben werden. Sie eignen sich auch für Menschen, die weniger essen, aber Power brauchen.

Lebensmittelverträglichkeit

- L Laktosefreier Hüttenkäse und Milch
- F Fruktosefrei
- G Glutenfrei
- H Histaminfrei

Creme Wörthersee – Aufstrich III

Zutaten

Verwenden Sie Bioprodukte:
- 150 g Brösel-, Schafs- oder Ziegenquark (Topfen)
- 100 g Gervais oder Philadelphia
- 1/2 TL gehackte Oreganoblättchen
- 1/2 TL Kräuterpesto
- 60 ml Milch
- 40 g gewürfelte, gedämpfte Zucchini oder Fenchel
- Meersalz

Pro Portion:
kcal 83 • KH 3,1 • EW 8,0 • F 4,1

Zubereitungszeits: ca. 5 Minuten • 4 Portionen

» Alle Zutaten zu einem cremigen Aufstrich verrühren und mit einem Eisportionierer in Schüsselchen anrichten. Mit frischen Kräutern und Gemüsewürfelchen garnieren. Dieser Aufstrich hält sich gut gekühlt 2–3 Tage.

Lebensmittelverträglichkeit

- L Laktosefreier Quark, Gervais und Milch
- F Fruktosefrei
- G Glutenfrei
- H Histaminfrei

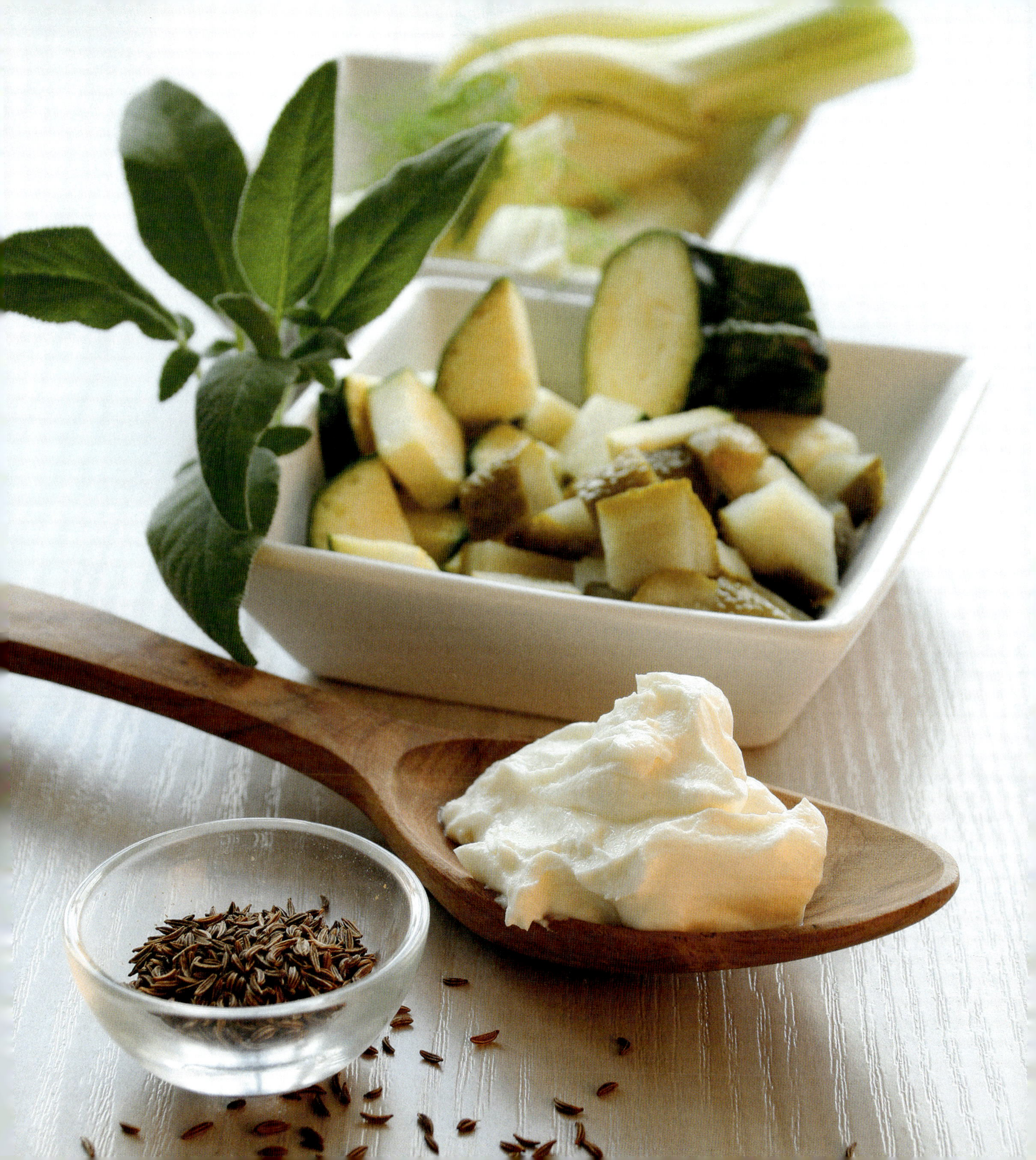

Creme Wörthersee – Aufstrich IV

Zutaten

Verwenden Sie Bioprodukte:
- 150 g Brösel-, Schafs- oder Ziegenquark (Topfen)
- 100 g Gervais
- ½ TL gemahlener Kümmel
- ½ TL Fenchelkraut
- 6 EL Gemüsebrühe
- 50 g Tomatenwürfelchen
- Meersalz

Pro Portion:
kcal 65 • KH 2,2 • EW 7,3 • F 2,7

Zubereitungszeits: ca. 5 Minuten • 4 Portionen

» Alle Zutaten zu einem cremigen Aufstrich verrühren und mit einem Eisportionierer anrichten.

Lebensmittelverträglichkeit
- L Laktosefreier Quark und Gervais
- F Tomaten weglassen
- G Glutenfrei
- H Tomaten weglassen

Tipp

Geben Sie, falls Sie es vertragen, noch 1 Msp. frische Chilischote oder ½ TL fein gehackten Ingwer in den Aufstrich.

Creme Wörthersee – Aufstrich V

Zutaten

Verwenden Sie Bioprodukte:
- 150 g Brösel- oder Magerquark (Topfen)
- 50 g pürierte Avocado
- ½ TL gemahlener Kümmel
- ½ TL Dillkraut
- ½ TL Thymianblätter
- 6 EL Milch
- 2 EL Lein-, Hanf- oder Rapsöl
- 1 TL Paprikapulver (edelsüß)
- 50 g gedämpfte Gemüsewürfel
- Meersalz

Pro Portion:
kcal 90 • KH 2,9 • EW 5,9 • F 6,1

Kochzeit: ca. 5 Minuten • 4 Portionen

» Alle Zutaten zu einem cremigen Aufstrich verrühren und mit einem kleinen Eisportionierer anrichten.

Lebensmittelverträglichkeit
- L Laktosefreier Quark
- F Fruktosefrei
- G Glutenfrei
- H Avocado weglassen

Verwendung und Wirkung verschiedener biologischer Gewürzkräuter[17]

Gewürzkräuter	Verwendung für	Wirkung bei richtiger Dosis (bei Überdosierung reizende Wirkung)
Anis	Desserts, Obstspeisen, Mixgetränke, Backwerk	blähungswidrig, darmkatarrhwidrig, desinfizierend
Basilikum	Suppen, Saucen, Gemüse, Salate	blähungswidrig, hustenlindernd
Beifuß	Gemüse, Salate, Rohkost	verdauungsfördernd, leber- und nervenstärkend
Bibernelle	Suppen, Saucen, Fleischgerichte, Gurkengemüse	entgiftend, anregend auf Drüsensekretion
Brennnessel (Pulver)	Saucen, Gemüse, Salate	Herz und Nerven stärkend, Rheuma mildernd
Curry	Faschiertes, Saucen, Reisgerichte	verdauungsanregend, durchblutungsverbessernd
Dillkraut	Gemüse, Suppen, Fleisch- und Fischgerichte, Salate	blähungswidrig, Verdauungsstörungen mildernd, schlaffördernd
Estragon	Fischgerichte, Buttersaucen	magenstärkend, verdauungsfördernd
Fenchel (Pulver)	Backwerk, Gemüse, Saucen, Tee, Suppen	Asthma, Keuchhusten, Bronchialleiden mildernd, darmreinigend
Knoblauch	Spinat, Fleisch- und Fischgerichte, Saucen, Salate	desinfizierend, blut- und gefäßreinigend
Koriander	Gemüse, Suppen, Saucen, Salate	nervenstärkend, magen- und darmkräftigend
Kresse	Salate, Quarkaufstriche	desinfizierend, blutbildend
Kümmel	Kartoffeln, Quarkaufstriche, Gemüse, Fleischgerichte, Suppen, Saucen, Salate	magenstärkend, entblähend, krampfstillend
Liebstöckel	Tee, Suppen, Saucen, Fleischgerichte, Gemüse	desodorierend, darmregulierend, entblähend
Lorbeer	Kartoffeln, Suppen, Saucen, Fischgerichte, Brühen	verdauungsfördernd, appetitanregend, stärkend

17 Teilweise nach Brecht, E. A.: Die magische Droge. Selbstverlag, Karlsruhe.

Gewürzkräuter	Verwendung für	Wirkung bei richtiger Dosis (bei Überdosierung reizende Wirkung)
Majoran	Quarkaufstriche, Suppen, Saucen, Fleischgerichte	krampfstillend, beruhigend, verdauungsfördernd
Meerrettich	Salate, Saucen, Aufstriche	Leber und Galle anregend
Muskatnuss	Saucen, Suppen, Salate	magenstärkend, verdauungsfördernd
Nelke	Desserts, Milchspeisen, Saucen, Glühwein, Tee	schmerzstillend
Petersilie	fast alle Speisen	verdauungsfördernd, harntreibend, Vitamin-C-spendend
Rosmarin	Geflügel, Fleischgerichte, Saucen	herzberuhigend, kreislauf- und nervenanregend
Safran	Reisgerichte, Saucen, Kuchen	nerven- und verdauungsanregend
Salbei	Saucen, Fleischgerichte, Faschiertes	blutreinigend, Gicht, Rheuma, Durchfall mildernd
Schnittlauch	Käse, Quarkaufstriche, Suppen, Saucen, Fleisch- und Fischgerichte	appetitanregend, Vitamin-C-spendend, nierenanregend
Sellerie	Diabetikerkost, kochsalzsarme Diät	speichel-, magendrüsen- und nierenanregend
Senf	Saucen, Fleisch- und Fischgerichte	reinigend, desinfizierend, verdauungsfördernd
Thymian	Suppen, Saucen, Fleisch- und Fischgerichte	verdauungsfördernd, desinfizierend
Vanille (Schote oder Pulver)	Desserts, Gebäck	appetitanregend, verdauungsfördernd
Veilchenwurzel	besonders geeignet als Gewürz für Zuckerkranke	blutreinigend, desinfizierend
Wacholder	Gemüse, Saucen, Gemüsebrühe	magen- und darmkräftigend, Blasenkatarrh mildernd
Zitronenmelisse	Salate, Suppen, Saucen, Milchspeisen	nervenkräftigend, schlaffördernd, herzberuhigend
Zimt	Nachtische, Milchspeisen, Gebäck	entsäuernd, blutstillend
Zwiebel	Suppen, Saucen, Fleisch- und Fischgerichte, Salate, Gemüse	blutbildend, nervenstärkend, verdauungsfördernd, desinfizierend

Günstige Menü-Zusammenstellung der MAD III

Basensuppe Stufe 4 und Polentaring mit Fenchel Milanese Seite 142, 170

Buchweizenring mit Zucchini-Champignonragout und Zitronencreme Seite 144, 175

Fenchel-Basensuppe und Dinkel-Ravioli mit Gemüsefülle Seite 40, 145

Hirsotto mit Schafskäse und Vanillecreme Seite 148, 176

Spargel-Basensuppe und pikante Kartoffelpizza Seite 42, 146

Hechtschnitte mit Sauerampfersauce und
Joghurt-Pudding Seite 156, 178

Kartoffel-Basensuppe und gegrillte Auberginenscheiben Seite 36, 149

Hühnerbrüstchen mit Bärlauchsauce und Apfelcreme Seite 166, 182

Kräuter-Basensuppe und Kartoffel-Reibekuchen Seite 104, 138

Grünkern-Käsenockerln und Soja-Himbeercreme Seite 154, 184

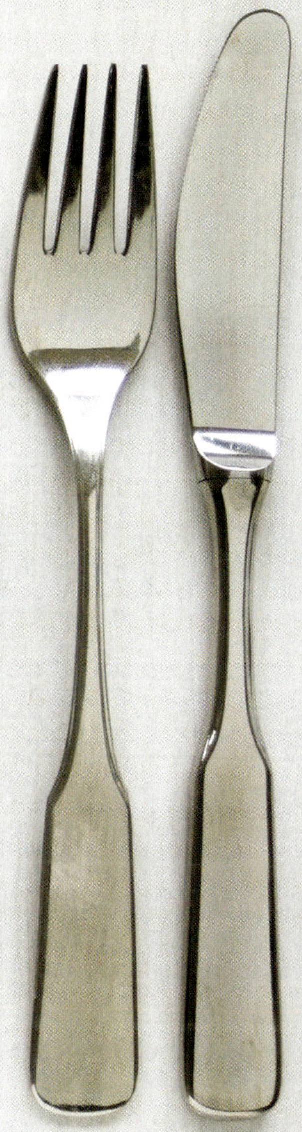

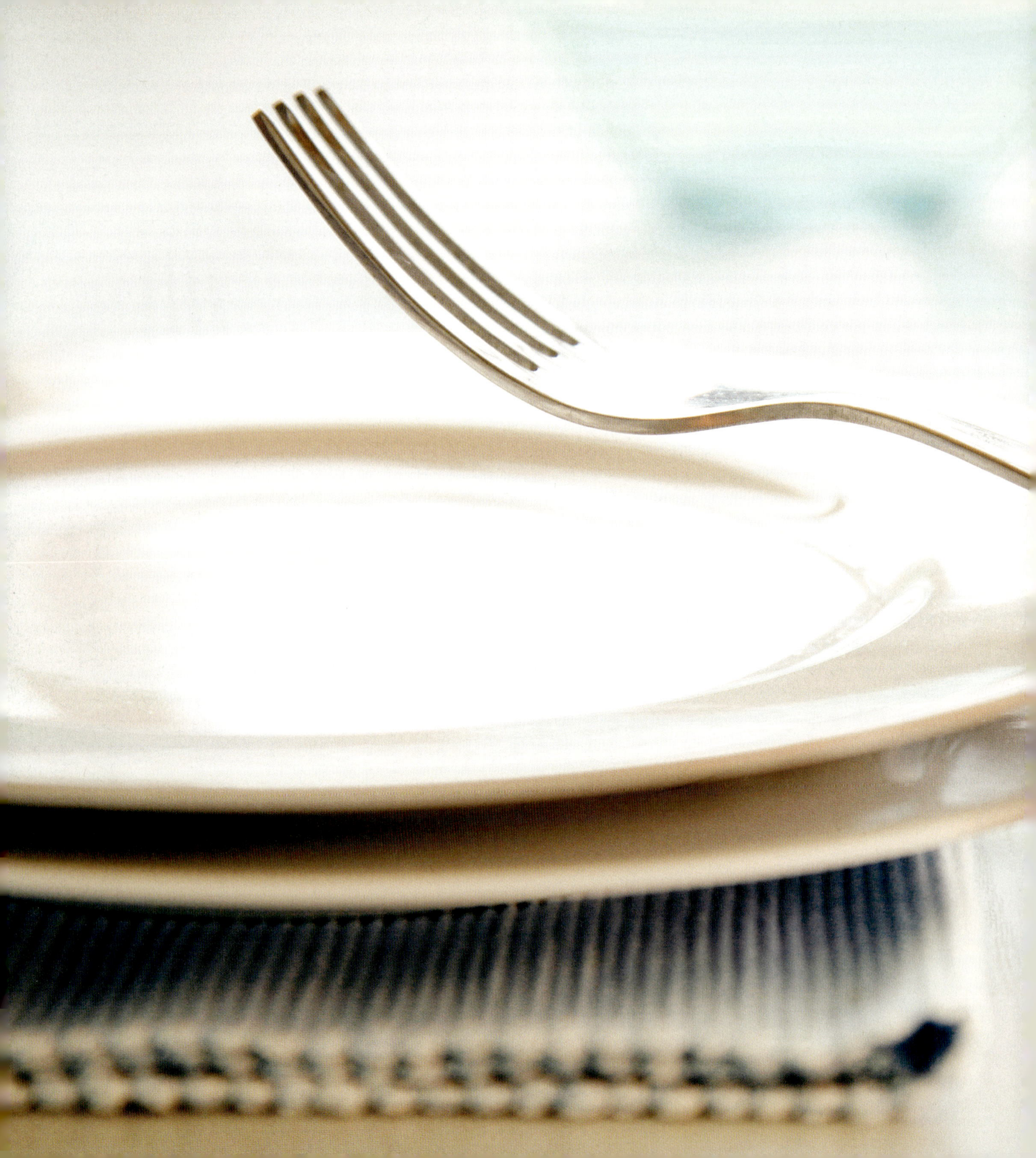

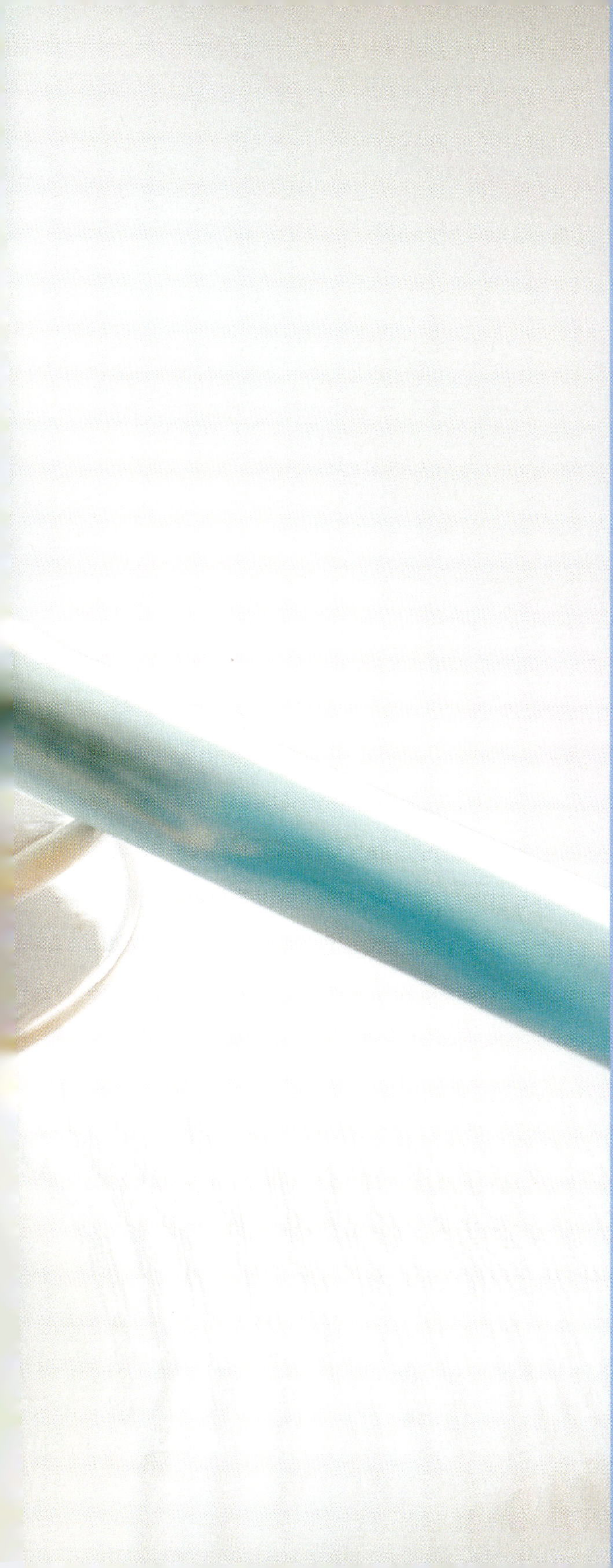

Die Kur-Ausleitung

Sie sind fast angekommen an Ihrem Ziel: einer gesünderen individuellen Ernährung. Spüren Sie jetzt, wie Geruchs-, Tast- und Geschmackssinn neu erwachen.

Der Übergang zur Normalkost

Wir leben nicht, um zu essen,
sondern wir essen, um zu
leben.

Sokrates

Die Ausleitung aus der Kur ist der allmähliche Übergang auf eine neue, künftig gesündere, individuell geprägte Ernährung. Die bisherige Diät wird je nach Bedürfnis schrittweise erweitert und verändert, wobei man sich nach seinen von Natur aus mitgegebenen Ratgebern für die Kostauswahl ausrichten soll: nach den Instinkten und Sinnen, besonders den Geruchs-, Tast- und Geschmackssinnen. Sie sind es, die jetzt die Bedürfnisse des Organismus anzeigen können. Man weiß:

- Je überfütterter ein Lebewesen, desto verkümmerter Instinkte und Sinne; und je instinktloser, desto abwegiger die Nahrungsauswahl.
- Je gesünder ein Lebewesen, desto gesünder Instinkte und Sinne und desto entschiedener die Ablehnung des Ungesunden, desto sicherer das Verlangen nach individuell richtiger Nahrung.

Da Reinigungs- und Ableitungskuren Instinkte und Sinne wacher machen, wird jetzt oft zum größten Staunen der Betroffenen kein Verlangen nach früheren Leibgerichten und Schleckereien auftreten, wohl aber nach bestimmten, einfach zubereiteten und möglichst naturbelassenen Nahrungsmitteln. Viele verlangen jetzt nach abgelagertem, dunklem Brot, nach Knäckebrot mit Butter, nach Milch- und Sauermilchgerichten, Quarkspeisen, Pellkartoffeln, zarten Blattsalaten, Wurzel- und Blattgemüsen, Wildkräutern, leicht bekömmlichen Fischgerichten, Fleischgerichten usw., die möglichst naturbelassen zart gebraten oder gedünstet werden. Auch das Bedürfnis nach etwas rohem Obst kann sich einstellen. Auch einfache Getreidegerichte können verlangt werden.

Achtung

Man beachte jetzt:

- Halten Sie die Esskultur nach Mayr weiter ein.
- Der Körper benötigt nur wenig Nahrung.
- Der Körper verlangt nach einfachen Nahrungsmitteln.
- Beim Einstieg in die Normalkost helfen Ihnen unsere Rezeptvorschläge für das Genuss-Wochenende und das Buch Mayr, P.: Leicht bekömmliche Bio-Küche. Karl F. Haug Verlag, Stuttgart (2000).

Vorsicht mit Rohkost

Gerade in dieser Zeit ist Vorsicht mit Rohkost geboten, vor allem mit Obst. Je gärungsfreudiger es ist, desto eher soll es noch gemieden werden. Dies gilt vor allem für Steinobst und saures Beerenobst. Ungünstig sind auch saure Zitrusfrüchte, vor allem wenn ihre puren Säfte genossen werden.

Fruchtsäfte: Pure Fruchtsäfte sind nicht zu empfehlen, da sie leicht im Darmtrakt in Gärung übergehen, wenn sie mit Fabrikzucker gesüßt sind und wie üblich rasch getrunken und nicht eingespeichelt werden. Man kann sie jedoch in kleiner Menge, etwa tropfenweise Zitronensaft in Kräutertee, auf Salat oder als sonstige Beimengung verwenden.

Am besten bekömmlich ist von den Obstsorten, falls reif und nicht gespritzt, im Allgemeinen: Apfel, Banane, Erdbeere, Ananas, Heidelbeere, Letztere besonders in Milch, wie überhaupt die Verbindung der Obstsäure mit der basischen Milch oder Leinsamentee die Verträglichkeit des Obstes verbessert.

Rohgemüse: Rohgemüse wie Karotte, Sellerie, rote Rübe, Gurke, Salate und vor allem Suppenkräuter werden im Allgemeinen besser als Obst vertragen. Die Mischung von rohem Obst und Gemüse in einer Mahlzeit ist schlecht bekömmlich. Rohkost sollte zum Beginn des Frühstücks und Mittagessens genossen werden, nicht jedoch später als bis 14 Uhr (siehe Abendessen S. 86, 118, 187) und immer nur in kleinen, sicher vom Organismus gut vertragenen Mengen. Die oft üblichen vollen Obstteller, gehäuften Salatschüsseln oder Obstsalatmengen sind ausnahmslos für jeden zu viel.

Zersetzungsvorgänge im Darmtrakt

Wie F. X. Mayr einst sagte, „leben wir nicht von dem, was wir essen, sondern nur von dem, was wir verdauen". Dennoch führt jede in zu großer Menge genossene Nahrung zu Zersetzungsvorgängen im Darm. Welche Vorgänge bei Gärung und Fäulnis im Einzelnen ablaufen, erfahren Sie hier.

Gärung

Zur gärungsfreudigen Kost gehören Fruchtsäfte, Obst, Kompott, Obstsalat, viele rohe Gemüsesorten, Zucker, Süßspeisen, Konfitüren und Mehlspeisen. Je geringer die Verdauungskraft, desto genauer muss sich jeder auf das bescheidene, von ihm vertragene Essensmaß beschränken. Jedes Zuviel an Speisen geht im Verdauungstrakt wie in einem Brutkasten mit 37 Grad in Zersetzung über. Besonders über Nacht, wenn der Darm seine Ruhepause einlegt, wirken sich gärungsfähige Speisen ungünstig aus.

Gärung bedeutet immer Bildung von toxischen Fuselalkoholen und von Säure! Als Folge entstehen Blähungen, Gasbauch, Völlegefühl und Symptome wie schnelle Erregbarkeit, abwechselnd mit großer Müdigkeit. **Die Müdigkeit der meisten Menschen ist Verdauungsmüdigkeit!**

Die Gärungsalkohole wirken auf Leber, Gefäße und vegetative Nerven, weshalb sie ähnliche Leber- und Gefäßschäden wie beim Alkoholiker bewirken. Daher findet man auch bei Antialkoholikern, besonders bei Vegetariern und Gesundheitsfanatikern, die gleichen blau-roten Nasen und Ohren, die gleichen kalt-feuchten Hände und Füße wie bei Alkoholikern. F. X. Mayr nannte solche Abstinenzler „endogene Alkoholiker". Die durch Gärung entstehenden Säuren benötigen wieder Abpufferung durch Basen, die der Körper oft aus Geweben beziehen muss, was dann zu Mineralmängeln und zur Gewebeübersäuerung führt.[18]

Fäulnis

Aus zu viel eiweißreicher Nahrung wie Fleisch, Fisch und Eiern entstehen toxische Fäulnisstoffe wie Indikan, Putreszin, Neurin, Kadaverin[19]. Bei geschädigtem Darmtrakt können diese wie die Gärungsgifte in die Blutbahn gelangen und Vergiftungssymptome im Darm hervorrufen.

Diese reichen von Müdigkeit, Missmut, Deprimiertheit, Erregbarkeit, Herz-, Gefäß- und Kreislaufbeschwerden, Kopfschmerzen, Schwindel, Schweißausbrüchen bis zu ausgeprägten Krankheitsbildern. Einfache Zusammenfassung: Jedes Zuviel ist schädlich!

18 Stephan, K.: Abbau und Aufbau als Heilsprinzip. Karl F. Haug Verlag, Heidelberg (1959).

19 Mayr, P.; Stossier, H.: Gesund leben durch die Eiweiß-Abbau-Diät. Karl F. Haug Verlag, Stuttgart (2000).

Verbote während der Kur-Ausleitung

Süßigkeiten sind die schlimmsten
Gesundheitszerstörer des
Menschen, besonders des Kindes.
Mommsen

- **Speisen, nach denen kein Bedürfnis besteht:** Alle Speisen, nach denen kein Bedürfnis besteht oder die Ablehnung erzeugen, sind zu meiden. Dazu gehören auch Nahrungsmittel, die man schon vor der Kur nicht gewollt oder schlecht vertragen hat.

- **Zucker:** Ob Fabrikzucker, brauner Zucker, Dextropur, Schokolade oder Süßigkeiten – Zucker ist der große Kalk-, Vitamin-B- und Basenräuber des Körpers, der sich auf Zähne und Knochen schädigend auswirkt, die entartete Darmflora nährt, Gärungsvorgänge fördert, Übersäuerung verursacht. Nach Kurende soll Zucker grundsätzlich weiterhin gemieden bzw. stark reduziert werden. Erlaubt sind 1–2 TL Honig, Obstdicksaft, Ahornsirup, Dinkelsirup, Melasse, Laevoral, aber alles in Gewürzdosen.

- **Produkte vom Schwein:** Produkte vom Schwein enthalten die so genannten Sutoxine (Giftstoffe), vor allem Schweinefett, das auch die meisten Wurstarten enthalten. Nach Kurende sollen handelsübliche Schweineprodukte weiterhin gemieden werden. Zu empfehlen sind die nicht geräucherten Kalbs- und Rinderschinken, Neuenahrer- oder Bündnerfleisch, Putenbrust und Putenschinken.

- **Fettes Essen:** Fettes Essen, alles Eingebrannte, Panierte, Gebackene; alle von Masttieren abstammenden Fette (Gänsefett, Schweineschmalz) sowie alle gehärteten Fette (übliche Konsumfette mit Transfettsäuren) sind zu meiden. Nach Kurende werden weiterhin naturbelassene kaltgepresste Öle mit hoch ungesättigten Fettsäuren empfohlen (siehe S. 164).

- **Kaffee:** Bohnenkaffee regt zwar den Kreislauf an, belastet aber Magen, Leber, Galle, Dünndarm und Nieren. Das ist besonders für nervöse und schlafgestörte Menschen ungünstig. Allein durch Meiden des Bohnenkaffees werden zahlreiche nervlich-vegetative Magen-, Gallen- und Nierenbeschwerden günstig beeinflusst. Kaffeesüchtige sollten lieber durch Trockenbürsten und Wechselduschen ihren Kreislauf anregen. Nach Kurende empfiehlt sich für viele, Kaffee zu meiden oder ihn nur gelegentlich einzunehmen. Nach Kaffeegenuss sollte immer ein großes Glas Wasser getrunken werden. Empfohlen werden hingegen Malzkaffee, Kräutertee, bescheiden grüner Tee, stilles Mineralwasser.

- **Obst am Abend:** Während Obst wieder in kleinen Mengen tagsüber bis 14 Uhr genossen werden kann, sollte man es abends grundsätzlich meiden. Dies gilt besonders für unverdünnte Fruchtsäfte und frisch gepresste Gemüsesäfte.

- **Alkohol:** Zu Fleisch- oder Fischkost kann gelegentlich eine bescheidene Menge guten Rot- oder Weißweines konsumiert werden. Bei Fruktoseintoleranz muss aber völlig auf Alkohol verzichtet werden. Bei Histaminintoleranz sollten nur leichte, möglichst junge Weißweine getrunken werden, keine Rotweine. Nach Kurende am Abend, falls gut vertragen: Wein in geringer Menge, oft für Senioren empfehlenswert. Ansonsten bestehen gegen gelegentlichen, mäßigen Konsum keine Bedenken. Bier stellt in vernünftiger Menge ein bekömmliches Volksgetränk dar, fördert aber Gewichtszunahme.

Verbote während der Kur-Ausleitung

Scharfe Schnäpse sollten nur selten und in kleinster Menge getrunken werden. Liköre sind stets ungesund. Nach zu fettem Essen kann ein Schluck ungesüßten Kräuterbitters, Schwedenbitters oder eines klaren Schnapses die Fettverdauung unterstützen. Bei Magenübersäuerung hilft Basenpulver.

- **Nikotin:** Hier wird absolute Abstinenz empfohlen.

- **Snacks zwischendurch:** Zwischenmahlzeiten sind im Allgemeinen unnötig. Sie stören die gerade ablaufenden Verdauungsvorgänge. Dagegen ist häufiges Trinken von Wasser, Mineralwasser und Kräutertee günstig.

- **Arzneimittel und Medikamente:** Es sollten nur unbedingt notwendige und ärztlich verordnete Medikamente eingenommen werden. Nach der MAD erübrigt sich zumeist die weitere Einnahme von Pharmaka, worüber aber der Arzt entscheiden wird. Oft wird stattdessen die jeweils passende Heilkräuterkur empfohlen. Auch homöopathische Arzneien, Schüßlermittel oder auch Nahrungsergänzungsstoffe mit Magnesium, Kalium usw. und Basenpulver können sich weiterhin als sehr günstig erweisen. Bei Laktose- und Fruktoseintoleranz müssen Sie auch bei Arzneimitteln Acht geben und den Beipackzettel genau lesen.

Richtlinien für eine gesündere Ernährung

Man wird erkennen, dass die Frage einer vollwertigen Ernährung nicht mit der Menge der Kalorien, Vitamine usw. zusammenhängt.

Werner Kollath

Um die nachfolgenden Richtlinien für gesündere Ernährung zu verstehen, sollte man zunächst vergessen, was man landläufig unter gesunder Ernährung zu hören bekommt. Das gilt auch für alle Schriften über naturgemäße Ernährungssysteme, in denen die Begriffe **Nahrung** und **Ernährung** oft miteinander verwechselt werden. Zur Klarstellung:

Das Wort **Nahrung** bedeutet Nahrungsmittel, Speise, Kost usw., während das Wort **Ernährung** einen Vorgang bedeutet, ein Geschehen, bei dem:

- **Nahrung** eingenommen wird,
- diese durch **Verdauung** abgebaut und umgewandelt wird und
- die daraus entstandenen Baustoffe und Energien in Körpersäften, Geweben und Zellen aufgenommen werden.

Ernährung ist somit der **Einverleibungsprozess** oder die Leib-Werdung von Nahrung, während **Nahrung** nur ein Teil der Ernährung ist. Das Essen einer besonders gesunden **Nahrung** muss somit nicht automatisch zu einer gesunden Ernährung des Körpers führen, weil die Ernährung nicht allein von der Nahrung abhängig ist, sondern vor allem auch von der **Verdauung**. Nach der irrtümlichen Auffassung genügt es aber, einfach irgendeine besonders gesunde Nahrung zu essen, meist sogar davon reichlich, um schon gesunde Ernährung oder gleich Gesundheit zu erzielen. Häufig ist aber gerade das Gegenteil der Fall. Besonders bei den biologisch hochwertigen Lebensmitteln führen die üblichen Alltagsfehler bereits zu Speisenzersetzung, Giftbelastung und somit zur Verschlechterung des Ernährungszustandes.

Sieben Faktoren gesunder Ernährung

Richtlinien für gesündere Ernährung können also nicht einseitig, nur unter dem Gesichtspunkt der Nahrung und ihrer Werte erstellt werden, sondern haben sämtliche, den Ernährungsvorgang beeinflussende Faktoren zu berücksichtigen.

Es sind vor allem sieben Faktoren, die der Reihenfolge ihrer Bedeutung nach heißen:

- individuelle Leistungskraft des Verdauungsapparates
- Esskultur
- Nahrungsmenge
- Anzahl der Mahlzeiten
- Tageszeiten der Nahrungsaufnahme
- psychophysische Lebensbedingungen
- Nahrung

Individuelle Leistungskraft des Verdauungsapparates

Nicht jede Kost ist für jeden gesund. *Werner Kollath*

Die Verdauungskraft der Einzelpersonen variiert stark. Es gibt die unterschiedlichsten Verdauungs-Individualleistungen und Individual-Toleranzen, vom bescheiden essenden Ernährungs-Naturell, dem alles anschlägt, und dem Schlemmer, der viel verzehrt, bis zum Ernährungskümmerling, der trotz aller Mastkuren immer mager bleibt. Schon bei Kindern gibt es den Vielfraß und den Suppenkasper. Daher lehrten schon die alten Ärzte, dass der Mensch nicht davon lebt, was er isst, sondern nur davon, was er verdaut. Dr. F. X. Mayr wieder erklärt zu Recht: „Der gesundheitliche Wert einer Nahrung wird weitgehend vom Zustand der Leistungskapazität der Verdauungsorgane bestimmt." Alle Darmreinigungs- und Ableitungskuren zielen daher auf Verbesserung der individuellen Leistungskraft des Verdauungsapparates und damit der Ernährung.

Esskultur

Gut gekaut ist halb verdaut!
Volksspruch

Allein schon durch ein richtiges „Wie-man-isst", durch Konzentration auf das Essen, durch gesunde Einstellung, dass das „Wasser im Munde zusammenläuft" und durch gründliches Kauen und Einspeicheln jedes Bissens findet eine ideale Vorverdauung der Nahrung statt. Man wird so viel rascher satt und findet besser die richtige Nahrungsmenge.

Nahrungsmenge

Lass ab vom Schlemmen!
Wisse, dass das Grab dir dreimal weiter gähnt als anderen Menschen!
William Shakespeare

Das „Wie-viel-man-isst" besitzt eine Schlüsselposition, weil nachgewiesenermaßen die meisten Menschen in Wohlstandsländern zu viel essen. Je hochwertiger ein Nahrungsmittel ist, je mehr es an Werten beinhaltet, desto wichtiger ist die Bescheidung auf das rechte Maß. Die Schlagworte „Iss viel Rohkost!" „Iss viel Vitamine!", „Trink viel Milch!" sind alle falsch, weil alles sein Maß und seine Zahl besitzt und jedem Menschen nur die individuell von ihm benötigte, stets kleine Menge bekömmlich ist. Die optimale Menge eines Nahrungsmittels ist von der benötigten Minimalmenge nicht weit entfernt. „Iss viel" ist auch deshalb grundverkehrt, weil **zu große Quantität die Qualität zerstört!**

Alle falschen Essgewohnheiten, zu schnelles, hastiges, nervöses Essen, schlechtes Kauen, schlechtes Einspeicheln, Kummer-Essen, und Zu-viel-Essen zerstören die Qualität. Schlecht vorverdaute und gar noch zu reichliche Kost ruft Zersetzungsprozesse des Darminhaltes hervor. Was nützt eine Vollwertkost mit all ihren Werten, wenn sie in zu großer Menge verzehrt, im funktionsschwachen Darm zu Fuselalkohol und Säure vergoren wird? **Jedes Zuviel ist ein krank machender Faktor!**

Anzahl der Mahlzeiten

Das Essbesteck ist der große Killer der Wohlstandsnationen.
E. Thun

Wie oft soll man essen? Der Trend moderner Ernährungslehren läuft vielfach in Richtung der Verteilung der täg-

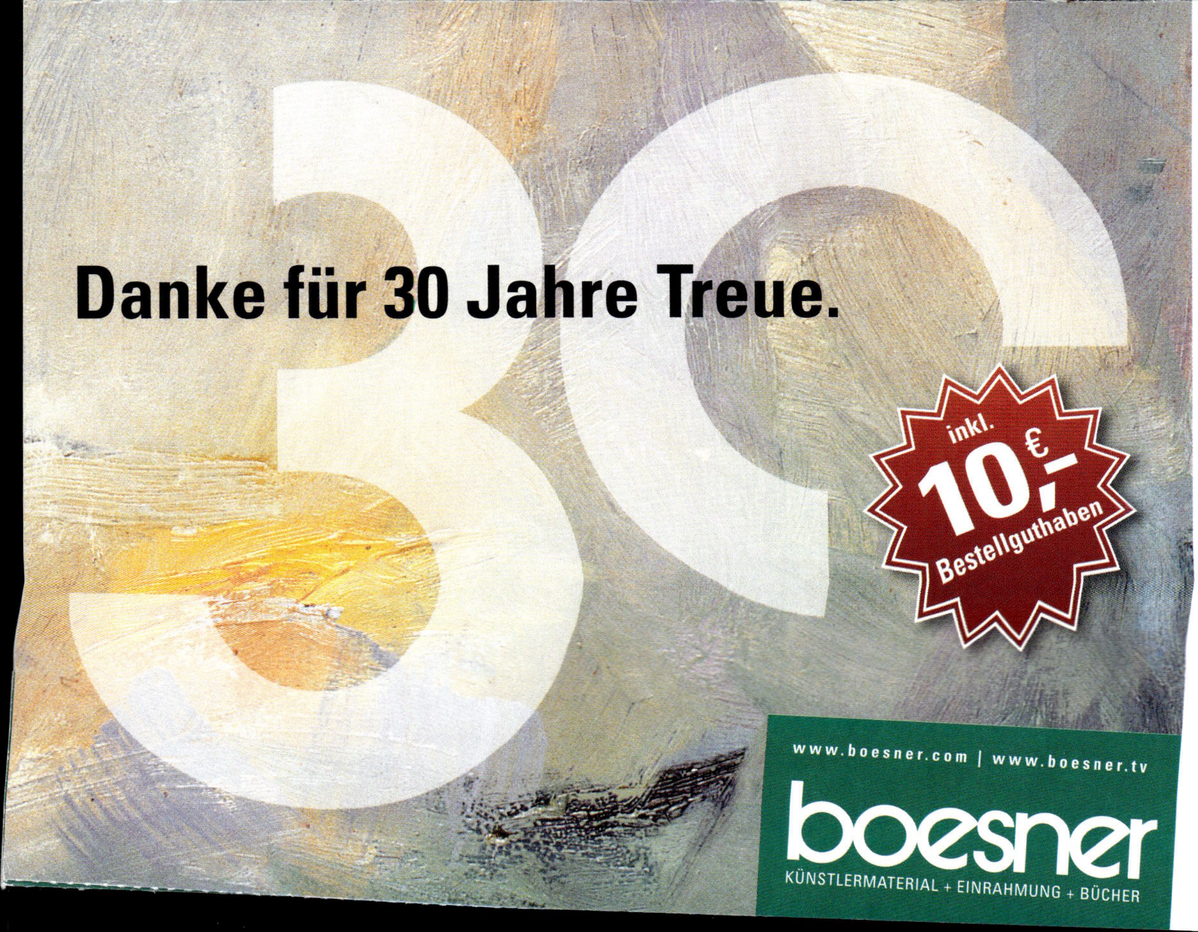

INFOPOST
Ein Service der Deutschen Post

P PREMIUMADRESS BASIS INFOPOST 00242 / 1

Bildhauerin
Anne Kajer
Hellendorfer Str. 21
01816 Bad Gottleuba

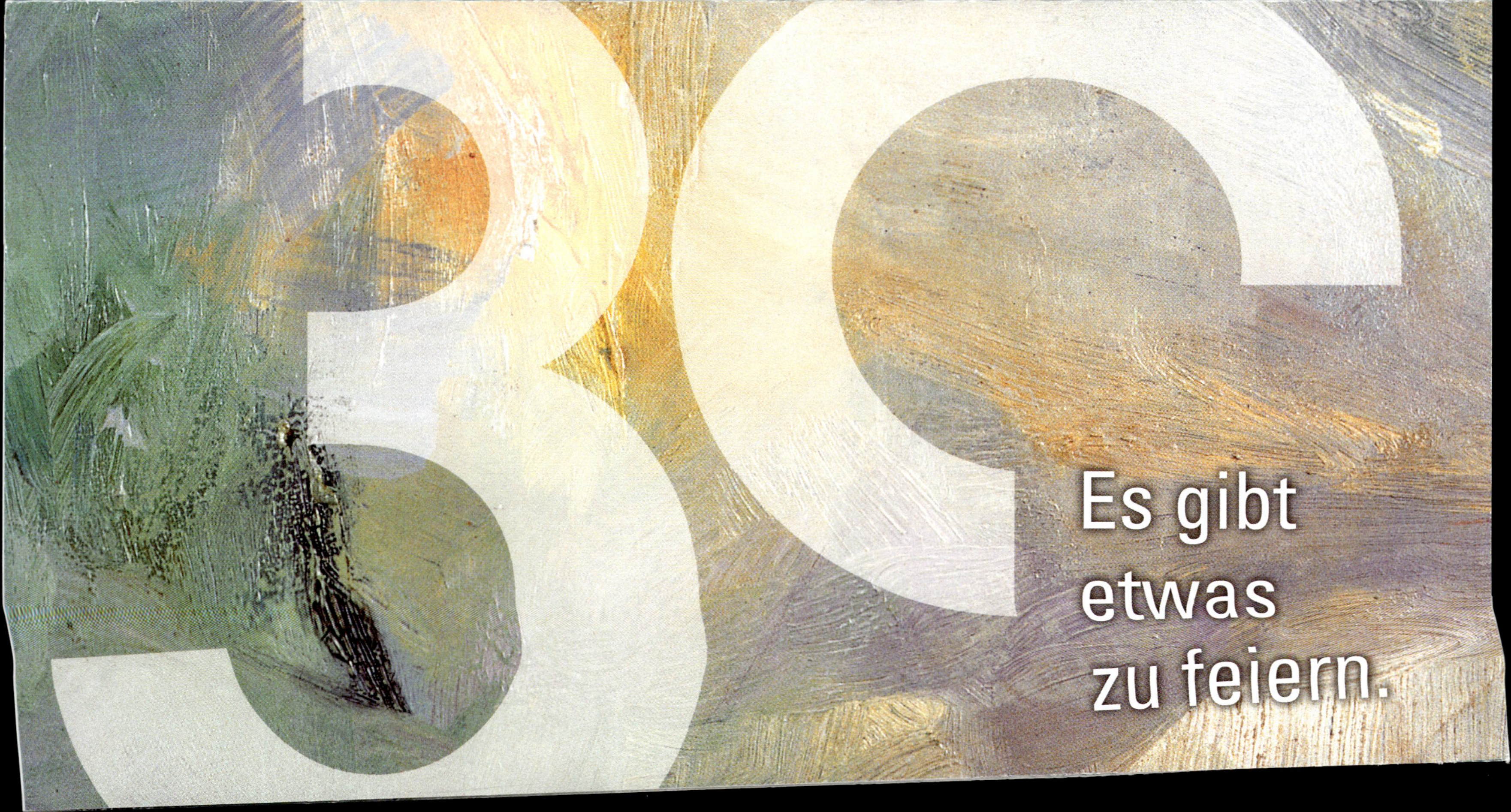
Es gibt
etwas
zu feiern.

Biologische Wertigkeit der Nahrungsmittel

In Lambarene habe ich Krebs erst festgestellt sieben Jahre nach Einführung der Konserven.

Albert Schweitzer

Der biologische Wert eines Nahrungsmittels ist umso höher, je mehr es Substanzen enthält, die für die Ernährung und Gesunderhaltung des menschlichen Organismus wertvoll sind und möglichst wenig nachteilige Stoffe beinhalten. Daher ist es wichtig, dass eine Speise nicht durch künstliche Düngung, Pflanzenschutzmittel, Transport, Lagerung, Konservierungs-, Zubereitungs- und Kochprozesse sowie durch Zusätze zur Haltbarmachung, Schönung, Geschmackskorrektur usw. wertvermindert wird. Eine besondere Rolle kommt den zumeist hoch empfindlichen so genannten Vitalstoffen zu, den Mineralien, Vitaminen, hoch ungesättigten Fettsäuren, Fermenten, Spurenelementen, Aroma- und Duftstoffen. Sie finden sich unversehrt und in ausgewogenem Verhältnis in der naturbelassenen Vollwertkost, in der lebendigen Kost oder den wirklichen Lebensmitteln. Diese sind auf Seite 213 in der ersten Rubrik angeführt. Dort folgen in der zweiten Rubrik die Nahrungsmittel. Ihnen gehört die angeführte gekochte Kost an, die auch noch biologische Hoch- bis Teilwertigkeit besitzen kann. In der dritten Rubrik findet sich die Industriekost, also eine vorwiegend durch ihre industrielle Bearbeitung veränderte und konservierte Kost, die bereits eine empfindliche Minderung an biologischen Werten bis zur biologischen Wertlosigkeit aufweist. Professor Werner Kollath bezeichnet die Nahrung als tot, wenn durch ihre Bearbeitung Fermente, Aroma- und Duftstoffe verschwinden und der Vitamin- und Mineraliengehalt wesentlich vermindert ist. Schließlich zählt die letzte Rubrik noch Präparate auf wie Zucker, Konfekt, verschiedene Naschwaren, künstlich überdüngtes Gemüse, Fleischextrakte von antibiotisch oder hormonell gefütterten Tieren, Konserven mit chemischen Rückständen und anderes mehr. Verständlicherweise sind Letztere biologisch höchst minderwertig bis schädlich.

Unsere Nahrungsmittel

Aber aus welchen Lebensmittteln setzt sich unsere tägliche Nahrung im Einzelnen zusammen? Die wesentlichen Nahrungsbestandteile sind:

- Milch
- Gemüse
- Ei, Fleisch, Fisch
- Fett
- Samennahrung
- Obst
- Gewürze
- Getränke
- lebendige Substanzen

Milch

Die Milch, hochwertiges Lebensmittel, wichtigster Vitalstoffträger, wird mit Recht als Königin der Nahrung bezeichnet. Als generelle Schutzkost sollte sie im täglichen Kostplan nicht fehlen. Nach ihrer Wertigkeit wird sie in folgender Rangordnung eingestuft:

- melkfrisch
- roh (Vorzugsmilch)
- gefriergetrocknet
- tiefgefroren
- pasteurisiert
- gekocht
- getrocknet (Milchpulver)
- sterilisiert
- kondensiert (Kondensmilch, Dosenmilch)
- als Präparat (Milcheiweiß, Milchzucker u.a.)

Die amerikanischen Forscher Pottenger und Simonsen haben zwei Gruppen von Katzen bis über acht Generationen hinweg nur mit Milch gefüttert. Die eine Gruppe erhielt nur rohe, naturbelassene Milch, die andere nur erhitzte, gekochte, pasteurisierte, pulverisierte, kondensierte Milch. Letztere Gruppe zeigte bedenkliche Degenerationserscheinungen: Zahn-, Kiefer- und Röhrenknochendeformationen, bei späteren Generationen zunehmende Unfruchtbarkeit, Unterentwicklung der Genitalorgane, häufige Totgeburten u.a.m. Diese Versuche bestätigen, dass man nur die naturbelassene Milch wie Vorzugsmilch verwenden und pasteurisierte, gekochte oder homogenisierte Milch nicht bevorzugen soll. Milch unter der sechsten Stufe dürfte überhaupt nur als Ausnahme und nicht als Regelnahrung eingenommen werden. Bei Erhitzung über 45 Grad beginnen die Veränderungen des Eiweißes der Milch. Am schonendsten ist Erwärmung im Wasserbad. Milch ist nie als bloßes Getränk aufzufassen, das man einfach wie ein Glas Bier die Kehle hinabstürzen darf. Sie sollte vielmehr nur in kleinen Schlucken eingenommen und möglichst gut eingespeichelt werden. Magenempfindliche sollten der Frischmilch etwas Bio- oder Sanoghurt zufügen. Milch gehört zu den wichtigsten basenüberschüssigen Lebensmitteln. Bei zunehmender Michzuckerunverträglichkeit (Laktoseintoleranz) gibt es bereits sämtliche Milchprodukte (Butter, Sahne, Quark, Milch, Sauermilch, Käse usw.) laktosefrei im Handel. Von den Sauermilcharten sind die Produkte Sanoghurt, Bioghurt und Biogarde durch ihre Bakterienarten besonders darmfreundlich und können häufig eingenommen werden. Auch Buttermilch, Dickmilch, Kefir und saure Sahne sind wertvoll. Joghurt sollte aber wegen seiner für die Darmflora ungünstigen Bakterien besser nur gelegentlich und nicht ständig genossen werden. Rahm oder Sahne wird als wichtiger Eiweiß- und Basenspender zum Verfeinern von Saucen, für Nachspeisen und als Schlagrahm oder -sahne verwendet. Quark (Topfen) zählt ebenfalls zu den wertvollsten, leicht verdaulichen Eiweißspendern, ist aber milder Säurespender. Daher empfiehlt sich die geschmacklich günstige Mischung mit der basenspendenden Süßmilch oder Sahne, auch mit naturbelassenem Öl. Letzteres hebt auch die stopfende Wirkung von reinem Quark auf.

Achtung

Kuhmilch-Alternative

Leider hat die Kuhmilch-Unverträglichkeit sehr stark zugenommen. In solchen Fällen wird auch oft anstelle reiner Kuhmilch die Mischung von $\frac{1}{5}$–$\frac{1}{4}$ Sahne mit $\frac{4}{5}$–$\frac{3}{4}$ Wasser, also eine „Sahnemilch“ erstaunlich gut vertragen. Ebenfalls gut vertragen werden Schafs- und Ziegenmilch, deren Joghurt, Quark und Käse sowie Hafer-, Reis-, Kokos- und Sojamilch.

Gemüse

Gemüse, am besten biologisch angebaut, stellt einen grundlegenden, besonders wertvollen Bestandteil unserer Nahrung dar. Möglichst frisch und naturbelassen ist es reich an aufbaufördernden Vitalstoffen und basenspendenden Substanzen. Der wertvollste Basenträger ist das an leicht verdaulicher Stärke, Eiweiß, Kalium und Vitamin C reiche Volksnahrungsmittel Kartoffel, besonders als Pellkartoffel zubereitet. Kombiniert mit Salat bietet die Kartoffel eine gute Ergänzung zu Fleischgerichten, während die grundsätzlich ungünstigen basenraubenden Kohlenhydrate wie Weißmehlprodukte, Teigwaren, Nudeln, Nockerl, polierter Reis usw. auch als Fleischbeilage entschieden abzulehnen sind.

Als wertvolle Vitalstoff- und Basenspender dienen auch Frucht-, Blüten-, Blatt-, Wurzel- und Stangengemüse, Kastanien, Sojabohnen und Wild- und Gewürzkräuter. Salat und Kräuter sind besonders wärmeempfindlich. Säurespendende Ausnahmen sind beim Gemüse die eiweißreichen Hülsenfrüchte, Linsen, Bohnen, aber auch Spargel, Artischocken und Rosenkohl. In der MAD werden die Gewürzkräuter sowie die leicht verdaulichen Gemüsesorten bevorzugt. Tiefkühlkost verliert gegenüber der Frischkost nur 10% an Wert. Tiefkühlen ist daher die beste Methode der Aufbewahrung. Dennoch sollten frische Lebensmittel bevorzugt werden. Tiefkühlkost ist aber oft noch wesentlich günstiger als zu lange gelagertes Marktgemüse. Bei Fruktoseintoleranz muss manchmal auch bei Gemüse reduziert werden. Es sollten auch keine Gemüsesäfte getrunken werden. Wenn Sie für Ihre Suppen und Saucen auf Gemüsebasis zusätzlich Bio-Streuwürze verwenden, dann achten Sie besonders darauf, dass diese kein Glutamat, Hefe und Michzucker enhält.

Ei, Fleisch, Fisch

Das von biologisch artgerecht gehaltenen, gesunden Tieren stammende Eiweiß, besonders in Form von weich gekochtem Ei, Kalb- und Hühnerfleisch, zartem Rindfleisch sowie nicht fetten Fischarten, gehört zu den wenig verdauungsbelastenden Nahrungsmitteln. Fettes Fleisch ist schwer verdaulich und überdies zu reich an Cholesterin. Auch herkömmliches Schweinefleisch sollte gemieden werden. Das Schwein ist ein durch Mästung krank gemachtes Tier, dessen Stoffwechselschlacken besonders im Fett deponiert sind, das auch bei magerem Schweinefleisch mitverzehrt wird. Eine Ausnahme sind artgerecht-biologisch gehaltene Schweine. Grundsätzlich sollte tierisches Eiweiß keineswegs alltäglich genossen werden. Im Übermaß führt es zu Kapillarverdickung, Gefäßinnenwandschäden und vorzeitiger Verkalkung. Hier hilft eine eiweißarme MAD oder eine Eiweiß-Abbau-Diät.[20] Gleichwohl ist aber auch nicht das andere Extrem, die fleischlose Kost, anzuraten. Die überwiegende Mehrzahl der Vegetarier gerät früher oder später in einen Eiweißmangelzustand. Ein Zuviel vor allem an Rohkost als „Ersatz" des fehlenden tierischen Eiweißes führt immer zu Gärungszuständen mit Säure- und Fuselbildung. Die falsche Quantität wandelt die Basen zu Säuren um, daher: Gemischte Kost mit fleischfreien Tagen und alles in bescheidener Menge.

Fett

Während sich die naturbelassenen Fette, beste kaltgepresste Pflanzenöle und gute Landbutter im Säuren-Basen-Gleichgewicht befinden, gehören die gehärteten und raffinierten Industriefette mit ihren Transfettsäuren, handelsübliche Margarinen usw. zu den stärksten Basenräubern, indem sie im Organismus Basen an sich binden (siehe S. 164).

Die Deutsche Gesellschaft für Ernährung (DGE) empfiehlt 30% des Energiebedarfs mit Fett zu decken. 10% sollte mit gesättigten Fettsäuren (z.B. Butter) gedeckt werden, 10–13% mit einfach ungesättigten Fettsäuren (z.B. Olivenöl) und der Rest mit mehrfach ungesättigten Fettsäuren (z.B. Lein-, Raps-, Hanf- und Walnussöl). Um das Herz-Kreislauf-Risiko gering zu halten, sollte das Verhältnis von Omega-6-Fettsäuren zu Omega-3-Fettsäuren maximal 4:1 betragen.

---

20 Bei Eiweiß-Überernährung werden die Basalmembranen der Kapillaren bis zum Zehnfachen des Normalen verdickt, was durch Fasten und Ableitungskuren wieder schwindet. Die Kapillarverdickung führt zu Bluthochdruck, Cholesterinerhöhung im Blut, Gicht, Diabetes zu Risikofaktoren wie Thromboseneigung, Embolie usw. Mayr, P.; Stossier, H.: Gesund leben durch die Eiweiß-Abbau-Diät. Karl F. Haug Verlag, Stuttgart (2000).

Biologische Wertigkeit der Nahrungsmittel

Samennahrung, Getreide, Nüsse

Je stärker ein Getreide durch Verarbeitungsprozesse zu Industriekost umgewandelt wurde, desto müheloser erfolgt seine Aufschließung im Verdauungsapparat und desto ärmer ist es an biologischem Gehalt. Während der MAD wird sogar nur die besonders leicht verdauliche, aber biologisch wertlose Semmel verwendet, da auf Kurdauer die Verdauungsschonung Vorrang besitzt. Anschließend sollte man aber, soweit verträglich, auf hochwertigeres Brot, wie zum Beispiel dünnes Knäckebrot, übergehen. Leider sind im Allgemeinen die heute üblichen Vollkornbrotsorten für Menschen mit wenig körperlicher Betätigung oft schon viel zu schwer verdaulich und erzeugen Gärung und Blähungen. Die Empfehlung, zum täglichen Frühstück einen frisch gemahlenen, unerhitzten Frischkornbrei aus biologischem Anbau als Müsli mit Obst und Milch einzunehmen, ist vom Standpunkt der Zufuhr biologischer Werte richtig. Vom Standpunkt der Ernährung des Organismus ist es jedoch fraglich, ob der jeweilige Verdauungsapparat diese Kost auch richtig auszuwerten vermag. Grundsätzlich hat man von wenigeren, aber gut im Organismus aufgenommenen Vitalstoffen einer leicht aufschließbar gemachten Kostform mehr als von den vielen Werten einer schweren Vollwertkost, die im geschwächten Verdauungsapparat in Zersetzung übergeht.

- Gerade beim Getreide muss jeder die dem Maß seiner körperlichen Leistung und seiner individuellen Verdauungskraft entsprechende bescheidene Menge, bekömmliche Art und Zubereitungsform finden.

Haferflocken und Mais stellen besonders leicht verdauliche, bekömmliche Getreidearten dar. Alle Vollwertgetreide wie Buchweizen, Naturreis, Dinkel, Weizen, Roggen usw. zählen zu den milden Säurespendern. Die industriell bearbeiteten Kohlenhydrate wie Weißmehlprodukte, Feingebäck, Zwieback, Kuchen, Teigwaren, polierter Reis und vor allem Fabrikzucker und alle Süßigkeiten stellen starke Basenräuber dar.

Nüsse, wie Wal-, Hasel-, Kokosnüsse sind hochwertige fett-, eiweiß- und mineralstoffreiche Lebensmittel. Sie sind milde Säurespender. **Leider sind sie bei Histamin- und Fruktoseintoleranz wegzulassen.**

Bioobst, Gemüse- und Fruchtsäfte

Frisches, naturbelassenes, ungespritztes Obst ist reich an Vitalstoffen und Basen spendenden Substanzen. Außerdem beinhaltet es viel Zellulose. Da der menschliche Verdauungsapparat Zellulose nicht direkt, sondern nur indirekt über den Umweg der Vergärung verdauen kann, stellt Zellulose einen Ballaststoff dar, der sich in zu großer Menge entsprechend belastend auswirkt. So wertvoll bescheidene regelmäßige Obstzufuhr sein kann, so ungünstig wirkt sich jedes Zuviel aus.

Zu viel Obst wandelt den Basenspender durch Vergärung in einen Säurebildner um, was besonders für die gärungsfreudigsten Obstsorten wie Kirschen, Zwetschgen usw., auch Kompotte und pure Fruchtsäfte, gilt. Da Rohkost als Vorspeise am besten vertragen wird, sollte sie besser vor als nach der Kochkost genossen werden. Trockenfrüchte sollten ungeschwefelt, ungebleicht, ungezuckert und nicht paraffiniert sein. Mischungen von Obst mit Milch oder Milchprodukten können die Bekömmlichkeit beider Produkte wesentlich verbessern.

Die günstigste Anwendung von Gemüse- oder Fruchtsäften erfolgt nie pur, sondern in Verdünnung, am besten mit Wasser, Milchprodukten oder Schleimen wie Leinsamen, beispielsweise als Ergänzung zum Leinsamentee oder mit Linusit Gold. Alle Gemüse und Obssäfte sind bei Fruktoseintoleranz zu meiden.

Tipp

Leinsamentee

1 EL Leinsamen mit $^1/_4$ l Wasser kalt aufsetzen, einmal aufkochen, abkühlen, durchseihen. Als Anreicherung kann man bescheiden Gemüse- oder Fruchtsaft (Karotte, Apfel) dazugeben. Nur in kleinen Schlucken einnehmen, einspeicheln, eventuell gemeinsam mit zum Kauen zwingendem Brot einnehmen.

Gewürze und Kräuter

Bitte beachten Sie, dass Fertigmischungen von Gewürzen und Kräutern häufig mit Glutamat oder Geschmacksverstärkern, mit Milchzucker und Hefe angereichert und daher generell ungünstig sind. Bei Histamin- sowie Laktose- und Fruktoseunverträglichkeit sind solche Mischungen völlig zu meiden (siehe S. 123). Verwenden Sie also nur Frischkräuter.

Getränke

Das beste Getränk ist gutes Quellwasser, dann folgen Leitungswasser, stilles Mineralwasser, dünn gebrühte, einfache Biokräutertees oder Kräuterteemischungen, die man von Zeit zu Zeit wechseln sollte, danach Grüntee und dann Schwarzteesorten, aber dünn gebrüht. Fruchtsäfte sollten nur in sehr starker Verdünnung genossen werden. Bier ist ein in bescheidener Menge bekömmliches Volksgetränk. Je bitterer, desto bekömmlicher. Guter Wein kann in kleinen Dosen eine wertvolle Arznei darstellen. Likör zählt zu den ungünstigsten Getränken.

Bohnenkaffee ist ein beliebtes Genuss- und Anregungsmittel. Bei unbescheidenem Konsum belastet es Magen, Leber und Nieren. Es führt dem Körper unerwünschte Säuren (Kaffeesäuren) zu. Wer im Alltag eine Anregung braucht, sollte auf Grüntee umsteigen.

Lebendige Substanzen

Lebendiges entsteht nur aus
Lebendigem und kann mit
Totem nicht dauerhaft gesund
ernährt werden.

Mommsen

Lebendige Substanzen sind Bestandteile der naturbelassenen Lebensmittel, deren Bedeutung erst seit den Forschungen von H. P. Rusch[21] bekannt zu werden beginnt. Wo es Leben gibt, gibt es auch Bakterien; Bakterien, die zum überwiegenden Teil der menschlichen Gesundheit förderlich sind. Mommsen hat sie daher als Gesundheitserreger, im Gegensatz zu den Krankheitserregern, bezeichnet.[22] Sämtliche Pflanzen benötigen lebendige Substanzen. Sie nehmen diese aus ihrem Nährboden auf und verwenden sie zu ihrem Wachstum, ihrem Aufbau und zu ihrer Fruchtbarkeit. Was für die Pflanze der Humus, ist für Mensch und Tier der Verdauungskanal mit seinen Bakterien. Interessanterweise finden sich im Verdauungskanal des Menschen die grundsätzlich gleichen Bakterienarten wie im Humus. Auch der Mensch benötigt zur Erhaltung und Wiedergewinnung seiner Gesundheit die Mithilfe dieser Urformen des irdischen Lebens. Die lebendigen Substanzen machen einen Kreislauf durch: Mit dem individuellen Tod des Einzelwesens gehen kleinste Reste in die Erde über. Sie gelangen schließlich über Bodenbakterien wieder in Pflanze, Tier und Mensch und mit deren Tod zurück in die Erde.

---

21 Rusch, H. P.: Bodenfruchtbarkeit. Karl F. Haug Verlag, Heidelberg.

22 Mommsen, H.: Eine neue Definition des Begriffes Gesundheit. Erfahrungsheilkunde 3/77.
Mommsen, H.: Vorwort in „Das Salem-Kochbuch“, Brdsch. Salem, Stadtsteinach (1978).

Biologische Wertigkeit der Nahrungsmittel

Auf diese Weise ist der Mensch durch Aufnahme von naturbelassener Kost und anderer echter Lebensmittel mit allen Lebewesen verbunden und in den Kreislauf des biologischen Lebens eingeschlossen. Aus dieser Sicht ist die sterile Konservenernährung, beginnend schon beim Säugling, der anstelle der lebendigen Muttermilch nur biologisch tote Konserven oder Präparate erhält, extrem gesundheitswidrig.

Tipp

Buchtipp

- Mayr, P., Wieser, A.: Energy-Cuisine. Karl F. Haug Verlag, Stuttgart (2005).
- Mayr, P.: Leicht bekömmliche Bio-Küche. Karl F. Haug Verlag, Stuttgart (2000).

Aus dieser Sicht soll auch vor allen, die natürliche Bakterienflora des Menschen schädigenden Eingriffen gewarnt werden. Schon durch chemische Düngungs- und Unkrautvertilgungsmittel, aber auch durch Medikamente wird gerade der „Humusboden des Menschen“, sein Verdauungstrakt, empfindlich geschädigt.

Anstelle der Gesundheitserreger wirken als Folge auf die Schleimhäute oft abnorme Bakterienarten, deren toxische Stoffwechselprodukte die Gesundheit untergraben. Wenn die MAD allein nicht ausreichen sollte, um normale Verhältnisse herzustellen, wird der Arzt die Zufuhr bestimmter wertvoller Bakterien oder die so genannte Symbioselenkung[23] zur Florasanierung verordnen. Gerade bei Kindern und Jugendlichen, die schlecht gedeihen oder an Abwehrschwäche gegen Infekte leiden, tritt dadurch meist schon nach kurzer Zeit überzeugender Erfolg ein.

Alle Energie, die wir in unseren Körper aufnehmen, kommt von der Sonne. Über die Nahrungskette nehmen wir als wichtigsten Ernährungsbestandteil Licht in uns auf und genau diese Lichtenergie wird in den Zellen gespeichert. Je mehr unsere pflanzliche Nahrung sonnengereift ist bzw. Lichtenergie speichert, umso eher können wir die darin enthaltende Kraft und Energie aufnehmen.

23 Rusch, V.: Dysbiose-Therapie-Symbioselenkung. Arbeitskreis Symbioselenkung, Herborn (1977).

Wertigkeitstabelle der Nahrungsmittel[24]

Biologisch vollwertig	fast vollwertig/teilwertig	teilwertig/minderwertig	eventuell schädlich
Lebensmittel: Frischkost	Nahrungsmittel: Kochkost	Industriekost: konservierte Kost	Präparate: Chemikalien
Vollmilch, Sauermilcharten, Rahm, Quark (Topfen), Käse, Schafs- und Ziegenmilch	pasteurisierte Milch, gekochte Milch	Milchkonserve, Kondensmilch, haltbare Milch, Trockenmilch	Milchpräparate, Milcheiweiß, Milchzucker
Wurzelgemüse, Blüten-, Stiel-, Blatt-, Salat-, Fruchtgemüse usw., Wild- und Würzkräuter	gedünstetes Gemüse, Kartoffeln, Gemüse-Basen-Suppen, Pilze	Gemüsekonserven (erhitzt, sterilisiert), Trockengemüse, Konservensuppen	überdüngtes Gemüse, Gemüse-Fertiggerichte, Kartoffelstärke, Vitaminpräparate, Aromastoffe
Frischeier von Landhennen, Schabefleisch, frischer Rogen	Ei: gekocht, gebraten, Fleisch: gekocht, gebraten, gegrillt, Fisch: gekocht, gebraten	Trockenei, Fleisch-, Fischkonserven, Mastfleisch, Würste	Eiweißpräparate, Fleischextrakte, antibiotisch-hormonell gefütterte Tiere, Konserven mit chemischen Rückständen, Hormonpräparate
Fett: naturbelassen, kaltgepresste Öle, Landbutter	hochwertige Edelmargarinen mit hoch ungesättigten Fettsäuren	raffinierte Industrieöle, gehärtete Margarine, Speck, Butterfett	denaturierte Fette, Kunstfette, extrahierte Öle
Getreide (Schrote): gekeimt, gequollen, frisch gemahlen, Nüsse, Hefen	gekochte Getreidegerichte, Vollkorn-Fladen-Knäcke, Vollmehl, -grieß	Mischbrote, Weiß-, Feingebäck, Teigwaren, Zwieback	Auszugsmehle, Stärke (Pudding), süße Kekse, Kuchen, Schokolade, Konfekt
Kern-, Steinobst, Trauben, Südfrüchte, Frischmus, Honig	ungezuckertes Kompott, Mus: gekocht, Gärsäfte, Most	Fruchtkonserven, gezuckerte Kompotte, Säfte	Zucker, Süßwaren, Konserven
Quellwasser, ungechlortes Leitungswasser, Mineralwasser	Kräutertee, erstklassiges Bier, naturbelassener Wein	gechlortes Wasser, Industriegetränke, künstliche Mineralwässer, Kaffee, Tee, Kakao	Kunstwein, Destillate, Branntwein, Schnaps, Likör, Industrie-Kunstgetränke

24 Vereinfachte und modifizierte Tabelle nach Darstellungen. aus: Kollath, W.: Die Ordnung unserer Nahrung. Karl F. Haug Verlag, Heidelberg (2005).

Zusammensetzung der Nahrung aus der Sicht des Säuren-Basen-Haushaltes

Übersäuerung des Stoffwechsels ist eine „Grundursache der meisten Krankheitsprozesse".

Biedermann

Unser Organismus kann die aufgenommene Nahrung nur richtig verdauen und seine Abbaustoffe ausscheiden, wenn sein Säuren-Basen-Haushalt im Gleichgewicht ist. Durch die Forschung des Chemikers und Arztes Friedrich Sander[25] wissen wir, dass unser Magen einerseits Säure produziert, andererseits im Gleichgewicht dazu Basen an das Blut absondert. Unser Blut benötigt fortlaufend Basen zur Neutralisation der ständig anfallenden Säuren, wobei das Blut selbst immer und unter allen Umständen leicht basisch bleiben muss. Seine Überschüsse an Basen liefert das Blut an die basenliebenden Verdauungsdrüsen ab: Leber, Bauchspeicheldrüse und Dünndarmdrüsen. Diese Drüsen produzieren daraus innerhalb von 24 Stunden im Schnitt:

- 1000 ccm Speichel,
- 1000 ccm Gallensaft,
- 700 ccm Bauchspeichel,
- 3000 ccm Darmdrüsensekret.[26]

Somit werden pro Tag nahezu sechs Liter basische Drüsensekrete erzeugt, die der Körper zur Verdauung der Nahrung, Neutralisierung und Ausscheidung verschiedener Mineralsäuren des Stoffwechsels, Kohlensäure, Salzsäure, Schwefelsäure, Phosphorsäure usw., benötigt. Außerdem besitzt der Organismus, um sich von allen mit der Nahrung zugeführten und im Stoffwechsel entstehenden Säuren rechtzeitig befreien zu können, folgende entsäuernde Regulationsmechanismen:[27]

- Die Lungen entsäuern durch Ausatmung von Kohlensäure,
- die Nieren durch Ausscheidung von Harnsäure,
- die Haut durch Ausschwitzung von saurem Schweiß,
- der Darm durch Ausscheidung von saurem Stuhl,
- das Blut puffert durch eine eigene Basenreserve Säure ab.
- Notventile wie Genitalschleimhaut, Talgdrüsen, Tränendrüsen usw. können notfalls durch ihre Sekrete und Exkrete Säuren ausscheiden.

25 Sander, F.: Der Säure-Basen-Haushalt des menschlichen Organismus. Hippokrates Verlag, Stuttgart (1999).

26 Rauch, E.: Blut- und Säfte-Reinigung. Karl F. Haug Verlag, Stuttgart (2005), sowie: Rauch, E.: Die F. X. Mayr-Kur und danach gesünder leben. Karl F. Haug Verlag, Stuttgart (2001)..

27 Wir folgen hier in gekürzter und vereinfachter Form den Arbeiten von Dr. Freimut Biedermann, dessen umfangreiche Untersuchungen über den Säure-Basen-Haushalt bei einem großen Patientengut die Forschungsergebnisse von Sander praktisch bestätigt und untermauert haben.
Biedermann, F.; Rummler, K.: Erläuterung zum Säure-Basen-Haushalt und zum Verständnis der Sander-Methode. Homotoxin Journal 1/1985. Aurelia, Baden-Baden.
Biedermann, F.: Patientenmerkblätter: Osteoporose.
Biedermann, F.: Warum kohlehydrat- und säurearme Ernährung?
Biedermann, F.: Vortrag: Das Säure-Basen-Gleichgewicht im Organismus als Voraussetzung zum Gesünderwerden.
Worlitschek: Original Säure-Basen-Haushalt. Karl F. Haug Verlag, Stuttgart (2004).

Übersäuerung

Durch verschiedene anhaltende Fehler in der Ernährungs- und Lebensweise gelangen fortlaufend zu viele Säuren ins Blut. Dieses reagiert darauf, indem es:

- zu wenig oder gar keine Basen an die Verdauungsdrüsen abliefert, wodurch die Leistungen von Leber, Dünndarm, Bauchspeicheldrüse minderwertig werden,
- überschüssige Säuren in die Grundsubstanz und in andere Gewebe abschiebt, in Muskeln, Sehnen, Nerven, wo immer ein Depot geschaffen werden kann; dadurch werden alle diese Gewebe übersäuert, was zu Weichteil- und Gelenkrheuma, Stoffwechselleiden, Gicht, Steinablagerungen, Arteriosklerose und zu vielen anderen Krankheitsprozessen führt,
- basische Substanzen aus den Geweben abzieht, was zur Entmineralisation von Kalzium, Natrium, Magnesium, Kalium usw. führt. Diesem Mineralschwund folgen Gebissschäden, Knochenbrüchigkeit, Entkalkung. Aufbausubstanzen werden auch aus Gefäßwänden entzogen, wodurch Arterien und Venen ihre Elastizität verlieren, sich ausdehnen, schlängeln und brüchig werden. Dies belastet wieder die Blutzirkulation.

Wenn also der Organismus trotz seiner entsäuernden Regulationsmechanismen seines Säureüberschusses nicht mehr Herr wird, tritt **Übersäuerung der Gewebe** ein.

Nun genügt ein kleiner Anstoß, eine Unterkühlung, falsche Bewegung, Überforderung, eine kleine Infektion, und der Betreffende wird ernstlich krank. Der kleine Anlass ist auf „sauren Boden" gelangt, der schon für Entzündungs- und Leidensprozesse ausreichend vorbereitet ist. Nach den Forschungen von Sander, Worlitschek und anderen Stoffwechselexperten spielt sich die Mehrzahl aller schwerwiegenden Krankheitsprozesse am Boden der Übersäuerung im Stoffwechsel ab. Das heißt, dass ein beträchtlicher Teil aller akuten und chronischen, aller allergischen und degenerativen Prozesse, einschließlich Krebs, durch **Übersäuerung = Verschlackung = Vergiftung** des Stoffwechsels mitverursacht wird und zumindest auch von dieser Seite aus behandelt werden muss, wenn ein Dauererfolg erzielt werden soll.

Abhilfe gegen Übersäuerung zu schaffen, heißt also:

- Ursachen beseitigen
- Organismus entschlacken durch Fasten-Darmreinigungs-Ableitungskuren
- Basen zuführen (durch Nahrung, Flüssigkeit, evtl. Basenmittel)

Eine Übersäuerung des Körpers kann jedoch verschiedene Ursachen haben:

- **Fehler im Bereich der ernährungsbeeinflussenden Faktoren:** Mangelhaftes Kauen und Einspeicheln fördert Kostzersetzung im Verdauungsapparat. Gärung produziert Säure und diese muss abgepuffert werden durch Basen (= Basenraub). Jedes Zuviel an Essen benötigt Mehrverbrauch an basischen Verdauungssekreten (= Basenraub). Die Einnahme von überwiegend säurespendenden und basenraubenden Nahrungsmitteln, wie in der üblichen Normalverbraucherkost, führt ebenfalls zu Übersäuerung (siehe Säuren-Basen-Tabelle, S. 214).

- **Fehler in der Flüssigkeitszufuhr:** Die zu geringe Flüssigkeitszufuhr von Wasser, Mineralwasser und Kräutertee führt zu verringerter Schlacken- bzw. Säure-Ausschwemmung über Nieren, Darm, Haut und Lungen. So wie der Mensch weniger und seltener essen sollte, müsste er mehr und häufiger trinken.

- **Fehler in der Lebensweise:** Es fehlt dem Normalverbraucher ausreichende Bewegung an frischer Luft. Wir sollten täglich mindestens einmal richtig zum Schwitzen kommen, weil wir nur dadurch das Ausscheidungsorgan Haut richtig zum Entsäuern bringen.

Die Säuren-Basen-Tabelle

Unser Organismus benötigt in der Nahrung sowohl Säuren als auch Basen. Während aber jeder Überschuss an Basen mühelos aus dem Körper ausgeschieden wird, muss der Körper jede mineralische Säure zunächst mit Hilfe von Basen neutralisieren, bevor er sie eliminieren kann. Unsere Dauerkost sollte daher ein Säuren-Basen-Verhältnis mit Überschuss an Basen aufweisen. Man unterscheidet in der Nahrung:[27]

- Säurenüberschüssige und säurebildende Nahrungsmittel (Säurespender und Säureerzeuger),
- Basenüberschüssige und basenbildende Nahrungsmittel (Basenspender und Basenerzeuger),
- Nahrungsmittel im ungefähren Säuren-Basen-Gleichgewicht.

Säurespender: Sie führen dem Körper Säuren zu oder werden im Stoffwechsel des Körpers zu Säuren abgebaut. Sie bestehen vorwiegend aus Eiweiß. Dazu gehören

- Fleisch, Geflügel, Wild, Würste, Speck, Innereien, Leber, Nieren, Hirn, Fleischbrühe,
- Fisch,
- Käse, Quark (Topfen), Hüttenkäse,
- Ei (Eiweiß ist säureüberschüssig, Eigelb allein basisch),
- Hülsenfrüchte, Spargel, Rosenkohl,
- Erdnüsse, Essig, Senf,
- stark kohlensäurehaltige Getränke, Sekt, verschiedene Industriegetränke,
- Walnüsse (gering säureüberschüssig).

Säureerzeuger: Zu ihrem Abbau muss der Organismus Basen liefern, weshalb sie auch Basenräuber genannt werden:

- Fabrikzucker, Süßigkeiten, Konfekt, Schokolade, süße Torten, Speiseeis,
- Weißmehlprodukte, Teigwaren, Nudeln, Zwieback, Kuchen usw.,
- gehärtete, raffinierte Fette und Öle, gewöhnliche Margarinen (Konsummargarinen), billige Salatöle usw.,
- geschälte und polierte Getreide, polierter Reis, weiße bis graue Brote,
- Getränke, Bohnenkaffee, schwarzer Tee, Limonadengetränke (Cola usw.), Alkohol, am wenigsten Bier,
- Vollgetreide wie Vollreis, Weizen, Haferflocken, Maisgrieß, Buchweizen, Gerste, Roggen, Vollkornbrot usw.

Basenüberschüssige und basenbildende Nahrungsmittel: Sie führen dem Körper Basen zu oder binden Säuren an sich:

- Kartoffeln (besonders Pellkartoffeln), Kartoffelpress-Saft mit Karotten,
- Milch (roh), Vorzugsmilch, Rahm, Schlagsahne, Sahne, Pflanzencreme,
- Gemüse, Blattgemüse, Wurzelgemüse, Gemüsefrüchte, auch Sellerie, Zwiebel, rote Rüben, Sojabohnen, Kastanien, Gemüsesuppen,
- Obst, auch Dörrobst, Mandeln (Mandelmilch),
- Wildkräuter wie Löwenzahn, Brennnessel usw.,
- Gewürzkräuter wie Kresse, Petersilie, Schnittlauch, Majoran, Thymian, Rosmarin, Salbei, Oregano usw.,
- Eigelb,
- stilles Mineralwasser.

Nahrungsmittel im Säuren-Basen-Gleichgewicht:

- Wasser,
- naturbelassene beste Qualität von Fetten und Pflanzenölen, gute Butter,
- frische Mandeln,
- Hirse,
- Sauerkraut,
- Kombinationen der ersten und zweiten Gruppe.

---

27 Wir richten uns hier nach den bereits zitierten Autoren sowie nach der kleinen Schrift: Rummler, K.: Wie ernähre ich mich richtig im Säure-Basen-Gleichgewicht? Humata Verlag, Bern.

Die Kostzusammenstellung

Bei der Zusammenstellung der Kost kommt es darauf an, ausgesprochene Basenräuber wie Zucker zu meiden und die wertvollen säureüberschüssigen Nahrungsmittel wie Fleisch, Fisch, Käse, Getreide mit basenüberschüssigen Nahrungsmitteln zu kombinieren. Dazu eignen sich beispielsweise mittags sämtliche, im Rezeptteil angeführten Gemüsebrühen, Basensuppen, Apfel-Karotten-Vorspeisen sowie Pellkartoffeln, verschiedene Gemüse und Blattsalate. Die Mahlzeit sollte in ihrer Zusammensetzung einen zumindest leichten Basenüberschuss aufweisen. Das heißt auf dem Teller immer ⅓ Fisch oder Fleisch und ⅔ Kartoffel und Gemüse oder nur Gemüse. Falls dies nicht zutrifft, lässt sich leicht ein Ausgleich schaffen durch

- wenig essen,
- bei der nächsten Mahlzeit Basen bevorzugen und
- vermehrte körperliche Leistung zur Säure-Ausscheidung (Ausatmung, Ausschwitzung usw.).

Sämtliche Gerichte der MAD sind aus der Sicht des Säuren-Basen-Haushaltes zusammengestellt.

Tabellarische Kostzusammenstellung

Frühstück falsch		Frühstück richtig	
Weißgebäck	sauer	Knäckebrot	sauer
Konsummargarine	sauer	Landbutter	neutral
Käse oder Wurst	leicht bis stark sauer	Obst-Getreide-Mix	schwach basisch
Konservenaufstrichpastete	sauer	oder Dörrobst	schwach basisch
weiches Ei	sauer	oder 1 Tomate	basisch
Honig als Aufstrich	sauer	oder 1 Apfel	basisch
oder Marmelade	sauer	oder 1 Banane	basisch
Kaffee mit Zucker	stark sauer	Milch mit Malzkaffee	basisch
		oder mit etwas Tee	basisch
Mittagessen falsch		**Mittagessen richtig**	
Rindssuppe (Fleischbouillon)	stark sauer	Basensuppe	basisch
mit Spätzle	sauer	Salat mit wenig Apfelessig und kaltgepresstem Öl	basisch
Rindfleisch	stark sauer	Pellkartoffeln	stark basisch
mit Grießnockerln	sauer	Rindfleisch	stark sauer

Zusammensetzung der Nahrung aus der Sicht des Säuren-Basen-Haushaltes

Mittagessen falsch		Mittagessen richtig	
Salat mit Billig-Essig und billigem Öl	sauer	Kastaniendessert	basisch
Torte	stark sauer		
Vanille-Eis	stark sauer	(Man sollte Nachspeisen nur gelegentlich, keineswegs immer einnehmen.)	
Abendessen falsch		**Abendessen richtig**	
Erbsensuppe	sauer	Karotten-Apfel-Vorspeise	leicht basisch
Eieromelette	sauer	Maisgrieß	leicht sauer
gekochter Schinken	stark sauer	mit Sojasauce	leicht basisch
Salzkartoffeln	basisch	Tomatensalat mit kaltgepresstem Öl	basisch
Fertig-Pudding			
mit Fruchtsirup	stark sauer		
Dieses Essen führt unweigerlich zu Übersäuerung und Krankheit		Dieses Essen fördert die Normalisierung des Säuren-Basen-Haushaltes, aber nur wenn man: 1. richtig isst (kauen). 2. nur in bescheidenen Mengen isst. 3. ausreichende körperliche Bewegung hat.	

Die wichtigsten Kuranzeigen der Milden Ableitungskur

Krankheits- und Alterungsprozesse

Bei jedem Menschen lagern sich mit zunehmenden Jahren in Gefäßen, Gelenken und Geweben Stoffwechselschlacken, Fremd- und Schadstoffe ab. Dieser Verschlackungsprozess beginnt im jugendlichen Alter. Folgen verspürt man viel später, wenn Leistung, Vitalität, Lebensfreude nachlassen und Aufbrauch-, Alterungs- und Degenerationsbeschwerden auftreten.

Aktive Krankheitsvorsorge bedeutet, schon zu einem Zeitpunkt Positives für seine Gesundheit zu unternehmen, bevor sich die ersten Krankheits- und Alterungssymptome melden.

Darmreinigungs- und Ableitungskuren entschlacken, entgiften und reinigen den Organismus, so dass vorbeugende und regenerierende Wirkungen zustande kommen, wie sie jeder Mensch von Zeit zu Zeit benötigt. Dank der modernen Medizin wird zwar der heutige Mensch im Schnitt gesehen wesentlich älter, aber allzu oft geht dieser Vorteil mit Medikamentenabhängigkeit, zahlreichen Beschwerden und jahrelanger Invalidität einher, wenn nicht rechtzeitig aktive Gesundheitsvorbeugung betrieben wurde.

- Das Mittel gegen Altersrost: entschlacken, wandern, leichte Kost!

Magen- und Darmstörungen

Alle Darmreinigungskuren nach F.X. Mayr zielen primär auf die Gesundung des Wurzelsystems des Menschen, somit des Verdauungsapparates. Gut gekaute und leicht bekömmliche Alltagskost und abendliches Fasten bewirken einen Schon- und Erholungseffekt für alle Verdauungsorgane, so dass sich im Bauchbereich die verschiedensten Störungen, Entzündungen, Stauungen usw. zurückbilden oder völlig schwinden. Zu den Kuranzeigen gehören Entzündungen des Magens und Zwölffingerdarms, Über- und Untersäuerung, Leber-, Gallen- und Darmerkrankungen, auch Gastritis, Dyspepsie, Darmträgheit, Durchfallneigung, Entzündung von Divertikeln, Hämorrhoiden usw.

Rheuma, Gicht, Bandscheibenschäden

Weichteilrheumatische und Gichtprozesse stellen abnorme Stoffwechselvorgänge dar. Sie sind durch Gesundung des Verdauungssystems, Entschlackung und anschließende Neuorientierung der Ernährungsweise meist sehr gut zu beeinflussen. Dies gilt auch für gelenkrheumatische Veränderungen und sonstige Gelenkbeschwerden. Nicht selten macht die Regenerationskur einen bislang unbemerkten Körperherd akut; er verrät damit seine Existenz, so dass durch seine Sanierung der Krankheitsprozess ausgeheilt werden kann. Wirbelsäulen- und Bandscheibenschäden stehen auch mit fehlerhaftem Stoffwechsel in engem Zusammenhang. Die Wirbelsäule der meisten Menschen wird außerdem durch Verdauungsschäden, die beispielsweise einen zu großen Bauch verursachten (siehe S. 14), zu einer Fehlhaltung genötigt. Diese führt zu Nacken-, Schulter-, Kreuzschmerzen, Wurzelneuritis usw. Mit Zustandsverbesserung der Verdauungsorgane und mit Rückbildung der Gewebeübersäuerung und ihrem Mineralmangel bessern sich oder schwinden die meisten Beschwerden der Wirbelsäule. Manuelle Therapie, Massagen, Schwimmen und basenüberschüssige Kost unterstützen die Heilvorgänge.

Übergewicht und Folgezustände

Übergewicht hat viele Risikofaktoren[29] wie zu hoher Cholesterin- und Fettspiegel, alimentärer Hochdruck, vorzeitige Verkalkung, Schlaganfall, Herzinfarkt, Fettleber, Fettembolie, Diabetes, Gicht, Auswirkungen auf Wirbelsäule, Bandscheiben, Gelenke, Füße, Venen usw. All dies ist vorwiegend ernährungsbedingt, daher sollten Sie mit Darmreinigung, Entschlackung, Gewichtsverminderung entgegenwirken. Unter diesbezüglich geschulter ärztlicher Leitung fallen Fasten- und Entschlackungskuren auch den sehr nahrungsabhängigen Wohlstandsbauch-Besitzern überraschend leicht. Die Begeisterung wächst mit zunehmendem Selbstvertrauen, abnehmendem Gewicht und Rückbildung von Beschwerden und abnormen Befunden. Entscheidend ist die Neuorientierung der Ernährungs- und Lebensweise, bei der es zu stärkster Einschränkung der Weißmehl-Kohlenhydrate und ausreichend körperlicher Bewegung kommen muss.

Herz- und Kreislauf-Störungen, Bluthochdruck

Seit Beginn der Wohlstandsernährung nach dem letzten Weltkrieg und Einsetzen des Luxuskonsums sind Herz- und Kreislauf-Krankheiten zur häufigsten Todesursache geworden. Entschlackungskuren wirken hierbei grundlegend entlastend, verbessernd bis heilend. Kurbedingte Gewichtsverminderungen, Entschlackung des Herzmuskels und der Gefäßwände, Reinigung von Blut und Lymphe, Senkung von erhöhten Cholesterin- und Blutfettwerten und die Beseitigung der bauchbedingten Herz-Kreislauf-Belastungen wirken mit. Verkleinerung und Entstauung des Bauches, Verminderung des Zwerchfellhochstandes mit Querlagerung des Herzens, Beseitigung von Blähungszuständen und so genannten gastrokardialen Symptomen entlasten entscheidend. Der noch nicht fixierte Hochdruck pflegt während Ableitungskuren abzusinken. Auch für später gilt: Beste Salzqualität, aber entscheidend weniger davon! Zu viel Kochsalz erhöht den Blutdruck.

29 Das maximale Sollgewicht beträgt so viele Kilogramm, als der Mensch in Zentimetern über einen Meter groß ist. Die beste Lebenserwartung garantiert jedoch das Idealgewicht. Beim Mann: Sollgewicht minus 10 %, bei der Frau minus 15 %. Fettsüchtige pflegen ihren Zustand als normal anzusehen. Auch Ärzte machen davon keine Ausnahme. In Industrieländern gibt es etwa 40 % Übergewichtige bzw. Fettleibige. Statistisch bedeuten 25 % Übergewicht bereits eine um 75 % erhöhte Sterblichkeitsrate (aus Szepesi, T.: Einführung in den Fettstoffwechsel. Sonnenblumenöl-Institut, Wien).

Psychosomatische Störungen

Schon der Nervenarzt und Nobelpreisträger Professor Wagner von Jauregg betonte, dass energische Darmreinigung oft genügt, um Menschen den Weg ins Irrenhaus zu ersparen. Tatsächlich kommt zumeist über die Entgiftung des Darmes und der Körpersäfte eine tief gehende, wohl tuende psycho-physische Entlastung, Entkrampfung bis Befreiung zustande. Dies stellt eine glückliche Grundlage für das vertrauliche Gespräch mit dem Arzt dar und sorgt für gutes Ansprechen auf etwaige zusätzliche Behandlungsmethoden.

Andere Erkrankungen

Auch für andere Erkrankungen gilt, dass sich eine Gesundung des Wurzelsystems der Pflanze Mensch immer günstig auf den Gesamtorganismus auswirkt, wenn der Krankheitsprozess nicht schon zu weit fortgeschritten ist, daher wird auch stets eine vorherige ärztliche Untersuchung gefordert. Wo sich aber echte Zustandsverbesserung des Wurzelsystems erzielen lässt, dort zeigen sich oft staunenswerte und beglückende Therapieerfolge, auch bei Leiden, bei denen man nicht geneigt war, an einen Zusammenhang mit dem Verdauungssystem zu glauben. Immer aber gilt:

- Je früher eine Regenerationskur, desto besser der Erfolg!

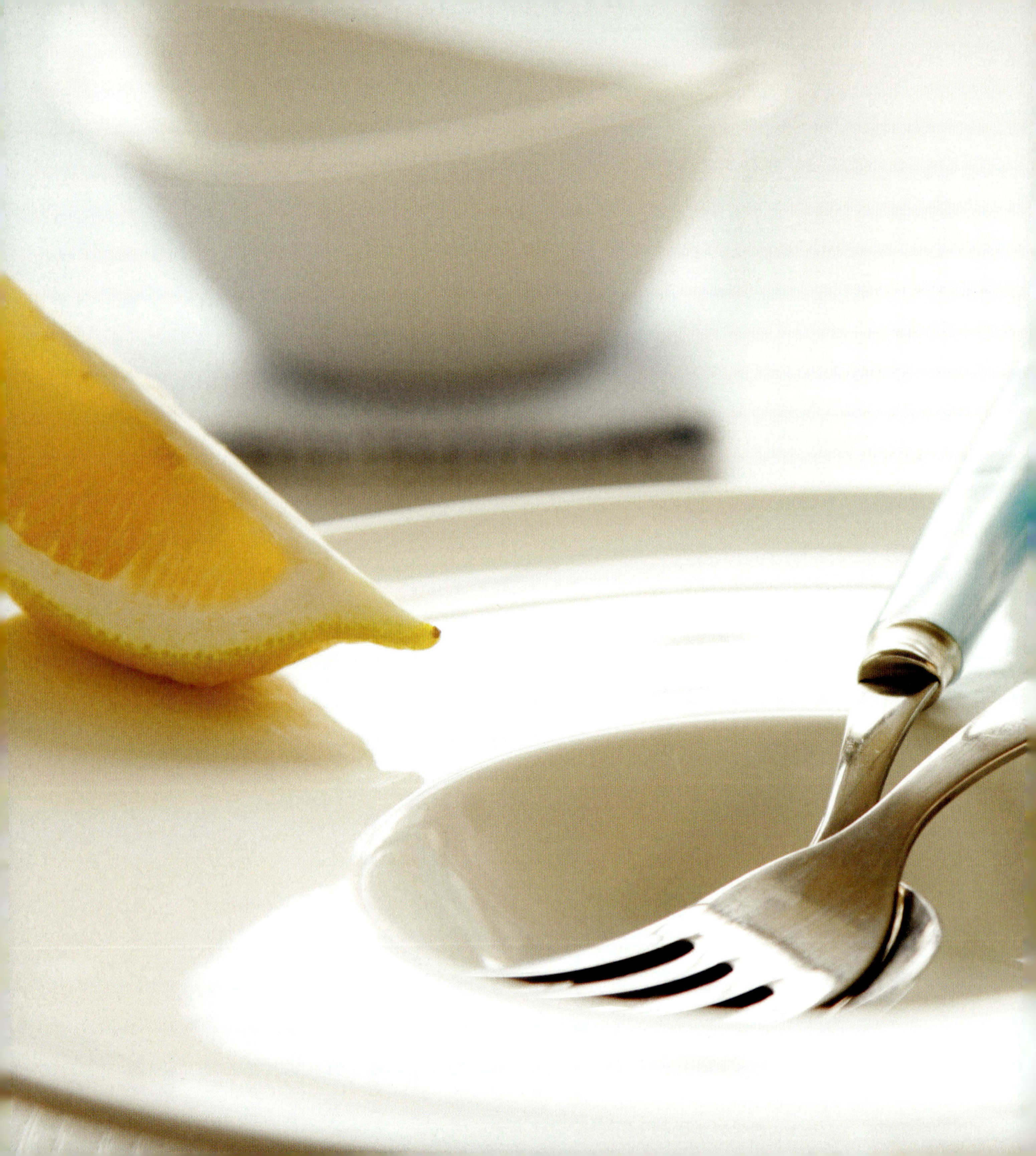

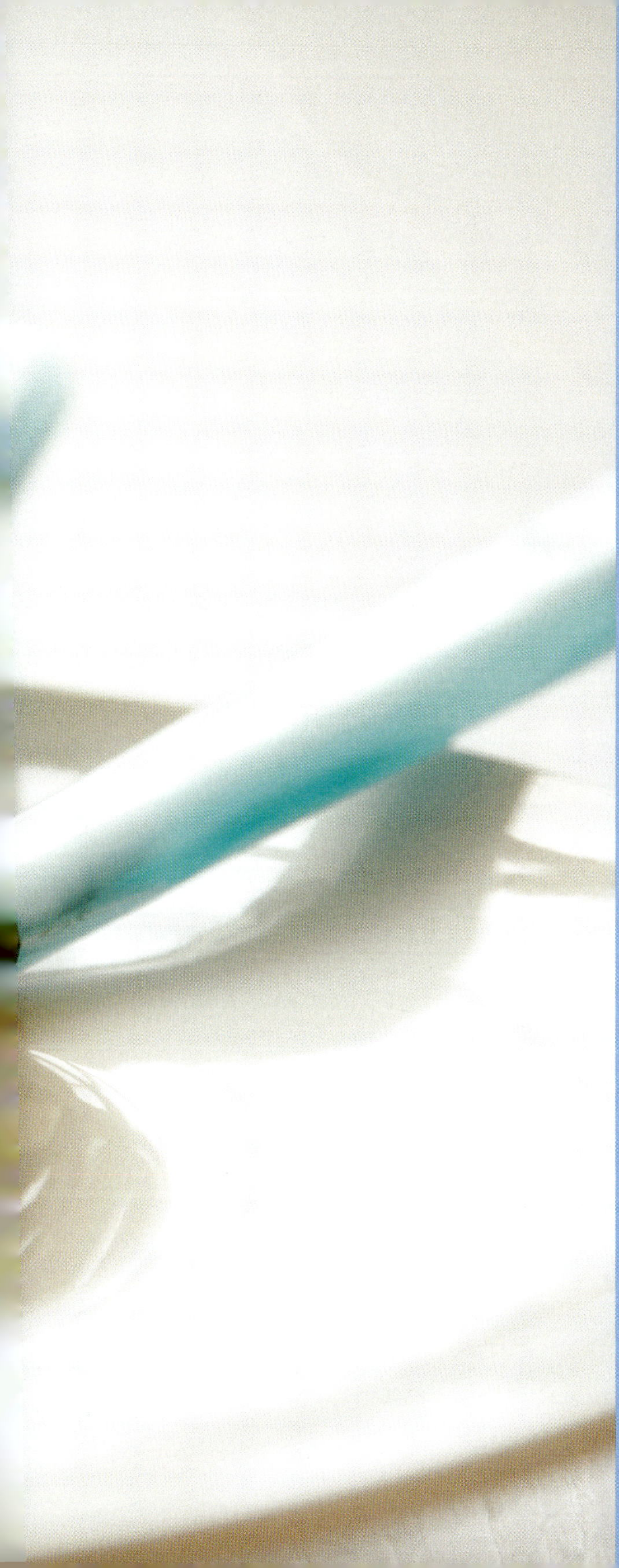

Ihr Genuss-Wochenende nach der MAD III

Haben Sie sich unter der Woche kulinarisch zu viel zugemutet? Dann gönnen Sie sich und Ihrer Verdauung mit unseren Menüvorschlägen ein Genuss-Wochenende zur Entspannung und Entlastung.

MAD und die Ernährung danach

Für so manchen Kurbegeisterten, der schon öfter die Milde Ableitungsdiät durchgeführt hat, aber auch für all jene, die zum ersten Mal die positiven Auswirkungen unserer Entgiftungskur verspürt haben, hat es sich sehr bewährt, sich im Anschluss daran speziell am Wochenende mit Gerichten der MAD zu verwöhnen. Das hat für Sie allerhand Vorteile:

- Es gelingt Ihnen umso besser durch die leichte und qualitativ hochwertige Ernährung am Wochenende Ihren verbesserten Gesundheitsstand zu pflegen.
- Je besser Ihnen diese Neuorientierung der Ernährungsweise im Alltag gelingt, umso dankbarer wird Ihr Organismus mit entsprechendem Wohlgefühl reagieren.
- Sie bleiben mental am Ball und werden immer wieder erinnert an die Kurzeit, die Ihnen gut getan hat, und das zunehmend verbesserte Lebensgefühl.

Erlaubt ist auch hier, was gut vertragen wird. Pflegen Sie weiterhin die Esskultur.

Tipp

Buchtipp

Weitere Anregungen für die Normalkost nach der MAD finden Sie im Anschlussbuch. Mayr, P.: Leicht bekömmliche Bio-Küche. Karl F. Haug Verlag, Stuttgart (2000).

Grundregeln

- Schauen Sie zuerst, was Sie im Kühlschrank haben, bevor Sie einkaufen.
- Verwenden Sie frische Produkte von bester Qualität.
- Achten Sie auf die Jahreszeit, sie bestimmt den Eigengeschmack.
- Vermeiden Sie lange Koch- und Garzeiten.
- Verzichten Sie auf Saucen und schwer Verdauliches.
- Bleiben Sie der regionalen Küche mit ihren Produkten treu.
- Richten Sie nett und appetitlich an.
- Pflegen Sie die Esskultur.

Die besten Tipps für Ihre optimale Ernährung

Verzichten Sie auf das Abendessen.

Es wurde wissenschaftlich festgestellt, dass der Körper eine gewisse „Ruhezeit“ braucht, um die Verdauung anzukurbeln. Wenn immer wieder gegessen wird, ist unser Organismus einfach überfordert. Aus einem Zuviel an Kohlenhydraten wird plötzlich Fett. Dieses angelagerte Fett kann erst dann verbrannt werden, wenn der Körper 14 Stunden lang durchgehend fasten kann, ohne dass etwas nachgeschoben wird. Nur so werden Sie einen guten Appetit auf das bevorstehende Frühstück verspüren!

Bevorzugen Sie reifes Obst.

Früchte sollten im Idealfall bis zur vollen Reife am Baum beziehungsweise am Strauch bleiben. Sie entfalten dann nicht nur ihr volles Aroma, sondern auch die in ihnen wohnenden Heilkräfte.

Bereiten Sie frisch zu.

Die Gerichte sollten möglichst frisch zubereitet werden. Richten Sie sich nach der Jahreszeit und bleiben Sie unseren heimischen Lebensmitteln treu. Vermeiden Sie nach Möglichkeit ein Zuviel an Tiefkühlkost und Konserven. Die fertigen Speisen sollten möglichst bald verzehrt werden. Ein Aufwärmen bringt immer Qualitätsverluste mit sich.
Wenn Sie beruflich viel unterwegs sind und kein frisch zubereitetes Essen bekommen können, ist es möglich, es durch Zugabe von etwas Ingwer, Cardamom, Ginseng, Frischkräuter oder kaltgepressten Pflanzenölen qualitativ aufzuwerten. Olivenöl fängt freie Radikale stark ab. Ingwer und andere Gewürze regen das Verdauungsfeuer an.

Nehmen Sie warme Nahrung zu sich.

Nehmen Sie nach Möglichkeit vorwiegend warmes Essen, Suppen, Getreidebreie und warme Getränke zu sich. Verzichten Sie auf Eiswürfel und stark gekühlte Getränke.

Trinken Sie reichlich.

Trinken Sie fünf- bis sechsmal täglich ein Glas klares, warmes, kaltes oder heißes Wasser, eventuell auch mit Ingwer (siehe Energy-Drink S. 229). Das heiße Wasser stärkt das Verdauungsfeuer und schwemmt Giftstoffe aus den Geweben. Schon nach einigen Tagen fühlen Sie sich seelisch und körperlich leichter. Aber: trinken Sie während und kurz nach einer Mahlzeit kein Wasser, denn es verdünnt die Verdauungssäfte und schwächt somit die Verdauungsleistung.

Gönnen Sie Ihrem Körper einen Flüssigkeitstag pro Woche.

Richten Sie sich einen festen Tag pro Woche ein, an dem Sie nur flüssige Nahrung zu sich nehmen (z. B. frisch gekochte Gemüsebrühe oder Basensuppe). Trinken Sie an diesem Tag halbstündlich etwas warmes oder kaltes Wasser oder auch Kräutertees.
Der regelmäßig durchgeführte Flüssigkeitstag verhindert, dass sich Giftstoffe oder Schlackenstoffe ansammeln können. Er beugt somit Gesundheitsstörungen vor und verjüngt Körper und Geist.

Optimale Ernährung ist individuelle Ernährung.

Wenn Sie nun fragen, wie die optimale Ernährung aussehen soll, so lässt sich dies nicht pauschal beantworten. Die richtige Ernährung in diesem Sinne gibt es nicht, sondern nur die individuell optimierte Ernährung je nach Menschentyp und Verdauungsleistung.
Subjektive Komponenten spielen hier eine entscheidende Rolle. So dürfte es vermutlich besser sein, Chinesen mit Reis und Europäer oder Amerikaner mit Kartoffeln oder Weizen zu ernähren, obwohl es sich aus biochemischer und aus ordnender Sicht um gleichwertige Nahrung handeln kann. Essen Sie also nur, was Sie persönlich am besten vertragen!

GENUSS-WOCHENENDE

Menü I

Erfrischungsdrink

Zutaten

Verwenden Sie Bioprodukte:

1 l Wasser
1 Bund Minze
2–3 Apfelspalten
2 Orangen
einige Zitronenscheiben

Pro Portion:
kcal 0 • KH 0,0 • EW 0,0 • F 0,0

Zubereitungszeit: ca. 5 Minuten • 1 Liter

» Der einfachste Erfrischungsdrink für den Alltag ist ein Glaskrug mit kaltem Wasser, versetzt mit einem Bund frischer Minze, mit 2–3 Apfelspalten, 2 dickeren, halbierten Orangen und Zitronenscheiben. Alles in einem großen Glaskrug ansetzen und kurz stehen lassen, damit das Wasser Geschmack nimmt. Das sieht appetitlich aus und animiert zum Trinken. Verwenden Sie bei gut gekühlten Getränken besser keine Eiswürfel.

Lebensmittelverträglichkeit

- L Laktosefrei
- F Apfelspalten, Orangen und Zitronenscheiben weglassen
- G Glutenfrei
- H Orangen und Zitronenscheiben weglassen

Kartoffelsuppe mit Salbei und Oliven

Zutaten

50 g Frühlingszwiebel
1 Bund in Streifen geschnittener Bärlauch
2 EL Olivenöl
100 g entkernte, grüne Oliven
300 g geschälte, geschnittene Kartoffeln (mehlige Sorte)
50 g Bach- und Gartenkresse
1 EL gehackte Salbeiblätter
1 l Gemüsebrühe
4 EL süßer Rahm
Meersalz
geriebene Muskatnuss
gemahlener Pfeffer
einige Borretschblüten oder Kapuzinerkresse

Pro Portion:
kcal 125 • KH 12,6 • EW 2,4 • F 7,2

Zubereitungszeit: ca. 15 Minuten • 4 Portionen

» Zwiebelringe in Olivenöl goldgelb anrösten, Kartoffeln zugeben, kurz mitrösten, mit Gemüsebrühe auffüllen, salzen und weich kochen. Im Mixglas mit frischer Kresse, Salbei, Bärlauch, Oliven und Rahm pürieren, mit Pfeffer und Muskat abschmecken. Anrichten und mit Blüten oder frischen Kräutern garnieren.

Lebensmittelverträglichkeit

- L Pflanzencreme statt süßer Rahm
- F Fruktosefrei
- G Glutenfrei
- H Histaminfrei

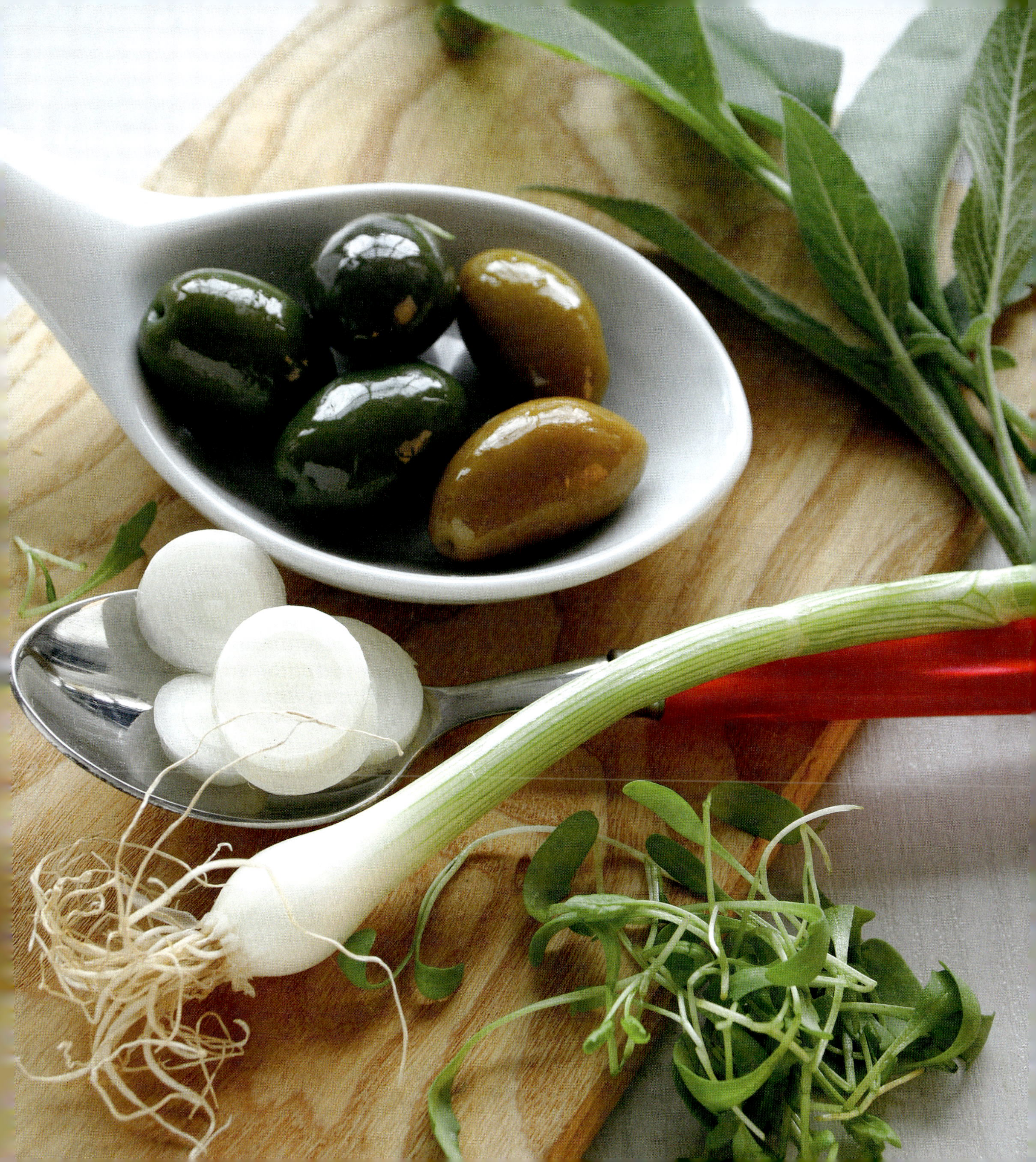

Löwenzahn-Risotto mit Schafskäse

Zutaten

Verwenden Sie Bioprodukte:

300 g	Risottoreis oder Vollkornreis
800 ml	Gemüsebrühe
50 g	Schalottenwürfel
1	Bund geschnittene Jungzwiebel
2 EL	Olivenöl
125 ml	Sahne
125 ml	Weißwein
50 g	geriebener Schafskäse
80–100 g	Löwenzahnblätter oder Rucola
	Meersalz
	geriebene Muskatnuss
	gemahlener Pfeffer

Pro Portion:

kcal 416 • KH 60,8 • EW 8,5 • F 13,3

Kochzeit: ca. 30 Minuten • 4 Portionen

» Löwenzahnblätter putzen, waschen und grob schneiden. Schalotten und Zwiebeln in einer Kasserolle mit Olivenöl anschwitzen, Reis zugeben, salzen, kurz anschwitzen und mit Gemüsebrühe auffüllen. Auf kleiner Flamme zugedeckt 15–20 Minuten (Vollkornreis 40 Minuten) dünsten lassen. Nach ca. 10 Minuten Wein und Löwenzahnblätter und zuletzt die Sahne zugeben. Mit Muskatnuss und Pfeffer abschmecken. Anrichten und mit Schafskäse bestreuen.

Lebensmittelverträglichkeit

- L Pflanzencreme statt Sahne, laktosefreier Schafskäse
- F Weißwein weglassen
- G Glutenfrei
- H Jungwein statt Weißwein

Tipp

Sollten Sie klein geschnittenes, frisches Gemüse verwenden, dann zugleich mit dem Reis zugeben. Rucola oder Frischkräuter erst zuletzt unterziehen. Sie können auch von kleinen gelben Löwenzahnblüten einen Fond machen und damit das Risotto aufgießen.

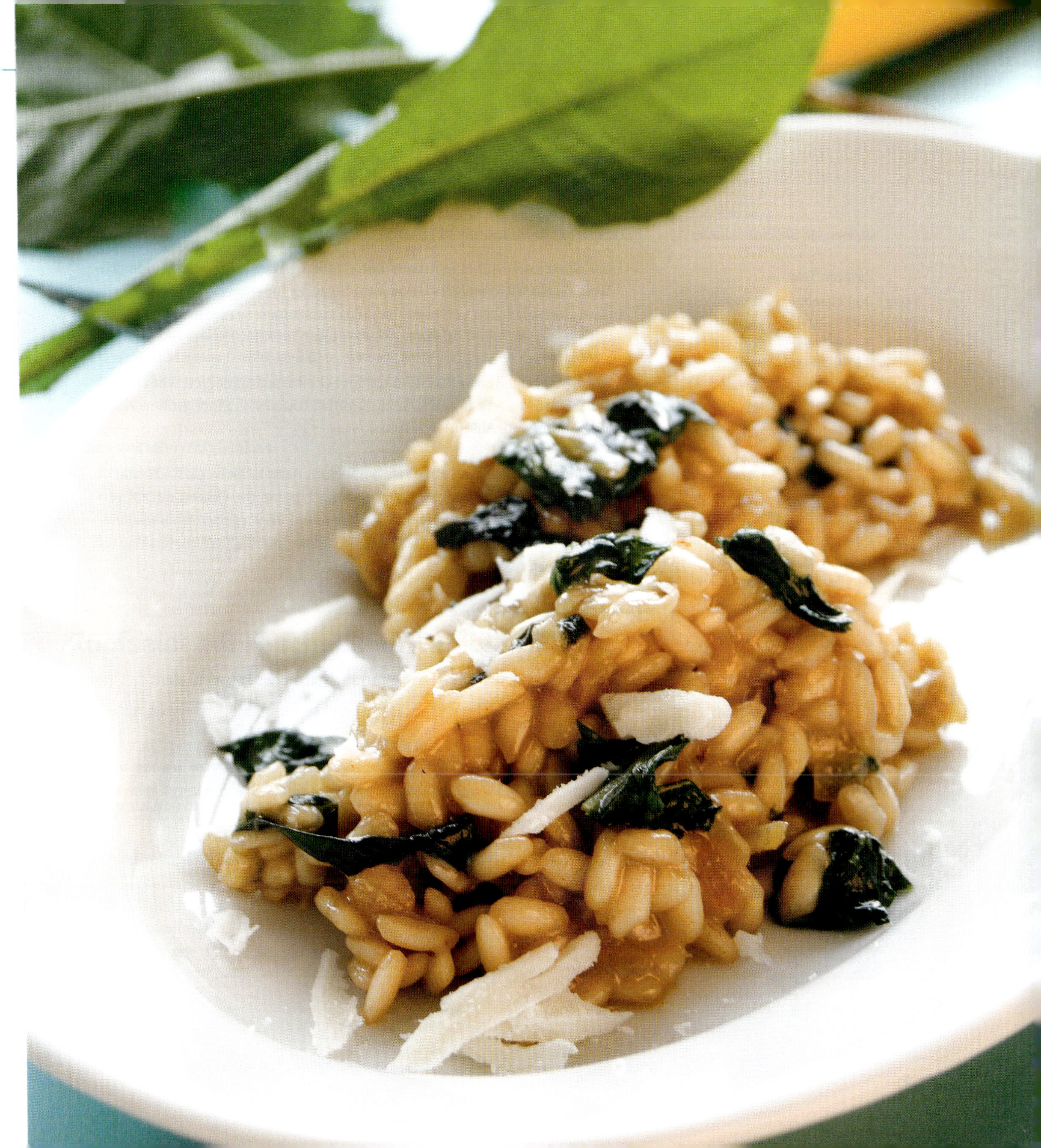

Hühnergeschnetzeltes mit Linsengemüse

Zutaten

Verwenden Sie Bioprodukte:

- 2 Hühnerbrüstchen ohne Haut (je 120 g)
- 60 ml junger Weißwein
- 1 EL Rapsöl
- 50 g Frühlingszwiebeln
- 400 g Wurzelgemüse
- 100 g Spitzkraut
- 100 g vorgekochte Linsen
- Meersalz
- gemahlener Pfeffer
- 1 EL Sojasauce
- 1 TL Maisstärke
- 125 ml Sahne

Pro Portion:
kcal 328 • KH 19,1 • EW 37,3 • F 8,2

Kochzeit: ca. 15 Minuten • 2 Portionen

» Die Brüstchen in Streifen schneiden, mit Sojasauce und Maisstärke vermischen. Hühnerfleisch salzen, in einer großen beschichteten Pfanne mit Rapsöl kurz anbraten. Nun Zwiebel-, Kraut- und Gemüsestreifen anbraten, mit Weißwein ablöschen und zugedeckt ca. 5–10 Minuten weich dünsten, Gemüsebrühe zufügen. Linsen und Sahne zugeben, einkochen lassen. Zuletzt das Fleisch wieder dazugeben, heiß machen, nachwürzen und anrichten.

Lebensmittelverträglichkeit

- L Pflanzencreme statt Sahne
- F Weißwein weglassen, Wurzelgemüse ohne Karotten
- G Glutenfrei
- H Sojasauce weglassen

Hirseroulade

Zutaten

Verwenden Sie Bioprodukte:

- 3 Eier
- 60 g Hirsemehl
- 1 EL Bienenhonig
- 60 g Marmelade
- 1 EL Sesam
- Naturvanille
- Vollsalz
- Zitronenschale

Pro Portion:
kcal 82 • KH 9,6 • EW 3,1 • F 2,8

Backzeit: ca. 10 Minuten • 1 Roulade

» Ofen auf 190 Grad vorheizen. Eier trennen. Eiweiß mit einer Prise Salz zu Schnee schlagen. Eigelb mit Honig, Vanille und Zitronenschale schaumig rühren. Den Eischnee mit dem Hirsemehl zugleich unterheben und die Masse auf ein Backblech mit Backpapier etwa 1 cm stark aufstreichen. Mit 1 EL Sesam bestreuen und etwa 8 Minuten backen. Auf ein zweites, bestaubtes Backpapier stürzen, vom Papier lösen, mit Marmelade bestreichen und einrollen.

Lebensmittelverträglichkeit

- L Laktosefrei
- F Nicht geeignet!
- G Glutenfrei
- H Zitronenschale weglassen

Menü III

Apfelschalengetränk

Zubereitungszeit: ca. 10 Minuten • 1 Liter

» Alles mit kaltem Wasser übergießen, einmal aufkochen und 20 Minuten ziehen lassen. Vom Herd nehmen und kühl stellen. Honig einrühren, abseihen und trinken. Wenn es sehr heiß ist, können Sie Eiswürfel in das Getränk geben.

Lebensmittelverträglichkeit

- L Laktosefrei
- F Nicht geeignet!
- G Glutenfrei
- H Histaminfrei

Zutaten

Verwenden Sie Bioprodukte:
Schalen von 2–3 Äpfeln
1 l Wasser
3 Nelken
1 Zimtrinde
1–2 EL Bienenhonig, Ahornsirup oder Birnex

Pro Portion:
kcal 16 • KH 4,0 • EW 0,0 • F 0,0

Tomatenscheiben mit Basilikum und Schafsmozzarella

Zubereitungszeit: ca. 10 Minuten • 2 Portionen

» Bei den Tomaten den Strunk ausschneiden, auf der runden Seite leicht einritzen und 1–2 Minuten ins kochende Wasser geben. Die Haut abziehen und Fleisch in dicke Scheiben schneiden.

» Auf Teller legen und dazwischen dachziegelartig mit in Scheiben geschnittenem Mozzarella und Basilikum belegen. Darüber kommt das Olivenöl (mit 1 TL fertigem Basilikum-Pesto) und Meersalz.

Lebensmittelverträglichkeit

- L Laktosefreier Mozzarella
- F Zucchini statt Tomaten, Aubergine (Tipp) weglassen
- G Glutenfrei
- H Zucchini statt Tomaten, Aubergine und Mangold (Tipp) weglassen

Zutaten

Verwenden Sie Bioprodukte:
500 g Tomaten
250 g Büffel- oder Schafsmozzarella
Meersalz
1 Bund Basilikum oder Basilikumpesto
4 EL Olivenöl

Pro Portion:
kcal 223 • KH 3,3 • EW 12,9 • F 17,6

Gebratener Seebarsch auf Gemüse

Zutaten

Verwenden Sie Bioprodukte:

400 g	Seebarschfilet
1 TL	Olivenöl
125 ml	Basensauce (Rezept S. 80)
200 g	geviertelte Fenchelherzen
200 g	Rüben
200 g	Mangold
100 g	geschnittene Frühlingszwiebeln
100 g	Tomatenwürfel
1 EL	Olivenöl
1	Bund Basilikum
1 EL	Basilikum-Pesto
	Meersalz
	gemahlener Pfeffer
1/2	Zitrone

Pro Portion:
kcal 145 • KH 6,1 • EW 24,4 • F 3,3

Kochzeit: ca. 10 Minuten • 4 Portionen

» Die Filets mit Zitronensaft, Pfeffer und geschnittenen Basilikumblättern marinieren. Das Gemüse putzen und gefällig schneiden. Mangold in grobe Stücke teilen. Fenchel, Mangoldstiele und Rüben im Kocheinsatz weich dämpfen.1 TL Olivenöl in die Pfanne geben und Zwiebeln darin anschwitzen, Mangoldgrün zugeben und kurz mitschwitzen.

» Das übrige Gemüse, die Basensauce und die Tomatenwürfeln untermischen und mit Salz, Pfeffer und Basilikumstreifen abschmecken. Die Filets salzen und in einer Pfanne mit 1 EL Olivenöl beidseitig 2–3 Minuten braten.
Das Gemüse und die Filets auf Tellern anrichten und mit Basilikumpesto garnieren.

Lebensmittelverträglichkeit

- L Laktosefrei
- F Tomatenwürfel und Zitrone weglassen
- G Glutenfrei
- H Mehr Fenchel statt Mangold, Tomatenwürfel und Zitrone weglassen

Johannisbeerenparfait

Zutaten

Verwenden Sie Bioprodukte:

- 2 Eier
- 80 g brauner Zucker oder 60 g Honig
- 100 g pürierte Johannisbeeren
- 200 ml Sahne
- 200 g ganze Johannisbeeren
- Vanillezucker
- Vollsalz

Pro Portion:
kcal 210 • KH 25,7 • EW 5,1 • F 7,5

Zubereitungszeit: ca. 15 Minuten • 4–8 Portionen

» Die ganzen Eier mit Zucker oder Honig und Vanillezucker über Wasserdampf cremig aufschlagen, salzen, dann über Eiswasser kalt schlagen. Die pürierten Beeren dazumischen. Dann die steif geschlagene Sahne mit den ganzen Beeren unterheben. Eine Tunnelform (30 × 5 cm) mit Klarsichtfolie auslegen und die Masse einfüllen. Im Tiefkühlschrank 4 Stunden gefrieren lassen. Aus der Form stürzen und mit einem dünnen, befeuchteten Messer in Scheiben schneiden. Nett anrichten und mit Zitronenmelisse garnieren.

Lebensmittelverträglichkeit

- L Pflanzencreme statt Sahne
- F Nicht geeignet!
- G Glutenfrei
- H Histaminfrei

Tipp

Sie können natürlich auch andere Früchte wie etwa Himbeeren, Heidelbeeren oder Erdbeeren dazu verwenden. Anstatt der Tunnelform können Sie auch kleine Formen (Dariolformen-Timbales) zum Stürzen dafür verwenden. In diesem Fall Formen nur kalt ausspülen!

Schlusswort

Wer für gesündere Zukunft sorgen will, benötigt aktive Krankheitsvorsorge oder Gesundheitspflege. Diese beschränkt sich nicht auf bloße Gewissenserleichterung durch zeitweilige Routinekontrolle, weil die meisten danach, wenn kein Übel aufgedeckt wird, allen Schlendrian schön beim Alten lassen.

Aktive Gesundheitsvorsorge bedeutet vielmehr:
1. Schädigendes in seiner Ernährungs- und Lebensweise abstellen und
2. Positives für seine Gesundheit unternehmen (Esskultur, Entschlackung, Ernährungsneuordnung, Fitnesstraining).

Und dies schon heute und nicht erst morgen, wenn sich abnorme Bauch- und Haltungsveränderungen eingestellt haben, wenn Spannkraft, Lebensfreude, Leistungsfähigkeit sinken oder gar schon Krankheiten, Gebrechen, Verkalkung aufgetreten sind.

Schon vor 2500 Jahren lehrte Hippokrates, der Vater der Medizin, dass, wer stark, gesund und jung bleiben wolle, seinen Körper regelmäßig üben und gleichzeitig Mäßigkeit als oberstes Gebot in der Ernährungsweise pflegen müsse. Er lehrte auch, dass man sein Weh eher durch Fasten als durch Medikamente heilen sollte; und dass unsere Nahrungsmittel Heilmittel und unsere Heilmittel Nahrungsmittel sein müssten. Hindhede ergänzte für die heutige Zeit, dass der Weg zur Gesundheit nicht durch die Apotheke, sondern durch die Küche führt. Und im Volksmund sagt man, dass der Vater eines Leidens wohl oft unbekannt wäre, die Mutter aber immer die Ernährung sei. Unbestreitbare Tatsache ist, dass jede anhaltende fehlerhafte Ernährungsweise den Verdauungsapparat krank macht und über diesen den Gesundheitszustand grundlegend schädigt. Daher fand auch F. X. Mayr, dass Fasten, Entschlacken und Diät die beste aller Arzneien darstellen. Mit anderen Worten besagt es der alte Spruch:

- Wird der Bauch entschlackt und enger, lebt man leichter, lieber, länger!

Möge diese Schrift dazu heilsame Anregungen vermitteln für eine gesündere Zukunft!

Medizinalrat Dr. Erich Rauch
Dipl.-Diät-Küchenmeister Peter Mayr
www.petermayr.at
office@petermayr.at
Klagenfurt/ Eiersdorf
Ehrenmitglied der internationalen Gesellschaft der Mayr-Ärzte

Über die Autoren

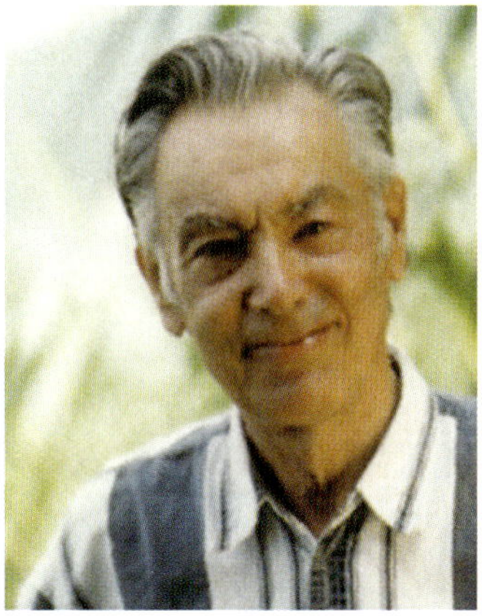

Medizinalrat Dr. Erich Rauch (1922–2003) konnte als junger Klinikarzt so hervorragende Heilerfolge Dr. F. X. Mayrs miterleben, dass er sich als sein Schüler entschloss, diesem Weg zu folgen. Heute steht der Name Dr. Rauch wie kein anderer für das erfolgreiche Leben nach dem F.-X.-Mayr-Gedanken.

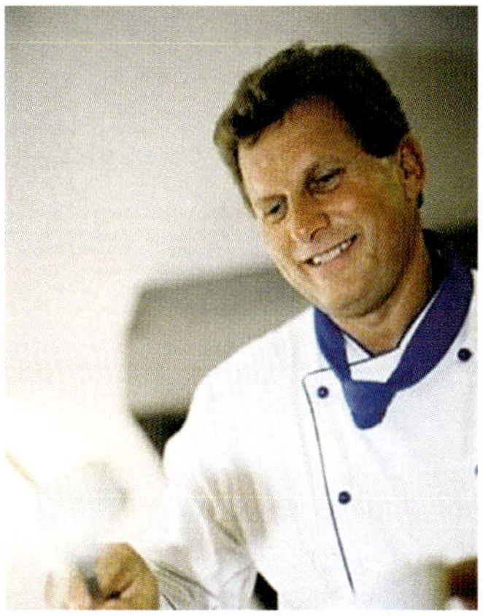

Peter Mayr war über 25 Jahre Chefkoch in bekannten Gesundheitszentren und ist seit 5 Jahren als Ernährungsberater und WIFI-Lehrbeauftragter selbstständig.

Verzeichnis der Kochrezepte

A
Apfelcreme 182
Apfelschalengetränk 231
Auberginen-Gemüsetopf 67
Avocadoaufstrich 130

B
Bachforelle mit Fenchel 77
Basensauce 80
Basensauce mit Bärlauch 166
Basensauce mit Basilikum 66
Basensauce mit Champignons 94
Basensauce mit Estragon 105
Basensauce mit Kerbel 60
Basensauce mit Kresse 65
Basensauce mit Majoran 68, 82
Basensauce mit Minze 61
Basensauce mit Sauerampfer 156
Basensauce mit Thymian 96
Basensauce mit Zitronenmelisse 64
Basensuppe Astrid 137
Basensuppe mit Frischkräutern 43
Basensuppe mit Milch 41
Basensuppe mit Petersilienwurzel 44
Basensuppe mit Sellerie 138
Basensuppe mit Thymian 45
Basensuppe Stufe 1 (Grundzubereitung) 33
Basensuppe Stufe 2 (Grundzubereitung) 33
Basensuppe Stufe 3 (Grundzubereitung) 34
Basensuppe Stufe 4 (Grundzubereitung) 170
Basensuppe Stufe 5 (Grundzubereitung) 171
Buchweizenkrapferln mit Thymiansauce 96
Buchweizenring mit Zucchini-Champignonragout 144
Bulgur mit Gemüse 59

C
Creme Wörthersee – Aufstrich I 187
Creme Wörthersee – Aufstrich II 188
Creme Wörthersee – Aufstrich III 188
Creme Wörthersee – Aufstrich IV 190
Creme Wörthersee – Aufstrich V 190

D
Dinkel-Apfelkuchen 228
Dinkelbrötchen 27
Dinkelfladen 27
Dinkel-Ravioli mit Gemüsefüllung 145

E
Energy-Erfrischungsdrink 229
Erfrischungsdrink 224

F
Felchenfilet mit Lachs in Mangold 160
Fenchel-Basensuppe 40
Fenchel mit Polenta 63
Fischaufstrich 131
Folienkartoffeln mit Gemüseletscho 100

G
Gebratene Lammschulter 113
Gebratener Kalbsrücken mit Gemüse 110
Gebratener Kalbsrücken mit Rosmarin 81
Gebratener Seebarsch auf Gemüse 232
Gegrillte Auberginenscheiben 149
Gekochte Salate und Blattsalat mit Kräuterdressing 172
Gekochter Tafelspitz 112
Gemüse- oder Basenbrühen (Grundrezpt) 30
Gofio-Aufstrich mit Trockenfrüchten 129
Gofio-Brei 31
Gofio-Müsli 136
Grapefruitcreme 177
Gratiniertes Steinbuttfilet auf Fenchel 75
Grünkern-Käsenockerln 154

H
Hafer- oder Dinkelbrei 134
Hafer-, Dinkel- oder Reisschleim 30
Hechtschnitte mit Sauerampfersauce 156
Hechtsoufflé mit Spinat 107
Hirse-Frikadellen mit Gemüse 140
Hirse mit Gemüse 54
Hirse-Gemüse-Topf 98
Hirseroulade 230
Hirseschnitzel mit Karotten 68
Hirsotto mit Schafskäse 148
Hühnerbrüstchen mit Bärlauchsauce 166
Hühnerbrüstchen im Mangoldblatt 84
Hühnerfrikadellen auf spanische Art 163
Hühnerfrikassee mit Basensauce 80
Hühnergeschnetzeltes mit Linsengemüse 230
Hühnergeschnetzeltes mit Majoransauce 82
Hühnertopf mit Gemüse 115

J
Joghurt-Pudding 178
Johannisbeerenparfait 233

K
Kalbsschnitzel mit Kerbel-Basensauce 85
Karotten-Basensuppe 36
Kartoffelauflauf 53
Kartoffel-Basensuppe 36
Kartoffel-Basensuppe mit Spinat 40
Kartoffel-Gemüse-Basensuppe 38
Kartoffelgratin mit Mozzarella 64
Kartoffellaibchen mit Minzesauce 61
Kartoffeln mit Fenchel und Karotten 52
Kartoffel-Reibekuchen 104
Kartoffelschnitzel mit Wurzelgemüse 99
Kartoffel-Spinat-Auflauf 97
Kartoffelsuppe mit Salbei und Oliven 224

Kastanienreis 174
Kopfsalat mit Fenchel und Walnüssen 229
Kräuter-Basensuppe 138
Kräuterlaibchen mit Kürbisgemüse 152
Kräuterquark I 118
Kräuterquark II 120
Kräuterquark III 120
Kräuterquark IV 121
Kräuterquark V 121
Kräuterquark VI 122
Kräutertee 26
Kürbiskernaufstrich 129

L
Lachsforellenfilets auf Blattspinat 78
Lachs- und Forellenstreifen mit Basilikum 108
Lammkarree mit Minzensauce und Mangold 162
Leinöl-Schafskäse-Aufstrich 133
Linomel-Sanddorn-Müsli 136
Löwenzahn-Risotto mit Schafskäse 226

M
Maissoufflé mit pikantem Gemüse 150
Maistortillas mit Gemüse-Ratatouille 102
Maroniaufstrich 130
Mohnsoufflé mit Weinschaum 186

N
Nudelauflauf mit buntem Gemüse 153
Nudelauflauf mit Tofusauce 58
Nusscreme 183

O
Öl-Quark-Aufstrich 90
Öl-Quark-Kräuter-Aufstrich 128

P
Pellkartoffeln mit Salz und Butter 48
Pikante Kartoffelpizza 146
Polentaknödel mit Gartengemüse 60
Polenta mit Sauerrahm und Gemüse 47
Polentaring mit Fenchel Milanese 142
Polentaschnitte mit Gemüse 94
Putenbrustaufstrich 133

Q
Quarkpudding 182

R
Rinderfilet mit Gemüsepüree 168
Rinderroulade gefüllt mit Gemüse 161
Roastbeef mit feinem Gemüse 116
Rote-Rüben-Aufstrich 132

S
Saiblingfilet mit Waldmeister 76
Schnelle Joghurtcreme 178
Schokolade-Dessertcreme 181
Schollenfilet vom Grill 157
Seeteufelmedaillons auf Fenchelsauce 106
Seezungenfilet mit Estragonsauce 158
Seezungen- oder Forellenfilet mit Gemüse 72
Seezungenfilet mit Gemüsegratin 105
Sellerie-Basensuppe 39
Sesam-Vitamin-Aufstrich 91
Soja-Himbeercreme 184
Spargel-Basensuppe 42

T
Tiramisu-Creme ohne Ei 180
Tofu-Aufstrich mit Leinöl 91
Tofu-Bällchen im Gemüsebett 62
Tofu-Gemüsekrapfen 66
Tofu-Oliven-Aufstrich 131
Tofuschnitzel mit Karotten 50
Tomatenscheiben mit Basilikum und Schafsmozzarella 231

V
Vanillecreme 176
Vitamin-Aufstrich 132

W
Weincreme 173

Z
Zanderfilet mit Blattspinat 74
Zitronencreme 175
Zucchini mit Kartoffeln 57
Zucchini-Gemüse mit Ofenkartoffeln 65

Impressum

Bibliografische Information der Deutschen Nationalbibliothek
Die Deutsche Nationalbibliothek verzeichnet diese Publikation in der Deutschen Nationalbibliografie; detaillierte bibliografische Daten sind im Internet über http://dnb.d-nb.de abrufbar.

Programmplanung: Dr. Elvira Weißmann-Orzlowski

Redaktion: Julia Reichmann
Bildredaktion: Christoph Frick

Umschlaggestaltung und Layout: CYCLUS · Visuelle Kommunikation, Stuttgart

Bildnachweis:
Umschlagfoto vorn/hinten: Chris Meier
Fotos im Innenteil: S. 8: Photo Alto, alle weiteren Fotos: Chris Meier
Die abgebildeten Personen haben in keiner Weise etwas mit Krankheiten zu tun.

Zeichnungen: Mit freundlicher Genehmigung der Autoren

17. Auflage

in MVS Medizinverlage Stuttgart GmbH & Co. KG
Oswald-Hesse-Straße 50, 70469 Stuttgart

Printed in Germany

Satz: Fotosatz H. Buck, Kumhausen
gesetzt in: InDesign CS2 auf MAC OS X
Druck: Offizin Andersen Nexö Leipzig GmbH, 04442 Zwenkau

Gedruckt auf chlorfrei gebleichtem Papier

ISBN 978-3-8304-6049-7 1 2 3 4 5 6

Liebe Leserin, lieber Leser,
hat Ihnen dieses Buch weitergeholfen? Für Anregungen, Kritik, aber auch für Lob sind wir offen. So können wir in Zukunft noch besser auf Ihre Wünsche eingehen. Schreiben Sie uns, denn Ihre Meinung zählt!

Ihr Haug Verlag

E-Mail Leserservice: heike.schmid@medizinverlage.de

Adresse:
Lektorat TRIAS Verlag, Postfach 30 05 04,
70445 Stuttgart
Fax: 0711 - 8931 - 748